Daniel Körner
Die Wunderheiler der Weimarer Republik

Neuere Medizin- und Wissenschaftsgeschichte.
Quellen und Studien

herausgegeben von Prof. Dr. Wolfgang U. Eckart

Band 29

Daniel Körner

Die Wunderheiler der Weimarer Republik

Protagonisten, Heilmethoden und Stellung innerhalb des Gesundheitsbetriebs

Centaurus Verlag & Media UG

Über den Autor:
Daniel Körner studierte Humanmedizin an der Universität Köln sowie an der Ruprecht-Karls-Universität Heidelberg.

Bibliografische Informationen der Deutschen Nationalbibliothek
Die Deutsche Nationalbibliothek verzeichnet diese Publikation in der Deutschen Nationalbibliografie; detaillierte bibliografische Daten sind im Internet über http://dnb.d-nb.de abrufbar.

Gedruckt auf säurefreiem und chlorfrei gebleichtem Papier.

ISBN 978-3-86226-097-3   ISBN 978-3-86226-969-3 (eBook)
DOI 10.1007/978-3-86226-969-3

ISSN 0949-2739

© Centaurus Verlag & Media KG, Freiburg 2012
www.centaurus-verlag.de

Umschlagabbildung aus Kramer, Philipp Walburg: Der Heilmagnetismus. Seine Theorie, seine praktische Anwendung und seine Erfolge. Mit einem Vorwort von Gottfried Buchner. Mit Bildern, gestellt von Magnetopath Fr. J. Wetterer. Und mit einem Anhang: Der magnetische Schlaf als Mittel zur Entwicklung der Gabe des Hellsehens von Andrew Jackson Davis. Lorch: Renatus 1931, ohne Seite.

Umschlaggestaltung: Jasmin Morgenthaler

Satz: Vorlage des Autors

Meiner Familie

Inhaltsverzeichnis

1 Einleitung

1.1 Fragestellung und Aufbau

Die Weimarer Republik steht gleichermaßen für das Überwinden der deutschen Monarchie und den Weg zur deutschen Diktatur. Sobald von dieser kurzen, aber folgenschweren Epoche der deutschen Geschichte des 20. Jahrhunderts die Rede ist, wird geradezu automatisch auf die angebliche Orientierungslosigkeit der Menschen dieser Zeit verwiesen. Neben den instabilen und wechselhaften politischen Verhältnissen im Schatten des Krieges, den weitreichenden Veränderungen in der Wirtschafts- und Arbeitswelt, den gesellschaftlichen Umbrüchen mit ihren offen, das heißt bisweilen gewaltsam ausgetragenen, oder unter der Oberfläche schwelenden Konflikten, der Koexistenz von sozialen Missständen und sozialem Aufstieg, von Aufbruch und Beharren, dem Aufblühen von Kultur und Kunst, der neuen Lebenswirklichkeit der Menschen, die neue Möglichkeiten und Probleme gleichermaßen mit sich brachte, bot auch der Gesundheitsbetrieb der Weimarer Republik einen günstigen Nährboden für manchen Superlativ. Parallel zur etablierten Medizin dieser Zeit, die sich gänzlich der Wissenschaftlichkeit verschrieben hatte, existierte ein florierender Markt für mehr oder weniger alternative Auffassungen in Bezug auf Krankheit und Gesundheit. Vor diesem Hintergrund traten in den Jahren der Weimarer Republik an verschiedenen Orten immer wieder einzelne Wunderheiler in Erscheinung und sorgten für öffentliches Aufsehen. Die Wunderheiler selbst, ihre mitunter skurril anmutenden Behandlungsmethoden, die durch sie vollbrachten, aufsehenerregenden Heilungen und der teilweise enorme Zustrom von Patienten erregte immer wieder das Interesse einer breiten Öffentlichkeit. In schäbigen Hinterzimmern oder eigens errichteten Behandlungssälen, mit Hilfe von spektakulären elektrischen Bestrahlungen oder einfachem Handauflegen, unter Berufung auf Gott oder die eigenen übernatürlichen Fähigkeiten, in den Großstädten des Reichs wie in der Provinz, im ständigen Konflikt mit Polizei und Justiz oder gänzlich unbehelligt, wurde das Wunder im Namen von Genesung und Gesundheit beschworen.

Diese Arbeit hat die Wunderheiler der Weimarer Republik zum Thema. Als Wunderheiler sollen in diesem Zusammenhang jene Personen verstanden werden, die seitens der Patienten und dem jeweiligen Umfeld, in der zeitgenössischen Presse oder vor Gericht mit eben dieser Bezeichnung bedacht wurden. Einzelne Wunderheiler sollen vorgestellt und ihre jeweilige Tätigkeit auf dem Gebiet der Krankenbehandlung in den Kontext eingeordnet werden. Insbesondere soll untersucht werden, wie die Behandlungsmethoden der Wunderheiler aussahen und welche Vorstellungen, Konzepte oder Theorien denselben zugrunde lagen. Aspekte aus der Biographie sollen ebenso Eingang in die Bearbeitung finden wie die Frage nach der Publikumswirksamkeit der Wunderheiler. Nicht unerheblich ist darüber hinaus die Frage, ob und in welcher Weise die Wunderheiler in Kontakt mit Polizei oder Justiz kamen. Da dem Wunderbaren nicht mit festen Definitionen beizukommen ist und im Hinblick auf den Gesundheitsbetrieb der Weimarer Republik die Grenzen zwischen Wunderheilung, Wunderglaube, Naivität, Scharlatanerie und kriminellem Handeln nicht klar zu ziehen sind, muss sich hier auf eine, mehr oder weniger willkürliche Auswahl von Wunderheilern beschränkt werden. Anhand der exemplarisch vorgestellten Fälle und dem Aufsuchen von Parallelen zwischen den einzelnen Wunderheilern lassen sich jedoch konstante Charakteristika des Gesundheitsbetriebs der Weimarer Republik im Allgemeinen, und des Wunderglaubens der Patienten in Bezug auf Krankheit und Gesundheit im Speziellen herausarbeiten. Darüber hinaus soll gezeigt werden, wie die Vertreter der etablierten Medizin und der, im Kaiserreich entstandenen und in der Weimarer Republik fortlebenden, alternativen, medizinkritischen Bewegungen auf die wundertätigen Emporkömmlinge auf dem Gesundheitsmarkt reagierten, welche Motive bei den beteiligten Gruppen vorherrschten und wie sie agierten. Auch die Stellungnahme und das Vorgehen des Gesetzgebers, der verschiedenen behördlichen Stellen und der Justiz soll einer Betrachtung unterzogen werden. Der Untersuchungszeitraum beginnt mit dem Ende des ersten Weltkrieges im Jahr 1918, der in vielerlei Hinsicht einen Einschnitt darstellte, wenngleich viele Gegebenheiten im Gesundheitsbetrieb der Weimarer Republik an die Entwicklungen in der Kaiserzeit anknüpften, und endet mit der Machtergreifung der Nationalsozialisten und dem Scheitern der Weimarer Republik im Jahr 1933. Ab diesem Zeitpunkt wurden neue Auffassungen in der Medizin, insbesondere die Laienheilkunde betreffend, unter dem Überbegriff „Neue Deutsche Heilkunde", führend. Laienheilkundige und nicht-schulmedizinisch tätige Ärzte (Naturärzte, Homöopathen) erlebten in den ersten Jahren des Nationalsozialismus zunächst eine erhebliche Aufwertung, weil die Schulmedizin als jüdisch-marxistisch durchsetzt, sozialdemokratisch orientiert und zu therapiefreudig galt.[1] Mit dem „Gesetz über die berufsmäßige Ausübung der Heilkunde ohne Bestal-

---

[1] Jütte, Robert: Geschichte der Alternativen Medizin. Von der Volksmedizin zu den Therapien von heute. München: C.H. Beck 1996, S. 45.

lung", dem sogenannten „Heilpraktikergesetz" vom 17. Februar 1939, das die Laienheilkunde quantitativ einschränkte, erfuhr selbige jedoch eine Zäsur.

Mit den Begriffen „Laienheilkunde" bzw. „Laienheilkundiger" sollen hier diejenigen Personen bezeichnet werden, die Kranke behandelten ohne einer medizinischen Profession anzugehören. Andere Autoren sprechen von derselben Personengruppe mitunter als „Laienbehandler", „Laienpraktiker" oder „Nicht-Approbierte". Auch wenn bei manchen Autoren von „Krankenbehandlern" oder „Heilkundigen" die Rede ist, sind damit medizinische Laien gemeint. Da die hier vorgestellten Wunderheiler ausnahmslos medizinische Laien waren, sind sie der Laienheilkunde zuzurechnen. Der vielbedeutende Ausdruck „Heiler" soll hier, ob der schwierigen Abgrenzung zu verwandten Begriffen, keine Verwendung finden. Von den mannigfaltigen Definitionen des Wortes „Kurpfuscher" wird noch die Rede sein. Der Begriff wird hier nur im Zusammenhang mit der Auseinandersetzung der Ärzte mit den Laienheilkundigen verwendet. Wenn von „Alternativ- oder Außenseitermedizin" die Rede ist, sind damit im weitesten Sinne medizinische Konzepte gemeint, die der zum jeweiligen Zeitpunkt an den medizinischen Fakultäten herrschenden Lehrmeinung widersprachen. Unter „etablierter Medizin" soll hier die an den Universitäten gelehrte Medizin verstanden werden. Ab dem letzten Drittel des 19. Jahrhunderts kann in diesem Sinne von „wissenschaftlicher Medizin", spätestens ab der Jahrhundertwende auch von „Schulmedizin" gesprochen werden. Für den Betrachtungszeitraum können die drei Begriffe weitestgehend gleichbedeutend Verwendung finden.

Zwischen den unruhigen Jahren der Weimarer Republik und dem Erfolg mancher Wunderheiler, mitsamt ihrer unorthodoxen Methoden, einen Zusammenhang zu sehen, drängt sich gewissermaßen auf. Der Journalist Rudolf Olden (1885-1940) konstatiert, bei seinen Zeitgenossen habe „ein so ungeheurer Umschwung vom Rationalen zum Irrationalen", eine unverkennbare Hinwendung zum „offen deklarierten Wunder" stattgefunden.[2] Zum Wunderbaren gehöre schließlich, „daß der Eine den Schlüssel" habe, „und der Andere sich willig einschließen" lasse.[3] Die These, die Umstände hätten dazu geführt, dass die Menschen für das Wunder überhaupt erst empfänglich wurden, liegt nahe. Der unbestreitbare Erfolg der Wunderheiler der 1920er Jahre kann jedoch nicht per se ein Beweis für diesen Zusammenhang sein. Denn sowohl vor, als auch nach den Jahren der Weimarer Republik existierte in weiten Teilen der Bevölkerung auf dem Gebiet von Krankheit und Gesundheit der Glaube an das Wunderbare. Anhand der bearbeiteten Fälle soll

---

[2] Olden, Rudolf: Über das Wunderbare. In: Propheten in Deutscher Krise. Das Wunderbare oder die Verzauberten, hrsg. v. Rudolf Olden. Berlin: Rowohlt 1932, S. 7-20, hier S. 16.
[3] Ebd., S. 20.

deshalb untersucht werden, inwiefern die Erscheinung und der Erfolg der Wunder-heiler charakteristisch für die Weimarer Republik waren.

In der Einleitung der Arbeit soll zunächst die Quellenlage zum Thema dargelegt werden (Kapitel 1.2). Um den Kontext, in dem das Auftreten der Wunderheiler stattfand, zu erläutern, wird anschließend ein Abriss über den „alternativen" Ge-sundheitsmarkt der Weimarer Republik, insbesondere über die Laienheilkunde die-ser Zeit, gegeben (Kapitel 1.3). Es folgt eine Darstellung des Konflikts zwischen etablierter und alternativer Medizin im Deutschen Kaiserreich und in der Weimarer Republik. In diesem Zusammenhang soll vor allem das Vorgehen der Ärzte im Zuge der „Kurpfuscherdebatte" beleuchtet werden (Kapitel 1.4). Einen Einblick in die Wechselbeziehung zwischen den Wunderheilern, bzw. in einem höheren Kon-text der Laienheilkunde, und der etablierten Medizin, verschafft die Betrachtung der sogenannten „Krise der Medizin", die ab Mitte der 1920er Jahre Gegenstand von Diskussionen innerhalb der Ärzteschaft war. Anhand der „Krise der Medizin" lässt sich überdies ein Eindruck von der Gegensätzlichkeit der Standpunkte ver-schiedener Ärzte in Bezug auf die Wunderheiler der Weimarer Republik gewinnen (Kapitel 1.5). Der Hauptteil widmet sich den einzelnen Wunderheilern (Kapitel 2.1-2.10). Dabei sollen im Einzelfall vor allem folgende Fragen Beachtung finden: Wie sah die Behandlungsmethode des Wunderheilers aus? Waren mit der Tätigkeit des Wunderheilers bestimmte medizinische, philosophische, spirituelle Konzepte oder Vorstellungen verbunden? Woher hatte der Wunderheiler die Fähigkeit zu heilen? Wie war es um die Wirksamkeit der Behandlung bei dem Wunderheiler bestellt bzw. wer bestätigte sie und wer stritt sie ab? Welche Erkenntnisse gibt es zu Biographie und Persönlichkeit des Wunderheilers? Wurde für die Behandlung Geld verlangt? In welcher Weise fand der Patientenkontakt statt? Wie wurden po-tentielle Patienten erreicht? Wurde gegen den Wunderheiler polizeilich oder juris-tisch vorgegangen? Wie positionierte sich der Wunderheiler gegenüber der etab-lierten Medizin?

Im Diskussionsteil soll nach Parallelen zwischen den einzelnen Wunderheilern gesucht werden um über die typischen Charakteristika eine Einordnung in die Zu-sammenhänge des Gesundheitsbetriebs der Weimarer Republik, bzw. im weitesten Sinne der Weimarer Gesellschaft als solche, vornehmen zu können (Kapitel 3.1). Es soll abschließend versucht werden, sich dem Wunder in der Heilkunde dieser Zeit zu nähern. Die Standpunkte der beteiligten Gruppen in der Frage nach dem Heilwunder werden betrachtet und interpretiert. Es soll fernerhin gezeigt werden, dass die Nachfrage nach dem Heilwunder durch die Umstände im Deutschland der 1920er Jahre zwar mit beeinflusst, aber nicht zwangsläufig ein Resultat derselben war (Kapitel 3.2).

1.2 Zur Quellenlage

Eine Beschäftigung mit den Wunderheilern der Weimarer Republik setzt die Auseinandersetzung erstens, mit der Geschichte „alternativer" medizinischer Konzepte,[4] und zweitens mit der Laienheilkunde dieser Zeit voraus. Gegenstände der Betrachtung sind fernerhin die „Kurpfuscherdebatte" und der mit drastischen Mitteln ausgetragene Kampf der Ärzte gegen das Kurpfuschertum.[5] Die zeitgenössischen medizinkritischen Bewegungen begleiteten die genannten Phänomene und waren bisweilen eng mit ihnen verknüpft.[6] Zwischen diesen Eckpfeilern bewegt sich die vorliegende Arbeit. Es liegen Darstellungen der Geschichte der Laienheilkunde, jeweils beispielhaft an konkreten Protagonisten oder Methoden orientiert, vor. Diese umfassen entweder die Zeit des Deutschen Kaiserreichs (1871-1918) oder schließen die Weimarer Republik in die Betrachtung ein.[7] Da die Geschichte der Naturheilkunde in weiten Teilen eine Geschichte der Laienheilkunde darstellt, lässt sich daran die Entwicklung der Laienheilkunde und ihre Binnenstruktur, besonders aber die Reaktion der etablierten Medizin auf alternative medizinische Konzepte, herausarbeiten.[8] Zur Darstellung der genannten Zusammenhänge wurde, über die einschlägige Sekundärliteratur hinausgehend, auf entsprechende Primärquellen zurückgegriffen.

Die Vorstellung der einzelnen Wunderheiler und ihrer Behandlungsmethoden bildet den Hauptteil dieser Arbeit. Die Quellenlage zu den einzelnen Protagonisten stellt sich dabei ausgesprochen unterschiedlich dar. In weiten Teilen basieren die Darstellungen auf Quellenmaterial des Geheimen Staatsarchivs Preußischer Kul-

---

[4] Vgl. Jütte: Geschichte der Alternativen Medizin, (1996).

[5] Vgl. Timmermann, Carsten: Wer darf heilen und wer nicht? 'Kurpfuscherei' und die Krise der Medizin in der Weimarer Republik. In: Lügen und Betrügen. Das Falsche in der Geschichte von der Antike bis zur Moderne, hrsg. v. Oliver Hochadel, Ursula Kocher. Köln: Böhlau 2000, S. 133-149; Spree, Reinhard: Kurpfuscherei-Bekämpfung und ihre soziale Funktion während des 19. und Beginn des 20. Jahrhunderts. In: Medizinische Deutungsmacht im sozialen Wandel des 19. und frühen 20. Jahrhunderts, hrsg. v. Alfons Labisch, Reinhard Spree. Bonn: Psychiatrie-Verlag 1989, S. 103-121.

[6] Vgl. Dinges, Martin: Medizinkritische Bewegungen zwischen „Lebenswelt" und „Wissenschaft". In: Medizinkritische Bewegungen im Deutschen Reich (ca. 1870 - ca. 1933), hrsg. v. Martin Dinges. Stuttgart: Franz Steiner 1996, S. 7-38.

[7] Vgl. Faltin, Thomas: Heil und Heilung. Geschichte der Laienheilkunde und Struktur antimodernistischer Weltanschauungen in Kaiserreich und Weimarer Republik am Beispiel von Eugen Wenz (1856-1945). Stuttgart: Franz Steiner 2000; Teichler, Jens-Uwe: „Der Charlatan strebt nicht nach der Wahrheit, er verlangt nur nach Geld". Zur Auseinandersetzung zwischen naturwissenschaftlicher Medizin und Laienmedizin im deutschen Kaiserreich am Beispiel von Hypnotismus und Heilmagnetismus. Stuttgart: Franz Steiner 2002.

[8] Vgl. Regin, Cornelia: Selbsthilfe und Gesundheitspolitik. Die Naturheilbewegung im Kaiserreich (1889 bis 1914). Stuttgart: Franz Steiner 1995.

turbesitz (GStA PK), des Hauptstaatsarchivs Stuttgart (HStAS), des Hessischen Hauptstaatsarchivs Wiesbaden (HHStAW), des Staatsarchivs Hamburg (StAHH) und des Stadtarchivs Bad Homburg. Es handelt sich dabei um Korrespondenzen von verschiedenen behördlichen Stellen auf Reichs- und Länderebene sowie von Privatpersonen, um Flugblätter, Handzettel, Zeitungsauschnitte, Prozessakten, Polizeiprotokolle, Mitschriebe und Sterberegister. Darüber hinaus wird Primärliteratur zu, und wenn möglich von, den einzelnen Wunderheilern bearbeitet. Dazu gehören einerseits Monographien und Beiträge in Sammelbänden, andererseits Zeitungsartikel und Beiträge in medizinischen Fachzeitschriften, überwiegend den großen deutschen Zeitschriften, namentlich Münchener und Deutsche Medizinische Wochenschrift. Insofern zu den Wunderheilern Sekundärliteratur verfügbar ist, wird diese in die Bearbeitung einbezogen.

Selbstredend kann hier nur über jene Wunderheiler berichtet werden, zu denen Quellenmaterial überhaupt verfügbar ist, womit per se eine gewisse Auswahl vorgegeben ist. Nicht auszuschließen ist, dass einzelne Wunderheiler einen großen Wirkungskreis hatten, ohne einer breiten Öffentlichkeit durch Zeitungsartikel, Gerichtsverfahren etc., bzw. den behördlichen Stellen, bekannt zu werden. Darüber hinaus implizieren die Quellen, gerade bei einem solch streitbaren Themenkomplex, nicht selten eine, offen artikulierte oder unterschwellig sich äußernde, Stellungnahme gegenüber dem Gegenstand, von dem die Rede ist. Außerdem sind die Quellen immer aus einer bestimmten Perspektive heraus und im Hinblick auf eine gewisse Intention entstanden. Einem Zeitungsartikel kann beispielsweise das Ziel zu informieren, zu unterhalten zugrunde liegen, einer behördlichen Korrespondenz die Absicht, Verstöße oder kriminelles Handeln aufzudecken. Es kann also bei der Bearbeitung der Quellen nicht nur darum gehen, inhaltliche Erkenntnisse zu gewinnen, sondern Perspektive und implizierte Stellungnahme müssen gleichermaßen erkannt und gedeutet werden. In Bezug auf die Perspektive der Quellen wird versucht werden müssen, die Gefahr der Einseitigkeit in der Rekonstruktion historischer Tatsachen zu erkennen und zu umgehen.

1.3 Der „alternative" Gesundheitsmarkt der Weimarer Republik

Auf dem Gesundheitsmarkt der Weimarer Republik betätigten sich verschiedene Gruppen mit bisweilen äußerst gegensätzlichen Interessen und Zielsetzungen. Wenngleich eine eindeutige Trennung nicht ohne weiteres möglich ist, kann doch grundsätzlich zwischen zwei großen Gruppen, nämlich der etablierten, soll heißen der wissenschaftlichen Medizin und der, zu diesem Zeitpunkt gleichermaßen etablierten Laienheilkunde unterschieden werden. Der Professionalisierungsprozess der Ärzte, der an der Wende vom 18. zum 19. Jahrhundert begonnen hatte, war in den Jahren der Weimarer Republik weitestgehend abgeschlossen, was sich in der Stellung und dem Verhalten der Ärzteschaft, sowohl nach innen wie nach außen, bemerkbar machte. Nach Eckart und Jütte wies die Professionalisierung der Ärzte vier Merkmale auf.[9] Zum einen kamen im zeitlichen Verlauf des Prozesses unterschiedlich stark ausgeprägte Monopolisierungstendenzen von Seiten der Ärzte zum Tragen. Die Ärzte behaupteten, nur sie seien in der Lage, Krankheiten richtig zu erkennen und zu behandeln. Daraus ergab sich der Anspruch auf die „medizinische Deutungsmacht" in Sachen Krankheit und Gesundheit. Bis in die zweite Hälfte des 19. Jahrhunderts blieben die Bemühungen derartige Ansprüche durchzusetzen jedoch weitestgehend erfolglos. Ein weiteres Merkmal der Professionalisierung drückte sich durch das Bestreben der Ärzte, über die Kontrolle der medizinischen Ausbildung zu verfügen, was unter anderem durch Reformen des Medizinstudiums, einmal in den 1840er Jahren und erneut gegen Ende des 19. Jahrhunderts, erreicht werden sollte, aus. Dabei ging es vordergründig um Eingangsvoraussetzungen, Ausbildungsinhalte und Abschlusszertifikate. Impliziert war jedoch der Versuch, über die Kontrolle des Studiums den Zugang zum Arztberuf zu regulieren, um die Zahl der Ärzte gering zu halten und sich von Konkurrenten auf dem Gesundheitsmarkt abzugrenzen. Darüber hinaus fand eine umfangreiche Normierung ärztlichen Verhaltens mittels Durchsetzung einer eigenen Standesethik statt, was sich am Ende des 19. Jahrhunderts unter anderem dadurch zeigte, dass über die Hälfte der Ärzte Mitglied in einem ärztlichen Verein war. Standesgemäßes Verhalten konnte durch die zuständige Ehrengerichtsbarkeit erzwungen werden. Eine entscheidende Schrittmacherfunktion bei der Professionalisierung hatten die, in den Mitgliedstaaten des Deutschen Bundes in den 1840er Jahren gegründeten, auf lokaler, regionaler und letztlich nationaler Ebene tätigen ärztlichen Vereine. Aus dem Verständnis als „Wahrer berufsständischer Interessen" ergab sich der Anspruch der Ärzte, in Medizinalangelegenheiten, beispielsweise der Gesetzgebung, ein umfangreiches Mitspracherecht zu erhalten.

Ein mit der Professionalisierung der Ärzte eng verflochtener Prozess stellte die Medikalisierung, die in der zweiten Hälfte des 18. Jahrhunderts eingesetzt hatte und deren Folgen den Gesundheitsbetrieb der Weimarer Republik gleichermaßen prägten, dar. Nach Goubert handelte es sich bei der Medikalisierung um einen Prozess, in dessen Verlauf es den Ärzten gelang, ihr medizinisches Angebot mit Hilfe

---

[9] Vgl. Eckart, Wolfgang Uwe/Jütte, Robert: Medizingeschichte. Eine Einführung. Köln: Böhlau 2007, S. 319-324.

des Staates breiten Bevölkerungsschichten zu oktroyieren. Es fand eine Erweiterung des medizinischen Marktes zu Gunsten der Ärzte und zum Nachteil anderer Berufsgruppen, wie Hebammen oder Wundärzten, statt.[10] Darüber hinaus spielte sich die Medikalisierung laut Frevert auch auf der Ebene von Normen und Deutungsmustern ab, die die Mentalität sozialer Schichten und Klassen prägten und ihr alltägliches Verhalten strukturierten.[11] Der massive Ausbau des Medizinalwesens seit dem 18. Jahrhundert, der sich beispielsweise in der relativen Zunahme der Arztdichte und der Zahl der Krankenhäuser wiederspiegelte, war allerdings nicht ausschließlich auf ärztliche Bemühungen zurückzuführen. Laut Faure fand die Medikalisierung sowohl „von oben", als auch „von unten" statt, war also maßgeblich durch die gesteigerte Nachfrage nach medizinischen Leistungen bestimmt.[12] Der berufliche und soziale Aufstieg der Ärzte ging mit der steigenden Akzeptanz ärztlichen Handelns einher. Eckart macht darauf aufmerksam, dass die Medikalisierung außerdem „angestrebtes Ergebnis staatlicher Intervention im Bereich der Hygienegesetzgebung und der Sozialversicherung" war, und in diesem Sinne der „Prosperität des Gemeinwesens und seiner Befriedung nach innen ebenso wie der militärischen Stärkung nach außen" diente.[13] Gegen die durch die Medikalisierung bedingte Vereinnahmung aller beteiligten Gruppen regte sich indes Widerstand, der sich im Deutschen Kaiserreich und in der Weimarer Republik vor allem an der Kritik an der zunehmenden Verwissenschaftlichung der Medizin entzündete und mit dem Erstarken diverser medizinkritischer Bewegungen einherging. Über die Auswirkungen der Medikalisierung auf das Arzt-Patienten-Verhältnis am Ende des 19. Jahrhunderts heißt es bei Dinges: „Ärztliche Versorgung wurde wichtiger und erreichbarer, aber gleichzeitig für die Kranken auch kulturell fremder, denn sie war stärker wissenschaftlich geprägt und wurde in Institutionen (Krankenhäusern und Arztpraxen), die bisher nicht zur Lebenswelt der Patienten gehörten, erbracht. Sie verloren in diesem veränderten Arzt-Patienten-Verhältnis an Einfluß. Der beschriebene Wandel der Arzt-Patienten-Beziehung sowie insbesondere die Umkehrung ihres internen Machtgefälles führten zu Verunsicherungen der Krankenrolle und über den Wert des Laienwissens zu Krankheit und Gesundheit."[14] Die Ergebnisse von ärztlicher Professionalisierung und allgemeiner Medikalisierung prägten den Gesundheitsbetrieb der Weimarer Republik und das Verhalten der agierenden Inte-

---

[10] Vgl. ebd., S. 312-318.
[11] Ebenda.
[12] Ebenda.
[13] Eckart, Wolfgang Uwe: Geschichte der Medizin. Heidelberg: Springer 5. Auflage 2005, S. 186.
[14] Dinges: Medizinkritische Bewegungen, (1996), S. 11.

ressengruppen nachhaltig, was sich letztlich auch in einer Bekämpfung eben jener Ergebnisse durch bestimmte Gruppen ausdrückte.

Bei den Wunderheilern der Weimarer Republik handelte es sich um medizinische Laien. Dieser Begriff bezieht sich ausschließlich auf den Status als Nicht-Arzt bzw. Nicht-Approbierter. Eine, in welcher Weise auch immer geartete Wertung soll damit nicht ausgedrückt werden. Eine gesetzliche Voraussetzung für die Betätigung von Laien auf dem Gebiet der Heilkunde stellte die Abschaffung der Kurierverbote im Deutschen Reich dar. Im Norddeutschen Bund trat 1869 eine neue Gewerbeordnung in Kraft, in der die Heilkunde als Gewerbe definiert und für jedermann freigegeben wurde. Nach Gründung des Deutschen Reiches im Jahr 1871 wurde diese Gewerbeordnung von anderen Bundesstaaten übernommen und erlangte dort spätestens ab 1872 Gültigkeit. In einzelnen Bundesstaaten existierten zwar eigene Regelungen zur Laienheilkunde, de facto bestand jedoch im gesamten Reich ab diesem Zeitpunkt Kurierfreiheit. Die Gewerbeordnung sah auf dem Gebiet der Laienheilkunde allerdings einige Einschränkungen vor. Laienheilkundigen war es verboten, sich „Arzt" zu nennen, einen arztähnlichen Titel oder einen Titel, der eine ärztliche Ausbildung suggerierte, zu führen. Außerdem war den Laien eine Tätigkeit auf dem Gebiet der Geburtshilfe genauso untersagt wie der Verkauf von Arzneimitteln im Umherziehen. Für die Einrichtung von Privatkranken-, Privatentbindungs- und Privatirrenanstalten war eine verwaltungsbehördliche Konzession erforderlich.[15] Die Gewerbeordnungen erfuhren im Laufe der Jahre in den Bundesstaaten mannigfaltige Veränderungen, weitere Einschränkungen für Laienheilkundige wurden stufenweise ergänzt. Beispielsweise wurde in Preußen im Jahr 1881 die öffentliche Darbietung von Hypnose, Suggestion und Magnetismus verboten. Mit einer Novelle der Gewerbeordnung im Jahr 1883 wurde die Ausübung der Heilkunde im Umherziehen verboten und der Handel mit Arzneimitteln durch Laien stark eingeschränkt. Ein entsprechendes Verzeichnis mit verbotenen Arzneimitteln wurde 1901 eingeführt. Gifte und Drogen durften ohnehin nur mit polizeilicher Erlaubnis abgegeben, und Geheimmittel nur in Apotheken verkauft werden. Im Jahr 1902 trat, ebenfalls in Preußen, ein Verbot von Zeitungsannoncen, die das Publikum hinsichtlich Vorbildung, Befähigung oder Erfolge des Laienheilkundigen täuschen konnten oder prahlerische Versprechungen enthielten, in Kraft. Ab 1902 existierte in den meisten Staaten des Reichs eine Meldepflicht für alle nichtapprobierten Krankenbehandler beim zuständigen Kreisarzt oder Medizinalamt. Umzüge oder Beendigung der Tätigkeit mussten gemeldet werden. In Hamburg und Lübeck waren die Laienheilkundigen außerdem verpflichtet, ein Krankenbuch

---

[15] Faltin: Heil und Heilung, (2000), S. 227-229.

zu führen, das dem Kreisarzt auf Verlangen zur Einsicht vorgelegt werden musste.[16] In Bezug auf die gesetzlichen Regelungen zur Laienheilkunde ergab sich im Reich also ein uneinheitliches Bild. Daran änderte sich in der Weimarer Republik nichts.[17] Ironischerweise war die Kurierfreiheit mit der breiten Zustimmung der Ärzteschaft, namentlich der einflussreichen Berliner Medizinischen Gesellschaft, in der zu diesem Zeitpunkt unter anderem Rudolf Virchow (1821-1902) aktiv gewesen war, eingeführt worden. Die eigene medizinische Wissenschaft hatte man gegenüber allen anderen Heilverfahren für dermaßen überlegen gehalten, dass man den Patienten eine gewisse Freiheit gerne zugestanden hatte – bei der Wahl zwischen Arzt und Laienheilkundigem würden sie sich schon „richtig" entscheiden. Davon abgesehen, dass sich die Ärzte durch die Einführung der Kurierfreiheit vom Behandlungszwang im Rahmen der gesetzlichen Krankenversicherung befreiten hatten. Doch mit dem sukzessiven Anstieg der Laienheilkunde nach Einführung der Kurierfreiheit wurden von Seiten der Ärzte zunehmend kritische Stimmen laut. Teichler schreibt dem Inkrafttreten der Kurierfreiheit eine „Katalysatorfunktion" für die Laienmedizin, die sich infolgedessen zu einem Massenphänomen entwickelt habe, zu. Eine wachsende Zahl von Laien habe die neue Möglichkeit der Ausübung der Heiltätigkeit auf gewerblicher Basis genutzt.[18] Reaktionen der Ärzte auf diese Entwicklung blieben nicht aus. Nach Teichler kam der Auseinandersetzung der Ärzte mit den Laien – sowohl nach innen wie nach außen – sogar eine Schlüsselfunktion innerhalb des Professionalisierungsprozesses der Ärzte zu.[19] Der Streit um die Kurierfreiheit sollte sich bis zur Jahrhundertwende noch erheblich zuspitzen. In den Jahren der Weimarer Republik führte er zu einem mit radikalen Mitteln ausgefochtenen Konflikt zwischen Ärzten und Laienheilkundigen.

In der Weimarer Republik bestand seitens der Patienten ein ungebrochenes Interesse an alternativen Heilmethoden, wobei die Naturheilkunde, die Homöopathie und der Heilmagnetismus am weitesten verbreitet waren. Die beiden erstgenannten wurden zu einem erheblichen Teil, der Heilmagnetismus fast ausschließlich, von Laien praktiziert. Insofern kann von der Laienheilkunde zweifelsohne als einem bedeutsamen, hinsichtlich der unter diesem Begriff zusammengefassten Heilkundigen allerdings ausgesprochen inhomogenen, Sektor auf dem Gesundheitsmarkt der Weimarer Republik ausgegangen werden. Die Tätigkeit der Laien war dabei größ-

---

[16] Ebd., S, 229-230.
[17] Zu den Reichs- und landesgesetzlichen Bestimmungen, Verordnungen und Erlasse vgl. Kramer, Rudolf: Das Kurpfuschertum. In: Ärztliches Hilfspersonal, hrsg. v. Otto Solbrig, Gustav Bundt, Kurt Zoeppritz, Rudolf Kramer. Berlin: Carl Heymanns 1928, S. 340-394, hier S. 343-393.
[18] Teichler: „Der Charlatan strebt nicht nach der Wahrheit", (2002), S. 25.
[19] Ebd., S. 28.

tenteils mit den medizinkritischen Bewegungen dieser Zeit assoziiert. In der Frage der Quantität der Laienheilkunde im Kaiserreich und in der Weimarer Republik besteht weitestgehend Uneinigkeit, was in erster Linie auf die Unzuverlässigkeit der verfügbaren Statistiken zurückzuführen ist.[20] Faltin spricht von der Weimarer Republik als der „Blütezeit der Heilkundigen". Als weitgehend zuverlässig gelten die Daten der Reichstatistiken zur Ausübung der Heilkunde durch nicht-approbierte Heilkundige der Jahre 1909 und 1927. Darin werden für das Jahr 1909 4.414 nicht-approbierte Heilkundige ausgewiesen. Bis 1927 verdreifachte sich die Zahl auf 11.791.[21] Das Ansehen der Laienheilkundigen und ihre Präsenz im öffentlichen Bewusstsein hätten durch „geschickte Agitation und Werbung" nach der Jahrhundertwende bedeutend zugenommen.[22] Die hier als Wunderheiler beschriebenen Laien lassen sich zwar nur bedingt der sich organisierenden Laienheilkunde zuordnen, ihr Wirken fand jedoch mehr oder weniger im Dunstkreis derselben statt. Bezüglich Herkunft und Ausbildung der Laienheilkundigen der Weimarer Republik bot sich ein uneinheitliches Bild. Die von Ärzten immer wieder vorgebrachte Behauptung, die Laien seien von niederer Herkunft, schlecht ausgebildet und obendrein häufig kriminell, ist eher im Sinne einer sozialen Konstruktion, denn als historische Tatsache zu verstehen.[23] Wenngleich die Motive, die bei den einzelnen Laien zum Ergreifen der Heiltätigkeit geführt hatten, deutlich unterschiedlich gewesen sein dürften. Einer aus dem Jahr 1926 stammenden Statistik ist zu entnehmen, dass die Berliner Laienheilkundigen vormals hauptsächlich als Handwerker, Handel- und Gewerbetreibende und Beamte tätig gewesen waren. Ihr medizinisches Wissen hatten sie überwiegend aus Büchern, in Fachschulen oder im Rahmen von Hospitationen erworben.[24] Wie viele Patienten sich in den Jahren der Weimarer Republik der Laienheilkunde zuwandten ist kaum quantifizierbar. In Anbetracht von etwa sechs Millionen Mitgliedern in den alternativen Bewegungen und Verei-

---

[20] Faltin macht auf die Probleme bei der Interpretation des vorhandenen Zahlenmaterials aufmerksam: aufgrund uneinheitlicher Definitionen und Zuordnungen seien die Zahlen falsch und untereinander nicht vergleichbar. Häufig seien bei der Zählung der Heilkundigen fälschlicherweise andere Berufsgruppen (z.B. Hebammen, Dentisten) miteinbezogen worden. Den verfügbaren Statistiken, die nicht selten privaten Ursprungs seien, lägen zumeist tendenziöse Absichten zugrunde. Die häufig geäußerte Annahme, die Zahl der Laienheilkundigen habe um die Jahrhundertwende explosionsartig zugenommen, sei nicht zu belegen. Vielmehr sei die Zunahme auf die Einführung der Meldepflicht für Laienheilkundige in Preußen zurückzuführen. Eine Zunahme während des Kaiserreichs habe es zwar gegeben, diese sei jedoch primär das Resultat des allgemeinen Ausbaus der medizinischen Versorgung. Vgl. Faltin: Heil und Heilung, (2000), S. 239-246.
[21] Ebd., S. 240-244. Es sei ausdrücklich darauf hingewiesen, dass hier sowohl haupt- als auch nebenberuflich tätige Laien-heilkundige erfasst wurden, wobei der Anteil letzterer deutlich überwog.
[22] Ebd., S. 246.
[23] Ebd., S. 252.
[24] Ebd., S. 259-262.

nen am Ende der 1920er Jahre, ist allerdings von einer erheblichen Nachfrage nach der Behandlung durch Laienheilkundige zumindest auszugehen, wobei sich die Patientenklientel der Laien hauptsächlich aus der Mittelschicht der Bevölkerung rekrutierte.[25] Für die Entwicklung der Laienheilkunde waren die Naturheilkunde-Vereine und die homöopathischen Vereine, in denen sich die Anhänger dieser alternativen Heilmethoden organisierten, essentiell. Sie boten den Laien einerseits einen gewissen Schutz und führten ihnen anderseits potenzielle Patienten zu, zumal die verfügbaren naturheilkundlichen und homöopathischen Ärzte den Bedarf noch nicht decken konnten. Allerdings betrachtete man innerhalb der Vereine die Laienheilkundigen zunehmend differenziert: die Mitarbeit von „seriösen" Laien, die sich der jeweiligen Methode verschrieben hatten, war willkommen. Die Vereine unterstützten die Laien außerdem im Kampf gegen die Aufhebung der Kurierfreiheit. Von unlauteren Elementen, dazu wurden diejenigen Laien, die mit dubiosen Geheimmitteln handelten, ihre Heilweise auf Magie und Aberglaube stützten oder leidlich den Anschein erweckten, naturheilkundlich oder homöopathisch zu behandeln, gezählt, distanzierte man sich jedoch ausdrücklich.[26] Mit der steigenden Zahl und dem wachsenden Einfluss von naturheilkundlichen und homöopathischen Ärzten innerhalb der Vereine kam es jedoch zunehmend zu Absetzbewegungen der Vereinsmitglieder zu Ungunsten der Laienheilkunden, was letztlich zur Gründung eigener Vereine seitens der Laienheilkundigen führte. Auf Initiative des „Zentralverbands für Parität der Heilmethoden" wurde im Mai 1920 in Heidelberg der „Verband der Heilkundigen Deutschlands" als Berufsorganisation für Laienheilkundige aller Heilmethoden gegründet. Erklärtes Ziel war die Konsolidierung der Laienheilkunde, das heißt die Schaffung eines seriösen Berufsstandes mit eigenen Ausbildungsstandards und eigener Organisation, sowie die Anerkennung von Seiten des Staats und der Schulmedizin. Durch das Entfernen von unlauteren Elementen aus den eigenen Reihen sollte das Ansehen des Standes gehoben werden.[27] Die Gründung weiterer, speziellerer Berufsorganisationen, beispielsweise der „Vereinigung Deutscher Magnetopathen" oder des „Vereins biochemischer Berater", lässt auf die zunehmende Differenzierung, aber auch auf eine gewisse Zersplitterung des Standes schließen. Zu den Hauptzielen des genannten „Zentralverbands für Parität der Heilmethoden" gehörten die Erhaltung der Kurierfreiheit, das Vorgehen gegen unseriöse Kollegen in den eigenen Reihen und allgemein die Erweiterung der Rechte von Laienheilkundigen, beispielsweise die Wiederzulassung zur gesetzlichen Krankenversicherung, die einzelnen Laien gegen Ende der 1880er Jahre man-

---

[25] Ebd., S. 263-265.
[26] Ebd., S. 300.
[27] Ebd., S. 306-307.

cherorts gewährt worden war, bevor jene mit Inkrafttreten des neuen Krankenkassengesetzes im Rahmen der Reichsversicherungsordnung von 1914 gänzlich aus der regulären Kassenpraxis ausgeschlossen worden waren.[28] In den Jahren der Weimarer Republik fand demnach der Versuch einer Professionalisierung der Laienheilkunde statt. Das Bestreben der Laien, die alternativen Heilverfahren, und zwar primär die Naturheilkunde und die Homöopathie, für sich zu beanspruchen, schlug jedoch fehl. Denn innerhalb der genannten Bewegungen konnte man, dank des Anstiegs der Zahl naturheilkundlicher und homöopathischer Ärzte, zunehmend auf die Laien verzichten. Außerdem fanden gewisse alternative Verfahren Eingang in die Schulmedizin. Der Staat war an einer Professionalisierung der Laienheilkunde ohnehin nie interessiert.[29] Die medizinischen Massenbewegungen, allen voran die Naturheilbewegung, die im letzten Drittel des 19. Jahrhunderts im Zuge der Lebensreformbewegung entstanden war, prägten den Gesundheitsmarkt der Weimarer Republik maßgeblich indem sie neue Aspekte in Sachen Gesundheit und Krankheit, beispielsweise den Wunsch nach Mitsprache oder Autonomie des Patienten und die Kontrolle ärztlichen Handelns, formulierten. Dass es über die unverhohlen geäußerte Kritik an einer Verwissenschaftlichung der Medizin, die durch die Mehrzahl der Ärzte ja bewusst forciert und gefeiert worden war, zum Konflikt kam, verwundert nicht. Innerhalb der Lebensweltbewegung hatten sich bestimmte Auffassungen entwickelt, die in der Weimarer Republik von den medizinkritischen Bewegungen weiter artikuliert wurden. Dazu gehörte die Vorstellung einer persönlichen Gesundheitsvorsorge zur Vermeidung von ärztlicher Behandlung und Medikamenteneinnahme ebenso, wie die Überzeugung, Impfungen seien schädlich.[30] In der Weimarer Republik nahmen die Mitgliederzahlen der medizinkritischen Organisationen, in denen sich Vertreter aller sozialen Schichten engagierten, noch einmal erheblich zu.[31] Mit Hilfe von Vortragsdiensten, Flugblättern, Plakaten, Büchern und Broschüren warb man für die eigene Sache. Nahezu jede der Bewegungen gab überdies eine eigene Zeitschrift heraus. Diese medizinkritische Medienlandschaft blieb nicht ohne Einfluss auf die neutraleren Blätter und Illustrierten, deren Berichterstattung bisher weitgehend wissenschaftsfreundlich und an der großen Arztpersönlichkeit orientiert gewesen war. Die Ärzte, die sich, im Glauben an die Überzeugungskraft ihrer wissenschaftlichen Argumen-

---

[28] Ebd., S. 310-311.
[29] Vgl. ebd., S. 316-324.
[30] Dinges: Medizinkritische Bewegungen, (1996), S. 21.
[31] Ebd., S. 33.

te, aus der Aufklärungsarbeit der Bevölkerung weitestgehend zurückgezogen hatten, waren gezwungen, auf die Kritik zu reagieren.[32]

Die Konflikte auf dem Gesundheitsmarkt der Weimarer Republik fanden sowohl zwischen, als auch innerhalb der agierenden Gruppen statt. Über grundlegende Auffassungen von Gesundheit und Krankheit wurde neu gestritten. Die Wunderheiler der Weimarer Republik sind rein formell zwar der Laienheilkunde zuzuordnen, gehören aber größtenteils nicht in den Bereich der sich organisierenden, seriösen Laienheilkunde. In den meisten Fällen dürften die einzelnen Wunderheiler eher zu den „unlauteren Elementen" innerhalb der Laienheilkunde gezählt worden sein, von denen sich die seriösen Laien bewusst absetzten. Vielmehr handelte es sich bei den Wunderheilern um Einzelphänomene, deren Erfolge allerdings im Kontext der Vorgänge auf dem Gesundheitsmarkt, von denen schließlich alle Beteiligten beeinflusst waren, zu interpretieren sind.

1.4 Der Kampf gegen das Kurpfuschertum

Die Koexistenz einer etablierten Medizin und alternativer medizinischer Konzepte stellt ein epochenübergreifendes Phänomen dar, das sich im Kaiserreich und der Weimarer Republik an den Schlagworten „Schulmedizin" und „Kurpfuschertum" widerspiegelte. Als „alternativ" sind nach Jütte diejenigen Heilweisen zu verstehen, die in einer bestimmten medikalen Kultur, die selbst wiederum einem historischen Wandlungsprozess unterworfen sei, zu einem bestimmten Zeitpunkt oder über einen längeren Zeitraum von der herrschenden medizinischen Richtung mehr oder weniger stark abgelehnt worden seien, weil sie die Therapieformen der herrschenden medizinischen Richtung teilweise oder völlig in Frage gestellt bzw. auf eine unmittelbare oder grundlegende Änderung des medizinischen Systems abgezielt hätten. Alternativ bedeute in diesem Zusammenhang auch, dass diese Therapierichtungen von sozialen Bewegungen oder bestimmten gesellschaftlichen Gruppen getragen worden seien.[33] Der Konflikt zwischen etablierter und alternativer Medizin fand seine Entsprechung im Kaiserreich und der Weimarer Republik nicht zuletzt im pedantischen Streit um Begrifflichkeiten. Als Schmähbegriff von Vertretern der Homöopathie in den 1870er Jahren eingeführt, hatte „Schulmedizin" die gleichermaßen negativ besetzten Begriffe „Allopathie" und „Staatsmedizin" abgelöst. Während von „Schulmedizin" zunächst in der Diskussion der Ärzte mit Ver-

---

[32] Ebd., S. 25-26.
[33] Jütte: Geschichte der Alternativen Medizin, (1996), S. 13.

tretern der Naturheilkunde die Rede gewesen war, wurde daraus ab der Jahrhundertwende ein weitegehend wertneutraler Begriff.[34] Erbittert wurde jedoch bis in die Zeit der Weimarer Republik über die Definition des Wortes „Kurpfuscher" gestritten, das die Bezeichnungen „Medizinalpfuscher", „Quacksalber" und „Medikaster" im letzten Drittel des 19. Jahrhunderts abgelöst hatte.[35] Im Kampf um die Vormachtstellung auf dem Gesundheitsmarkt hielten sich die Ärzte in Sachen Laienheilkunde an eine denkbar einfache Definition: als Kurpfuscher waren demnach all jene zu verstehen, die Kranke behandelten ohne über eine ärztliche Approbation zu verfügen. In der Handbücherei für Staatsmedizin von 1928 ist in diesem Zusammenhang von fehlender „sachgemäßer Vorbildung" der Kurpfuscher die Rede. Die Vorbildung machte sich nach ärztlicher Auffassung ausschließlich an der Approbation, soll heißen am Medizinstudium fest. Für die Ärzte fungierte der Begriff Kurpfuscher primär als Kampfbegriff in der Auseinandersetzung mit den Laienheilkundigen. Weiter aus der Handbücherei für Staatsmedizin: „Wenn wir als beamtete Ärzte unserer Dienstanweisung entsprechend in der Ausübung unseres Amtes eine Person, die wir als Schädling an der Volksgesundheit bezeichnen und deshalb bekämpfen müssen, mit der im Sprachgebrauch des gewöhnlichen Lebens allgemein bekannten Bezeichnung ‚Kurpfuscher' belegen, so soll mit dem Wort einmal er selber als eine Person, die ohne Wissen und ohne Vorbildung und sachgemäße Ausbildung Heilkunde ausübt, und dann sein Tun als minderwertig hingestellt werden. Die Bezeichnung Kurpfuscher darf man also zur Wahrnehmung berechtigter Interessen gebrauchen und die Rechtswidrigkeit ist ausgeschlossen. Der Gebrauch des Ausdrucks Kurpfuscher stellt also keine Beleidigung dar."[36] Diesbezüglich beruft sich der Autor auf Gerichtsurteile der Oberlandesgerichte in Hamburg und Stuttgart.[37]

Vertreter der Laienheilkunde wollten die Bezeichnung „Kurpfuscher" durchaus differenzierter verstanden wissen, zumal sie die Existenz von Kurpfuschern gar nicht abstritten. In einem Beitrag zu den „Schriften über Wesen und Bedeutung der Kurierfreiheit" des „Zentralverbands für Parität der Heilmethoden" appelliert Alexander de Corti an die Vernunft der Beteiligten: „Der Kumulationspunkt aller Parteidialektik ist das Schlagwort. Und auch bei dem Gegensatz zwischen approbierten Aerzten und nicht approbierten Heilkundigen spielen die Schlagwörter eine hervorragende Rolle. Das Schlagwort ist der Gegensatz zum ‚schlagenden Be-

---

[34] Vgl. ebd., S. 32-36.
[35] Vgl. ebd., S. 38-39.
[36] Kramer: Das Kurpfuschertum, (1928), S. 342.
[37] Ebenda.

weis'."[38] Die einseitige Definition der Ärzte lehnt de Corti ab. Vielmehr weist er auf den Standpunkt der Mehrzahl der Juristen hin, für die sich Kurpfuscherei nicht an das Vorhandensein einer Approbation knüpfe, sondern in der Minderwertigkeit einer ärztlichen Handlung sich ausdrücke, gleichgültig ob sie von einem Arzt oder einem Laien erbracht worden sei.[39] De Cortis Zusammenfassung der Resultate aus der Untersuchung der verschiedenen Definitionen basiert auf der Annahme, dass Medizin eine dreifache Bedeutung habe. Medizin sei Wissenschaft, Gewerbe und Kunstfertigkeit. Für ihn existieren demnach drei Typen von Kurpfuschern. Kurpfuscher könne sein, wer eine Methode praktiziere, die von der Schulmedizin (noch) nicht akzeptiert sei, unabhängig davon, ob die Methode erfolgreich sei oder nicht und ob sie von einem Arzt oder einem Laien ausgeübt werde. Die Definition der Ärzte, die ausschließlich die Approbation als Kriterium beinhaltete, reduziere die Medizin auf ein Gewerbe. Der dritte Typ leite sich von der Auffassung der Medizin als Kunstfertigkeit ab. Demnach sei jeder erfolglose Krankenbehandler, ob Arzt oder Laie, ein Kurpfuscher.[40] Neben dem Argument der Ärzte, durch das Vorgehen gegen die Kurpfuscherei „für die heiligsten Güter der Nation, insbesondere für die Volksgesundheit" zu kämpfen, will de Corti materielle Interessen als motivierenden Faktor ausgemacht haben. Selbiges gelte jedoch gleichermaßen für die Laienheilkundigen.[41] Die Existenz von Kurpfuschern in den Reihen der Laienheilkundigen gesteht de Corti offen ein. Seine Schlussfolgerungen aus dieser Erkenntnis unterscheiden sich jedoch grundlegend von derjenigen der Ärzte: „Kein Stand ist ganz frei von unlauteren Elementen und in jedem Stande kommen Verfehlungen, Vergehen und Verbrechen vor, die auch mit der speziellen Berufstätigkeit zusammenhängen. So und nicht anders als bei anderen Berufsständen ist es auch mit den Aerzten und den nichtapprobierten Heilkundigen. Man könnte höchstens sagen, daß die nichtapprobierten Heilkundigen nur noch ungünstiger dadurch gestellt sind, daß in medizinischen Fragen vor Gericht approbierte Aerzte als Sachverständige fungieren, obgleich sie als natürliche Gegner der nichtapprobierten Heilkundigen Partei sind. Zur Bekämpfung von Schwindel und Betrug bedarf es keiner Einschränkung oder Aufhebung der Kurierfreiheit, sondern dafür bieten die bestehenden Gesetze, die Schwindel und Betrug unter Strafe stellen, völlig ausreichende

---

[38] Corti, Alexander de: Das Kurpfuschertum als Problem. In: Schriften über Wesen und Bedeutung der Kurierfreiheit, hrsg. v. Zentralverband für Parität der Heilmethoden e. V., erste Reihe, Heft I-VI, Medizinalpolitische Untersuchungen (Soziologische, juristische und nationalökonomische Untersuchungen über das Kurierfreiheit, das sogen. Kurpfuschertum und die damit zusammenhängenden Fragen). Wien: Verlag für Fachliteratur 1913, S. 9-72, hier S. 15.
[39] Vgl. ebd., S. 19-23.
[40] Ebd., S. 38.
[41] Ebd., S. 15-16.

Handhaben."[42] Als Vermittler zwischen den Fronten formuliert der Arzt Paul Cohn: „Kurpfuscher bleiben wir alle in allen Fällen, wo wir noch kein Mittel haben."[43]

Zum Streit um den Begriff „Kurpfuscher" schreibt Regin: „Der Gebrauch des Terminus ‚Kurpfuscher' in Bezug auf nicht-approbierte Heilpersonen suggerierte, daß deren Tätigkeit zumindest nicht legitim sei. Daß jene zudem minderwertig und gefährlich sei, daran ließ die Ärzteschaft in ihren Äußerungen über die Nicht-Approbierten keinen Zweifel. Nicht zuletzt durch diese, die Qualität der Krankenbehandlung durch Laien eindeutig abwertende Färbung des Begriffs durch Ärzte avancierte die Bezeichnung ‚Kurpfuscher' im Bewußtsein der Öffentlichkeit auch zu einem Schmähbegriff für Leute, die Kranke durch ihre Behandlung schädigten."[44] Während man in alternativmedizinischen Kreisen, insbesondere in der Naturheilkunde, die Behandlung von Kranken als primär angeborene Fähigkeit interpretierte und diesen Standpunkt nach außen formulierte,[45] hielt die Mehrzahl der Ärzte an ihrem Verständnis des Begriffs fest und wandte selbigen inflationär als Kampfbegriff an.[46]

Bereits in den 1870er Jahren, also kurz nach dem Inkrafttreten der Kurierfreiheit, war von einzelnen Ärzten die Aufhebung derselben und die Wiedereinführung eines Kurpfuschereiverbots gefordert worden. In der Folgezeit war unter den Ärzten zunehmend die Auffassung entstanden, die Laienheilkundigen seien am vermeintlichen Niedergang des ärztlichen Standes schuld. Die Forderung nach der Aufhebung der Kurierfreiheit wurde innerhalb der Ärzteschaft gegen Ende des 19. Jahrhunderts mehrheitsfähig. Auf dem 25. deutschen Ärztetag in Eisenach 1897 lieferten die Ärzte die Begründung: durch die Laienheilkunde werde das öffentliche Wohl und Ansehen der Ärzte geschädigt, das Volk erkenne den Unterschied zwischen Arzt und Kurpfuscher nicht, die Kurpfuscherei nehme ungemein zu und Kurpfuscher würden für verursachte Schäden nur selten zur Rechenschaft gezogen. Den Staat forderte man, mit dem Hinweis auf seine Zuständigkeit für den Schutz der Bürger, zum Handeln auf. Außerdem müsse der Staat die Ärzte, die schließlich unter staatlicher Aufsicht und unter Aufwendung staatlicher Kosten ausgebildet worden waren, schützen. Der Kampf der Ärzte gegen Kurpfuscherei und für die Aufhebung der Kurierfreiheit fand fortan in organisierter Form statt.[47] Dabei ver-

---

[42] Ebd., S. 54.
[43] Zitiert nach Corti: Das Kurpfuschertum, (1913), S. 21.
[44] Regin: Selbsthilfe und Gesundheitspolitik, (1995), S. 278.
[45] Ebd., S. 279-280.
[46] Ebd., S. 280-282.
[47] Ebd., S. 274-276.

folgten die Ärzte unterschiedliche Strategien. Zunächst war ihnen, wie Regin feststellt, daran gelegen, die Leistungen der Schulmedizin herauszustellen: „Man erinnerte an die großen Fortschritte in der Chirurgie, an die Zurückdrängung des Kindbettfiebers durch die Einführung der Antisepsis, lobte die Irrenhäuser als ‚menschenfreundliche Heilstätten', pries die Bakteriologie und Serumtherapie, verteidigte die Impfung gegen alle Anwürfe der Impfgegner als wesentlichen Faktor für die Zurückdrängung der Seuchen und verbuchte die Errungenschaften der Hygiene als exklusive Leistungen der Medizin für die Verringerung der Sterbeziffer."[48]

Der organisierte Kampf wurde unter anderem planmäßig betrieben von der 1903 in Berlin gegründeten „Deutschen Gesellschaft zur Bekämpfung des Kurpfuschertums" (DGBK). Dabei handelte es sich in erster Linie um eine ärztliche Organisation, deren Mitgliederzahl, gemessen an der Ärztezahl im Reich, zwar gering blieb, die ihrer Arbeit aber offenbar unter weitgehender Billigung durch die Ärzteschaft nachgehen konnte. Die DGBK gliederte sich in vier Dezernate, die mit der Sammlung von statistischem und kasuistischem Material in Sachen Kurpfuschertum, der Sammlung von Annoncen von Kurpfuschern, der Abfassung belehrender Schriften und der Abhaltung belehrender Vorträge betraut waren. Entsprechend der Popularität der Naturheilkunde und der Naturheilbewegung richtete sich das Hauptaugenmerk der DGBK auf deren Bekämpfung, wenngleich auch gegen alle anderen der Kurpfuscherei zugeordneten Methoden und Personen vorgegangen wurde.[49] Der Arbeit der DGBK lag eine denkbar einfache Definition von „Kurpfuscherei" zugrunde: „Kurpfuscherei im Sinne dieser Satzung ist die gewerbsmäßige Behandlung menschlicher Krankheiten, Leiden, Körperschäden oder Schwangerschaften durch Personen, welche die entsprechende staatliche Anerkennung (Prüfungszeugnis, Approbation, Ausweis) nicht besitzen. Auch die Behandlung auf dem Wege des Geheimmittelvertriebes durch solche Personen fällt unter die Kurpfuscherei."[50] Zum kaiserlichen Gesundheitsamt, zum Ärztevereinsbund und zum Leipziger Verband (ab 1924 Hartmannbund) unterhielt die DGBK ausgezeichnete Kontakte. Vertreter der DGBK versuchten außerdem Regierungsstellen und Abgeordnete von der Schädlichkeit der Laienheilkunde zu überzeugen und zu beeinflussen. Durch die Bereitstellung ärztlicher Gutachten wirkte man außerdem auf den Verlauf von Gerichtsverfahren gegen Laienheilkundige ein. Instrumente in der langjährigen Propagandaschlacht mit den Laienheilkundigen, in der es der DGBK darum ging, die Bevölkerung von der Überlegenheit der Schulmedizin und der Gefahr aller nicht-

---

[48] Ebd., S. 325.
[49] Ebd., S. 318-320.
[50] BArch R 86/1502: Satzung der Deutschen Gesellschaft zur Bekämpfung des Kurpfuschertums vom 28.06.1924.

schulmedizinischen Heilverfahren zu überzeugen, waren die DGBK-eigenen Zeit-schriften „Hygienische Blätter" (1903-1907) und „Gesundheitslehrer" (ab 1898, später unter Federführung der DGBK), die von Ärzten im Wartezimmer ausgelegt und an Lehrerbibliotheken und Gesundheitsämter verschickt wurden. Die darin enthaltenen Artikel beschäftigten sich zum einen in populärwissenschaftlicher Weise mit gesundheitlicher Aufklärung, zum anderen mit der kritischen Auseinan-dersetzung mit nicht-schulmedizinischen Heilmethoden. Daneben wurde die Leser-schaft explizit auf die Schandtaten bestimmter Kurpfuscher in reißerischer, mitun-ter beleidigender Rhetorik aufmerksam gemacht.[51] Nach dem ersten Weltkrieg hat-te sich die DGBK neu konstituiert – sie agierte in der Zeit der Weimarer Republik von der Geschäftsstelle in der Motzstraße 36 in Berlin-Wilmersdorf aus. In der Handbücherei für Staatsmedizin werden die ärztlichen Kollegen über die Tätigkeit der DGBK aufgeklärt: „Die Gesellschaft hat eine ungeahnte Erweiterung ihres Kampfgebietes und auch schon gute Resultate unter Aufrüttelung der bis dahin schlafenden Ärzteschaft mit ihrem Vorstand und Beirat, bestehend aus Männern der Tat und festen Willens, erfahren. Sie hat eine Ausstellung zur Aufklärung der dumm gehaltenen Volksmassen herausgegeben, die von Stadt zu Stadt wandert. Ihre Bibliothek mit der Sammlung von Schriften, Gerichtsentscheidungen usw. ist die beste Fundgrube auf dem Gebiete der Bekämpfung des Kurpfuschertums. Es ist Ehrensache eines jeden deutschen Arztes, Mitglied der Gesellschaft zu sein."[52]

In dem Beschluss einer Mitgliederversammlung aus dem Jahr 1924 formulierte die DGBK die Gründe für ihren Kampf. Darin heißt es, die Kurpfuscherei stelle eine Gefährdung der Volksgesundheit, insbesondere auf dem Gebiet der übertrag-baren Krankheiten, wie Geschlechtskrankheiten und Tuberkulose, dar. Gefährlich seien auch die „massenbriefliche Behandlung" und der „Massenvertrieb von Ge-heimmitteln" durch die Kurpfuscher.[53] Zur überaus lebhafte Werbetätigkeit der Laienheilkundigen heißt es in einem Papier der DGBK: „Die marktschreierischen, zuvielversprechenden und irreführenden Ankündigungen der Kurpfuscher, die sich fast durchweg als ,Heilkundige' bezeichnen, in Zeitungen, Druckschriften und Massenbriefen führen zur Ausbeutung der Unerfahrenheit, der Leichtgläubigkeit und Ratlosigkeit Hilfe suchender Kranker und schädigen nicht nur die einzelnen Opfer, sondern verletzten auch die allgemeinen Regeln von Treu und Glauben im Werbe-Verkehr und die wirtschaftlichen, letzten Endes aber auch die ethischen

---

[51] Regin: Selbsthilfe und Gesundheitspolitik, (1995), S. 318-320.
[52] Kramer: Das Kurpfuschertum, (1928), S. 394.
[53] BArch R 86/1502: Handzettel: Warum ist in der Kurpfuscherei und dem Kurpfuschertum eine schwere Gefahr für die Allgemeinheit zu erblicken?

Belange des Volkes."[54] Durch die planmäßige öffentliche Herabsetzung und Verunglimpfung der wissenschaftlichen Heilkunde, ihrer Vertreter und Heilmethoden durch die Kurpfuscher werde das Vertrauen des Volkes zu den staatlich geprüften und anerkannten Medizinalpersonen gezielt untergraben. Die Kurpfuscher agitierten nicht nur für eine Aufrechterhaltung der Kurierfreiheit, sondern strebten sogar die Gleichstellung mit den Ärzten, bezüglich Titel, Behandlung von Krankenkassenpatienten und Tätigkeit als Sachverständige vor Gericht, an. Die staatliche Seuchenbekämpfung, die staatliche Krankenfürsorge und der staatliche Krankenschutz würden von den Kurpfuschern systematisch unterminiert.[55]

Neben der Beobachtung von Kurpfuschern, dem Sammeln von potenziell belastendem Material und der Verbreitung von Kenntnissen über Kurpfuscherei und Geheimmittel-Unwesen, zählte die DGBK auch die „Mithilfe zur Schaffung von Höchstleistungen einer durch Wissen, Können und Charakter ausgezeichneten Aerzteschaft" und die „Förderung des Zutrauens der Menge zu den staatlich geprüften und anerkannten Medizinalpersonen" zu ihren Aufgaben.[56] Auf einem internen Handzettel wird auf die im Kampf anzuwendenden Mittel hingewiesen: „Veranlassung gerichtlicher Verfolgung von Kurpfuschern in geeigneten Fällen [...] Veranlassung einer die bestehende gesetzliche Kurpfuschereifreiheit einschränkenden Gesetzgebung [...] Herausgaben, Förderung und Verbreitung guter Schriften und Aufsätze gegen das Kurpfuscher- und Geheimmittel-Unwesen [...] Fühlungnahme und Einvernahme mit zielverwandten und zielfreundlichen Stellen aller Art".[57]

Die DGBK arbeitete an der Vernetzung mit offiziellen Stellen und mobilisierte ärztliche Organisationen für den Kampf gegen das Kurpfuschertum. Beispielsweise wandte man sich im Oktober 1924 an die Vorsitzenden der Ärztevereine und Ortsgruppen des Reichs, mit der Aufforderung, der DGBK beizutreten und in den jeweiligen Vereinen „Kurpfuschereiausschüsse" zu gründen.[58] Der Unterstützung bestimmter Behörden, ärztlicher Vereine und Dekane medizinischer Fakultäten konnte sich die DGBK sicher sein. Der Präsident des Reichsgesundheitsamtes wird in einem Schreiben der DGBK folgendermaßen zitiert: „Es [das Reichsgesundheitsamt] betrachtet auch weiterhin als eine seiner hauptsächlichsten Aufgaben, bei jeder sich bietenden Gelegenheit auf die Beseitigung des Krebsschadens des

---

[54] Ebenda.
[55] Ebenda.
[56] BArch R 86/1502: Handzettel: Die Aufgaben der Deutschen Gesellschaft zur Bekämpfung des Kurpfuschertums.
[57] Ebenda.
[58] BArch R 86/1502: Aufruf der Deutschen Gesellschaft zur Bekämpfung des Kurpfuschertums an die Vorsitzenden der Ärztevereine und Ortsgruppen, Berlin, 22.10.1924.

Kurpfuschertums hinzuwirken."[59] Als Möglichkeit der Kontaktaufnahme mit der Bevölkerung zum Zwecke der „Aufklärung", organisierte die DGBK Ausstellungen und öffentliche Vorträge zu medizinischen Themen.[60]

Darüber hinaus betrieb die DGBK eine breit angelegte und betriebsmäßig durchgeführte Diskreditierung einzelner Laienheilkundiger. Beispielhaft sei auf den Fall Richard Lange, einem in Stuttgart tätigen Laienheilkundigen, hingewiesen. Lange betrieb eine Praxis für „Ernährungs-Hygiene, Spagyrische Homöopathie nach Paracelsus, Heildiät, Heilgymnastik, Augendiagnose, Pendelpraxis, Stärkungs- und Reinigungs-Kuren" und versprach auf einem Handzettel die „sorgfältige, astrologisch orientierte, individuelle Behandlung akuter Krankheiten, sowie sämtlicher noch reaktionsfähiger chronischer Leiden, die durch unsachgemäße Behandlung oder Medizinvergiftung zu dauernden Beschwerden geführt haben".[61] Ein Vertreter der DGBK wandte sich in der Sache im September 1926 an das Württembergische Innenministerium. In dem Schreiben heißt es: „Es kann keinem Zweifel unterliegen, dass diese Handzettel erheblichen Schaden anrichten und eine Gefahr für die Volksgesundheit bedeuten [...] Grosse Teile der Bevölkerung werden so zu einer ganz falschen Auffassung von Kranksein und von Heilung gebracht und es wird sehr schwer oder fast unmöglich sein, gesunde Anschauungen zur Aufnahme zu bringen. Zwar kann von ärztlicher Seite vielleicht Anzeige gemacht werden wegen unlauteren Wettbewerbs, aber es würden dann bestenfalls einige Ausdrücke ausgemerzt oder gemildert werden [...] Wir möchten aber Ihrer Erwägung anheimgeben, ob nicht gesetzliche Maßnahmen gegen die Gefahr, welche aus solchen Ankündigungen entspringt, in Vorschlag gebracht werden könnten und sollten."[62] In gleicher Weise, das heißt durch die Verbreitung von, an Steckbriefe erinnernde „Vertrauliche Mitteilungen", machte die DGBK auch gegen andere Laienheilkundige mobil.[63] Das Erstatten von Anzeigen gegen einzelne Laienheilkundige durch Vertreter der DGBK fand als probates Mittel gleichermaßen Anwendung. Durch das Aufzeigen von Einzelfällen versuchte die DGBK nicht nur den einzelnen Lai-

---

[59] BArch R 86/1502: Deutsche Gesellschaft zur Bekämpfung des Kurpfuschertums an Prof. Dr. Rott, Berlin, 24.04.1925.
[60] BArch R 86/1502: Deutsche Gesellschaft zur Bekämpfung des Kurpfuschertums an die Herren Presseärzte, Berlin, 18.03.1925.
[61] HStAS, E 151/53 Bü 252: Akte Lange, Richard: Handzettel des Laienheilkundigen Richard Lange (Abschrift).
[62] HStAS, E 151/53 Bü 252: Akte Lange, Richard: Deutsche Gesellschaft zur Bekämpfung des Kurpfuschertums an das Württembergische Innenministerium, Berlin, 17.09.1926.
[63] Vgl. HStAS, E 151/53 Bü 252: Akte Sohr (Sortana), Deutsche Gesellschaft zur Bekämpfung des Kurpfuschertums an das Württembergische Innenministerium, Berlin, 21.04.1932; HStAS, E 151/53 Bü 252: Akte Sohr (Sortana): Vertrauliche Mitteilung der Deutschen Gesellschaft zur Bekämpfung des Kurpfuschertums über „Doktor" Sortana als getarnter Heilmagnetiseur.

enheilkundigen aus dem Verkehr zu ziehen, sondern darüber hinaus bei den zuständigen Stellen, das heißt bei Behörden und Parlamenten, auf den bestehenden Handlungsbedarf aufmerksam zu machen.

Die, nicht selten von Mitgliedern der DGBK angestrebten, Prozesse gegen einzelne Laienheilkundige erfüllten laut Regin aus Sicht der Ärzte verschiedene Zwecke: einerseits habe man den einzelnen Laienheilkundigen direkt treffen, materiell schädigen und die Gruppe der Laienheilkundigen als Ganzes einschüchtern wollen. Zum anderen habe man öffentlichkeitswirksame Beweise dafür sammeln wollen, dass die Laienheilkundigen überhaupt Schwindler und potenzielle Kriminelle waren. Davon hätten sich die Ärzte weitere Argumente für die Aufhebung oder Einschränkung der Kurierfreiheit erhofft. Verurteilungen wegen verschiedenster Vergehen, von Verstößen gegen die Gewerbeordnung bis hin zu Verurteilungen wegen fahrlässiger Tötung, hätten Eingang in Statistiken gefunden, die wiederum als Belege für die kriminelle Energie der Kurpfuscher genutzt worden seien. Bei der Wiedergabe der Statistiken durch Ärzte sei häufig nicht nach der Art des Vergehens und zwischen verschiedenen Kategorien von Kurpfuschern unterschieden worden. Oft sei auch nicht berücksichtigt worden, ob die Verurteilungen überhaupt im Zusammenhang mit der Heiltätigkeit des Laienheilkundigen gestanden habe.[64] Regin konstatiert bei den offiziellen, von Medizinalbeamten zusammengestellten Statistiken über die Verurteilung von Kurpfuschern eine bewusste, tendenziöse Vereinfachung. Durch die Konstruktion von Zusammenhängen hätten die Ärzte zu zeigen versucht, dass es sich bei der Laienheilkunde unisono um ein sehr zweifelhaftes Gewerbe handle.[65] Zu Prozessen und Verurteilungen gegen Laienheilkundige kam es hauptsächlich wegen Beilegung eines arztähnlichen Titels, prahlerischer Reklame, unlauteren Wettbewerbs, Betrugs und fahrlässiger Körperverletzung.[66] Über das Zustandekommen von „Kurpfuscher-Prozessen" schreibt Regin: „Die Einleitung und den Ablauf solcher Prozesse muß man sich folgendermaßen vorstellen. Vorangegangen war in der Regel die erfolglose Behandlung eines Patienten durch einen Laienpraktiker. In vielen Fällen hatte sich ein Kranker zuvor schon an einen Arzt gewandt, der ihm nicht hatte helfen können. Blieb die Therapie des Praktikers ohne positive Wirkung, hatte sich der Patient, manchmal auf ausdrückliches Drängen des Praktikers, in ärztliche Behandlung begeben. Meinte der Arzt dann, Fehlgriffe des Praktikers feststellen zu können und konnte auch er ihm nicht helfen, wurde der Praktiker für vermeintliche Schädigungen oder den Mißerfolg der Behandlung verantwortlich gemacht und vom behandelnden Arzt oder von Fa-

---

[64] Regin: Selbsthilfe und Gesundheitspolitik, (1995), S. 344-345.
[65] Ebd., S. 345.
[66] Ebd., S. 345-348.

milienangehörigen des Kranken, häufig auf Anraten des Arztes, angezeigt."[67] Ein entscheidender Nachteil für die Laienheilkundigen ist darin zu sehen, dass gerichtliche Gutachten über die Tätigkeit eines Laienheilkundigen von Ärzten erstellt wurden. Diese erkannten bei einem Laien eher den Tatbestand der Fahrlässigkeit oder attestierten einen Kunstfehler, da sie den Methoden der Laien per se kritisch gegenüber standen und ihnen an einer Verurteilung gelegen sein musste. Zumal die Verurteilung eines Laienheilkundigen von Seiten der Ärzte gerne aufgegriffen und zur Rufschädigung benutzt wurde.[68]

Von Seiten der zuständigen Ministerien und Behörden stand man den Laienheilkundigen kritisch gegenüber, da die Laien dank der Kurierfreiheit weitgehend frei agieren konnten und keiner staatlichen Kontrolle in Bezug auf Ausbildung und Tätigkeit unterlagen. Ab etwa 1890 beteiligte sich die Obrigkeit am Kampf der Ärzte gegen die Kurierfreiheit.[69] Es war letztlich vor allem die Naturheilbewegung, die durch ihre Einflussnahme auf Reichstagsabgeordnete ein gesetzliches Verbot der Kurierfreiheit verhinderte. Dadurch verlagerte sich der Konflikt allerdings vom Reich in die einzelnen Länder, wo in der Folgezeit der Aktionsradius der Laienheilkundigen durch Verordnungen und Erlasse wie erwähnt erheblich eingeschränkt wurde.[70] Über den Gesetzentwurf „betreffend die Ausübung der Heilkunde und den Geheimmittelverkehr" bzw. den daraus hervorgegangenen Gesetzentwurf „gegen Mißstände im Heilgewerbe" wurde im Jahr 1910 im Reichstag beraten. Eine Mehrheit fand sich dafür nicht. Zumal die Entwürfe ohnehin kein Verbot der Kurpfuscherei enthielten. Die Verfasser stellten fest, dass es „zu allen Zeiten und bei allen Völkern Heilbeflissene ohne wissenschaftliche Ausbildung gegeben" habe, „und daß von jeher in weiten Volkskreisen die Neigung bestanden" habe „sich gerade von diesen behandeln zu lassen". Außerdem sei in der Bevölkerung ein „Bedürfnis Gebildeter und Ungebildeter nach Mystizismus" nun einmal vorhanden.[71] Die Kämpfer gegen die Laienheilkunde, allen voran die Ärzte, konnten sich in der Folgezeit, das heißt bis zur Machtergreifung der Nationalsozialisten, mit ihrer Forderung, die Kurfreiheit gesetzlich einzuschränken oder gänzlich zu verbieten, nicht durchsetzten.

Aus der Analyse des Verhaltens der Ärzte in der Kurpfuscherdebatte schließt Spree, selbige hätten „die Vorteile eines weitgehend konsolidierten Professionalisierungsprojekts, besonders die errungene berufliche Autonomie, gegenüber ho-

---

[67] Ebd., S. 349.
[68] Ebd., S. 351-352.
[69] Ebd., S. 385.
[70] Ebd., S. 397-398.
[71] Ebd., S. 413.

heitlicher Kontrolle und die Einkommenschancen eines erheblich erweiterten Gesundheitsmarktes zu sichern [versucht], ohne die damit verbundenen Herausforderungen und Belastungen zu akzeptieren."[72] Seit Beginn des 20. Jahrhunderts habe die Ärzteschaft sich bemüht, auf bestimmte Lebensausschnitte beschränkt, unhistorisch stilisierte ständische Ordnungsprinzipien in die marktmäßig verfasste Klassengesellschaft einzubauen. Der Kampf gegen das Kurpfuschertum habe sich dabei nach innen wie nach außen gerichtet. Die Bedeutung der Freigabe der Heilkunde durch die Gewerbeordnung von 1869 bzw. 1872 hält Spree für „erheblich überschätzt". Für die Lage der Ärzte seien vielmehr die Entwicklung der gesetzlichen Krankversicherung seit den frühen 1880er Jahren, der Ausbau der gesundheitsrelevanten Infrastrukturen mit ihren tiefergehenden Prägewirkungen auf das Hygieneverhalten der Bevölkerung, die Entfaltung der zunehmend Systemcharakter gewinnenden Sozialfürsorge, die Verstädterung, die steigenden Durchschnittseinkommen und die durch all diese Faktoren in einem komplexen Strukturzusammenhang bewirkte Medikalisierung der Unterschichten, entscheidend gewesen.[73] Auf dem rasch wachsenden Markt für medizinische Dienstleistungen hätten sich die zunehmend „distanziert-technisch" auftretenden Ärzte als „wissenschaftlich legitimierte Experten" zu profilieren versucht. Über den Kampf gegen die unliebsame Konkurrenz hinausgehend war das Verhalten der Ärzte also durch ein Bewusstsein der Überlegenheit legitimiert und Ausdruck eines sich daraus abgeleiteten Sendungsbewusstseins. Dazu Spree: „Die naturwissenschaftlich fundierte Medizin und das damit gekoppelte mechanistische Menschenbild sollten zur verbindlichen Orientierung in der gesamten Gesellschaft werden. Sie begründeten den Anspruch der Schulmedizin, daß der Arzt die alleinige Kompetenz zur Diagnose von Krankheiten und deren Heilung besitze, womit der medizinische Laie tendenziell seiner gesundheitlichen Selbstverantwortung beraubt wurde."[74]

Das Bild des allein durch Standesdünkel motiviert handelnden Arztes ist ebenso wenig zutreffend wie das des gemeingefährlichen Kurpfuschers. In beiden Fällen handelt es sich um eine Konstruktion der jeweils gegnerischen Konfliktpartei. In der Weimarer Republik fand der Konflikt zwischen etablierter und alternativer Medizin, der nicht zuletzt auch ein innerer Konflikt der beteiligten Parteien war, seine Fortsetzung.

---

[72] Spree: Kurpfuscherei-Bekämpfung und ihre soziale Funktion, (1989), S. 107.
[73] Ebd., S. 112.
[74] Ebd., S. 115.

1.5 Die „Krise der Medizin" in der Weimarer Republik

Eine Gruppe von Ärzten artikulierte ab Mitte der 1920er Jahre scharfe Kritik an der wissenschaftlichen Ausrichtung der zeitgenössischen Medizin und rüttelte damit an den Grundfesten des Selbstverständnisses der Ärzteschaft.[75] Die Autoren gingen soweit, von einer „Krise der Medizin" zu sprechen. Der Danziger Chirurg Erwin Liek (1878-1935), einer der meistgelesenen medizinischen Schriftsteller der Weimarer Republik, stellte sogar einen Zusammenhang her, zwischen eben jener „Krise der Medizin" und dem Auftreten von Wunderheilern. Für die vermeintliche Abwendung der Patienten von der Schulmedizin gab er letzterer selbst die Schuld. Als Hauptkritikpunkte galten die fortschreitende Technisierung der Medizin, das übertriebene Spezialistentum und die Verwissenschaftlichung der Heilkunde.[76] Die Ärzteschaft reagierte postwendend mit dem Vorwurf, Liek schade mit seinen Äußerungen dem Kampf gegen das Kurpfuschertum und damit dem ärztlichen Stand. An der Diskussion um die „Krise der Medizin" beteiligten sich unter anderem Bernhard Aschner (1883-1960), Richard Koch (1882-1949), Georg Honigmann (1863-1930), der Berliner Chirurg August Bier (1861-1949) und der Medizinhistoriker Paul Diepgen (1878-1966). Im Mittelpunkt der Diskussion stand laut Jütte „zunächst die Krise des naturwissenschaftlichen Weltbilds der Medizin, das nach Meinung der Kritiker zu einer ‚Entseelung der Medizin' oder zur ‚mißbräuchlichen Anwendung wissenschaftlicher Methoden in der medizinischen Praxis' geführt hatte."[77] Selbstredend wurde dieser Standpunkt nur von einer Minderheit innerhalb der Ärzteschaft vertreten. Dazu zählten jedoch so namhafte Persönlichkeiten wie Ferdinand Sauerbruch (1875-1951) und Ludolf Krehl (1861-1937). Als Gründe für die „Krise der Ärzteschaft" nannte Arthur Schlossmann (1867-1932) die zunehmende Abhängigkeit der Ärzte von den Krankenkassen und die Überfüllung und „Proletarisierung" des ärztlichen Standes. Der vermeintliche Anstieg der Zahl der Kurpfuscher wurde als Beleg für eine „Vertrauenskrise" gegenüber der Schulmedizin gewertet. Dabei handelte es sich um Argumente, die in der Diskussion um die „Krise der Medizin" von den meisten Autoren vorgebracht und wiederholt wurden. Mit der Gründung von „Hippokrates", einer „Zeitschrift für Einheitsbestrebungen der Gegenwartsmedizin" im Jahr 1928 durch Honigmann, an der auch Liek beteiligt war, wurde der Versuch einer Überwindung der Krise unternommen. Karl-Christoph Strünckmann (1872-1953) griff in seinem Entwurf einer „Neuen Deutschen Heilkunde", die eine Synthese zwischen dem Heilwissen der Laienheilkun-

---

[75] Vgl. Jütte: Geschichte der Alternativen Medizin, (1996), S. 42-45.
[76] Ebd., S. 42.
[77] Ebd., S. 43.

digen und dem der Schulmedizin vorsah und damit der Laienheilkunde einen beachtlichen Stellenwert einräumte, ein starkes völkisch-nationales Element, das später von den Nationalsozialisten aufgegriffen wurde, die genannten Argumente auf.

Erwin Liek läutete mit seinem Aufsatz „Die Entseelung der Heilkunde" aus dem Jahr 1925 die Diskussion über die „Krise der Medizin" ein.[78] Darin kritisierte er die Praktiken des medizinischen Wissenschaftsbetriebs, der zu einer „Mechanisierung der ärztlichen Tätigkeit" und damit zum Niedergang des Arztberufs führe. Im Detail beklagte Liek die Abhängigkeit der Ärzte von der pharmazeutischen Großindustrie, die Schreibwut der forschenden Mediziner, die es mit der Wahrheit überdies häufig nicht genau nähmen und die Krankenversicherung, die den Kassenarzt zum Sklaven mache.[79] Lakonisch kommentiert Liek die Technisierung der ärztlichen Tätigkeit: „Chemische, bakteriologische, serologische, gewebliche Untersuchungen spielen sich ausserhalb der Sprechstunde ab, in grossen, gut ausgestatteten Laboratorien. Die Anwesenheit des Kranken ist überflüssig; es genügt, wenn er Sekrete, Exkrete, Blut, Gewebestückchen usw. liefert. Bei anderen Untersuchungen, wie beim Röntgen, tritt die ärztliche Tätigkeit hinter die technische Leistung zurück."[80] Dem wissenschaftlichen Arzt setzte Liek das Bild des Arztes als Künstler entgegen. Zum Arzt müsse man geboren sein, wie zu jeder anderen Art des Künstlertums auch. Es sei zwar töricht, sich die Fortschritte der Technik nicht zu eigen zu machen – das Wesen des Arztes dürfe durch die Technik jedoch nicht beeinflusst werden. Das gleiche gelte für die Wissenschaft. Beides, Technik und Wissenschaft, dürften für den Arzt nicht mehr als Mittel zum Zweck sein.[81] Das Standesbewusstsein der Mehrheit der Ärzteschaft verhöhnend, verwies Liek auf die Tatsache, dass gerade unter den Laienheilkundigen geborene Ärzte zu finden seien, während Staatsexamen und Doktorgrad zwar den Mediziner, nicht aber den Arzt ausmachten. Selbstredend standen derartige Äußerungen dem ärztlichen Kampf gegen das Kurpfuschertum diametral entgegen. Laut Liek sei für die ärztliche Tätigkeit primär die Persönlichkeit des Behandelnden, der von der Richtigkeit und Nützlichkeit seiner Maßnahmen überzeugt sei und die Fähigkeit besitze, diese Überzeugung auf den Kranken zu übertragen, entscheidend.[82] Liek rückte die „seelische Wirkung" in den Mittelpunkt der ärztlichen Behandlung und propagierte damit einen psychosomatischen Ansatz. Da die Seele immer mit dem Leibe zu-

---

[78] Liek, [Erwin]: Die Entseelung der Heilkunde. In: Münchener Medizinische Wochenschrift 72 (1925), S. 1520-1521.
[79] Ebd., S. 1520.
[80] Ebenda.
[81] Ebenda.
[82] Ebd., S. 1521.

gleich erkrankt sei, könne durch geschickte Beeinflussung des Seelenlebens des Patienten durch den Behandler auch körperliche Leiden geheilt werden – und zwar gänzlich unabhängig davon, ob der Behandler Arzt oder Laie sei. Die Kurpfuscher – er verwendete den Begriff gleichermaßen für alle Laienheilkundigen – unterteilte Liek später in zwei Kategorien: zum einen handle es sich um „Betrüger, gerissene Geschäftemacher, Vorbestrafte, Geisteskranke", zum anderen um „sittlich einwandfreie und durchaus ernst zu nehmende Laien" mit „reicher Erfahrung".[83] Ernüchtert bilanziert er: „Fassen wir zusammen, was uns ein Blick über das heutige ärztliche Schaffen zeigt: auf der einen Seite eine raschen Mechanisierung, weniger Wissenschaft als Wissenschaftsbetrieb, ein zwar bequemes, aber flaches ärztliches Denken und Handeln; auf der anderen Seite das Bestreben, loszukommen vom öden Materialismus, unsere biologischen Anschauungen über Gesundheit und Krankheit nach der seelischen Verknüpfung hin zu vertiefen, dem Kranken wieder mehr zu sein als der Mann vom Fach. Wissenschaft und Künstlertum, Mediziner und Arzt, Entseelung der Heilkunde und Beseelung, das sind die Grundsätze, in denen sich heute das ärztliche Denken bewegt."[84]

Vor Liek hatte bereits Ernst Schweninger (1850-1924), ehemaliger Leibarzt Otto von Bismarcks, in seinem Buch „Der Arzt" von 1906 das Bild vom „Künstlerarzt" propagiert, den Niedergang des ärztlichen Standes prophezeit und eine Reform des Arztseins gefordert. Der taugliche Arzt könne nur Künstler sein – das „Arzten" sei die Übung einer Kunst, nicht aber die Ausübung einer Wissenschaft.[85] Die ärztliche Behandlung stellte Schweninger als Wechselbeziehung zwischen zwei „ungleichen" Menschen dar, in der sich der schwächere, soll heißen der Kranke, sich dem stärkeren, dem Arzt, der von seiner Kraft abzugeben im Stande sei, hingebe. Diese Beziehung könne in ihrer „ursprünglichen Eigenart" zustande kommen „ohne daß der eine der beiden in öffentlichen Urkunden als Arzt oder auch nur als arztähnlicher Staatsbürger beschrieben zu sein" brauche. Er benötige „nicht einmal die für diese Eintragung als Voraussetzung verlangten Kenntnisse und Fertigkeiten sein eigen zu nennen." Das Arztsein sei „eine natürliche Einrichtung", die nicht nach Behörden und Urkunden frage.[86] Über die Praxis der Ärzte seiner Zeit schreibt Schweninger: „Die ärztliche Kunst aber soll dem nach Leben Hungernden Hilfe und dem in Schmerzen Zitternden eine erlösende Handreichung bringen. Und derlei Realitäten wollen die Ärzte unserer Zeit mit exakten Beschwörungen herbei-

---

[83] Liek, Erwin: Das Wunder in der Heilkunde. München: J.F. Lehmanns 1930, S. 72.

[84] Liek, [Erwin]: Die Entseelung der Heilkunde. In: Münchener Medizinische Wochenschrift 72 (1925), S. 1520-1521, hier S. 1521.

[85] Schweninger, Ernst: Der Arzt. Dresden: Paul Rohrmoser 1926, S. 38.

[86] Ebd., S. 23.

zaubern. Daher müssen sie vorerst wissen, was über die ihnen vorliegende Aufgabe geschrieben und geredet worden ist; [...] Sie führen Wagenladungen von Apparaturen mit sich, um den Kranken zu untersuchen, ihn zu behandeln. Ihre Sprechzimmer sind mit Maschinen und Einrichtungen ausgestattet, wie das Laboratorium einer Fabrik. Sehr schön! Unsere Ärzte sind Gelehrte! Wenn sie aber einen Kranken anfassen, dann tun sie ihm wehe, indem sie ihm beim nichtigsten Anlaß Sonden, Lampen und photographische Apparate durch alle gangbaren Körperöffnungen einführen, um zu erkunden, wie er innwendig beschaffen sein mag. Sie erregen ihm Ekel, indem sie ihm widerliche Chemikalien und stinkende Salben applizieren. Sie ermüden ihn, wenn sie seinen kümmerlichen Leib mit dem Aufgebot eines täglich größer werdenden Arsenals von mechanisch-elektrisch-optisch-akustischmagnetischen Methoden außen und innen bearbeiten. Sie martern seine Seele, wenn sie ihn in Krankenhäuser und sogenannte Heilstätten sperren, über deren Eingang jeder Wissende die Aufschrift errät: Für unheilbar Kranke. Sie haben mit ihrer Gelehrsamkeit die Ängste und Furchtsamkeiten ins Unendliche vervielfacht, indem sie Prophylaxe treiben und mit unerwiesenen Behauptungen ein Wissen von Ansteckung, Erblichkeit, Heilbarkeit und Unheilbarkeit verkünden. Sie betrügen sich selbst und treiben ihre Gläubigen zur Verzweiflung, indem sie, stolz auf ihre induktiven Denkmethoden, aus einzelnen bekannt gewordenen Tatsachen, Schlüsse auf Allgemeinheiten ziehen und daraus Wahrheiten verfertigen, die heute behauptet, morgen schon wieder verleugnet werden müssen."[87]

In der wissenschaftlichen Methodik, die die Leiden des Kranken auf die Suche nach Diagnose und Therapie reduziere, erkannte Schweninger eine lückenhafte Konstruktion. So würden die Ärzte nur deshalb eine große Zahl von Erkrankungen als „unheilbar" bezeichnen, weil die Wissenschaft ihnen keine Kenntnisse gegeben habe, wie den zugrunde liegenden Schädigungen zu begegnen sei. Dabei seien unzählige von angeblich unheilbaren Patienten letztlich doch geheilt worden.[88] (Im Übrigen fand sich unter der Klientel der Wunderheiler eine große Zahl eben jener Unheilbaren und von der Schulmedizin Aufgegebenen.) Im Umkehrschluss sei es dem wahren Arzt, dem „Künstlerarzt", nicht möglich, sein Können in wissenschaftlichen Erklärungsmustern auszudrücken.[89] Die ärztliche Tätigkeit setzte eine Berufung des Einzelnen voraus, der durch seine Beschaffenheit die Eignung dafür aufweise. Da der ärztliche Beruf aber eine besonders vielfältig gestaltete Eignung verlange, könnten auch nur verhältnismäßig wenige berufen sein.[90] Unter den Ärzten

---

[87] Ebd., S. 43-44.
[88] Ebd., S. 53-54.
[89] Ebd., S. 66.
[90] Ebd., S. 94-95.

befänden sich viele Nicht-Berufene. Sie seien aus anderen Gründen Arzt geworden. Andererseits fände sich unter den Berufenen eine große Zahl von Laien. In einem imaginären Zwiegespräch ermahnt Schweninger einen jungen Kollegen in Bezug auf den Umgang der Ärzte mit den Laienheilkundigen: „Der Pfuscherskandal kann euch erst recht den Hals brechen, wenn das nicht durch andere Skandale besorgt wird. Die Laienpraktiker, von Euch gänzlich unberechtigterweise Pfuscher genannt, sind nun einmal durch das Gesetz zum Dasein berechtigt; Ihr müßt Euch mit dieser Einrichtung, die an sich eine natürliche ist, abfinden. In der Angst um den lieben Bauch haben die Menschen von jeher wenig nach staatlichen Approbationen gefragt; und der Aberglaube an die Macht der Schlangenbeschwörer und Wurzelsucher hat euch Medizinmännern viele hundert Jahre lang das Dasein ermöglicht. Statt aber das Leben zu nehmen, wie es ist, legt ihr Euch auf die Lauer, um so einen nichtzünftigen Gaukler auf faulem Pferd zu erwischen. Dann geht ihr hin, denunziert ihn bei Gericht, gebt Gutachten ab, beschwört, daß Eure Meinung von Krankheit, Tod und Behandlung die einzig richtige sei; Ihr habt die Kühnheit, auf diesen Euren Eid zu nehmen, daß der verpfuschte Kranke unter Eurer Behandlung besser gefahren wäre. Ich glaube, es ginge vielen unter Euch sehr schlecht, wenn die Pfuscher sich mal auf die Lauer legten, um Euch auf faulem Pferde zu erwischen!"[91]

Liek und Schweninger entwarfen als professionelle Wegweiser einer freieren ärztlichen Tätigkeit ein Gegenmodell zum zeitgenössischen Arztbild der Schulmedizin. Beide kritisierten einerseits ihre Standeskollegen ob ihrer Wissenschaftlichkeit und maßen andererseits der Laienheilkunde einen hohen Stellenwert bei. Darüber hinaus drückten ihre Vorstellungen frühe psychosomatische Ansätze und Erklärungsversuche aus. Ihre Forderungen implizierten nicht weniger als eine Revolution der Heilkunde. Dabei kam mancher Wunderheiler der Weimarer Republik dem, was Liek und Schweninger als Ideal des Arztes formulierten, näher als der gemeine Schulmediziner.

Eine andersartige Interpretation von der „Krise der Medizin" lieferte der Medizinhistoriker Paul Diepgen (1878-1966) 1928 in einem Artikel in der Deutschen Medizinischen Wochenschrift.[92] Aus der Geschichte der Medizin des 19. Jahrhunderts, vor allem der Aufzählung ihrer Erfolge, leitete er die Erkenntnis ab, dass die „grundlegenden Ideen der Medizin des 19. Jahrhunderts" nicht reformbedürftig seien, wenngleich er die „allzu einseitige Betonung des naturwissenschaftlichen Gedankens", die eine Zeit lang über der Krankheit den kranken Menschen verges-

---

[91] Ebd., S. 132-133.
[92] Vgl. Diepgen, Paul: Die Grundlagen der Medizin im 19. Jahrhundert und ihre gegenwaertige Krise. In: Deutsche medizinische Wochenschrift 54 (1928), S. 2171-2175.

sen und die Psyche vernachlässigt habe, sowie „die allzu einseitige Einstellung auf das erkrankte Organ", die im „extremen Spezialismus" übersehen habe, dass immer der ganze Mensch erkrankt und behandelt werden müsse, als Fehler interpretierte.[93] Den Vorwurf, die „exakte Richtung" der Schulmedizin sei für die steigenden Patientenzahlen der Kurpfuscher verantwortlich, wies er mit dem Hinweis, viele Verfahren der Kurpfuscher seien von der Schulmedizin bereits im 19. Jahrhundert gepflegt und wissenschaftlich studiert, später jedoch aufgegeben worden, zurück. Die Verfahren der Kurpfuscher seien der älteren und jüngeren Schulmedizin entlehnt. Die vermeintlichen Erfolge der Kurpfuscher führte Diepgen auf den herrschenden Zeitgeist zurück: „Ihr großes Einkommen verdanken die Kurpfuscher in allererster Linie dem Mystizismus unserer Zeit, die allem Abenteuerlichen willig Auge und Ohr öffnet, am ungehemmtesten in Tagen der Not und Krankheit! Und in diesem Zeitgeist, im dunklen Drang über das exakt Festzustellende herauszukommen, liegt auch zum guten Teil die sogenannte ‚Krisis' der Medizin begründet, die man verschärft, indem man ‚Streitfragen der Wissenschaft und Praxis, unreife Forschungsergebnisse, schwierige Theorien und dunkle Probleme' durch populäre Bücher, Artikel und Vorträge in die Laienkreise hereinträgt".[94] Diepgen sah demnach, im Gegensatz zu Liek und Schweninger, die „Krise der Medizin" nicht von der Entwicklung und Ausrichtung der Schulmedizin bedingt, sondern als Zeitgeist-Phänomen. Fehler der Medizin, die von ihm durchaus eingeräumt wurden, könnten nicht in einer „akuten, alles revoltieren wollenden Reaktion" überwunden werden, „sondern nur in ruhiger, nüchterner, allem spekulativen Enthusiasmus fernstehender Weiterbildung auf den ewig gleichen Grundlagen der ärztlichen Wissenschaft und Kunst."[95] Dass Diepgen hier anachronistisch argumentiert, indem er einerseits auf den Ewigkeitswert der Wissenschaft hinweist, selbige im gleichen Artikel aber als Resultat einer Entwicklung darstellt, sei nur am Rande erwähnt.

---

[93] Ebd., S. 2174.
[94] Ebd., S. 2174-2175.
[95] Ebd., S. 2175.

2 Die Wunderheiler

2.1 Valentin Zeileis – vom Metalldrücker zum Wunderdoktor

2.1.1 Die Biographie des Valentin Zeileis

Ohne medizinische Ausbildung behandelte Valentin Zeileis in den späten 1920er Jahren in Gallspach, einem kleinen Dorf in Oberösterreich, Patienten mittels spektakulärer Hochfrequenzbestrahlung. In Österreich existierte keine Kurierfreiheit, die gewerbsmäßig betriebene Laienheilkunde war strafrechtlich verboten. Trotzdem war die Zahl der Zeileis-Patienten – ein großer Teil von ihnen kam aus Deutschland – immens. Von seinen Anhängern wurde er als Wunderheiler gefeiert. Je größer jedoch sein Erfolg wurde, desto entschlossener ging die Ärzteschaft gegen ihn vor.

Zwischen der Geburt von Michael Valentin Zeileis am 7. Oktober 1873 in Wachenroth bei Nürnberg und seinem Tod am 15. Juli 1939 in Gallspach in Oberösterreich spannte sich ein von gesellschaftlichem Aufstieg geprägtes Leben. Die Person Valentin Zeileis erregte zu Lebzeiten und darüber hinaus ein enormes öffentliches Interesse.[96] Zeileis wuchs in einfachen Verhältnissen auf. Seine Eltern waren der Kupferschmied Georg Zeileis und Barbara Zeileis, geborene Hofmann. Nach einer Lehre zum Metalldrücker in Nürnberg war er zunächst in diesem Beruf tätig, später arbeitete er unter anderem als Versicherungsagent. Im Jahr 1898 heiratete Zeileis die Pianistin Helene Gundler, von der er sich 1903 wieder scheiden ließ. Sein einziger Sohn Fritz Gustav Zeileis (1898-1978) – der später Medizin studierte und in

---

Zu Lebzeiten Valentin Zeileis' beschäftigten sich zahlreiche Bücher, Zeitungsartikel und Beiträge in medizinischen Fachzeitschriften mit dem Wunderheiler. Anhand dieser Quellen lassen sich Teile der Biographie und des Wirkens Zeileis' nachvollziehen, wenngleich es bisweilen Widersprüche zwischen einzelnen Quellen gibt und bestimmte Lebensabschnitte mit Hilfe des vorhandenen Quellenmaterials nicht rekonstruiert werden können. Außerdem unterscheiden sich viele der Veröffentlichungen hinsichtlich der implizierten Stellungnahme gegenüber Zeileis und seinem Heilverfahren deutlich. Bei der Bearbeitung der einzelnen Quellen wurde versucht, die Parteinahme des Verfassers zu deuten und gleichzeitig durch das Aufspüren von Parallelen in den einzelnen Quellen, verlässliche Erkenntnisse über Leben und Werk von Valentin Zeileis zu gewinnen und in den historischen Kontext einzuordnen.

[96] Eine Zusammenfassung biographischer Werke zu Valentin Zeileis bietet Sperner, Wolfgang: Valentin Zeileis. Interessante Heilungsmethoden in Gallspach. In: Oberösterreicher. Lebensbilder zur Geschichte Oberösterreichs, Band 2, hrsg. v. Alois Zauner, Harry Slapnicka. Linz: Oberösterreichisches Landesarchiv 1982, S. 118-127.

den Heilbetrieb seines Vaters einstieg – ging aus dieser Ehe hervor.[97] Die Berichte über den darauf folgenden Lebensabschnitt Valentin Zeileis' sind lückenhaft und geprägt von Hörensagen. Die Grenze zwischen verlässlichen biographischen Angaben und bewusster oder unbewusster Mythenbildung um die Person Zeileis verschwimmt darin. Doch müssen gerade diese Jahre für die weitere Entwicklung, die letztlich mit der Erhöhung seiner Person zum allbekannten Wunderheiler endete, entscheidend gewesen sein. Zeileis interessierte sich für die naturwissenschaftlichen Erkenntnisse seiner Zeit und hörte angeblich Vorlesungen an verschiedenen Universitäten in Deutschland und Österreich.[98] Er baute Kontakte zu höheren Gesellschaftskreisen auf und wurde von ihnen gefördert. Nach einem Umzug nach Wien betätigte er sich dort als Heilmagnetiseur. Ob er vorher bereits der Heiltätigkeit nachging, wie er die Fähigkeit zur Behandlung erlangte – eine medizinische Ausbildung hatte er nicht – und wie genau seine Behandlungsmethoden in Wien aussahen, ist nicht bekannt. Zu seinen Patienten gehörten wiederum Angehörige der höheren Gesellschaft. Dieser Tatsache dürfte auch die Heirat mit Friederike Mautner-Markhof, die einer wohlhabenden österreichischen Industriellenfamilie angehörte, im Jahr 1905 geschuldet sein. Die Heirat ermöglichte es Zeileis ein Laboratorium für strahlentherapeutische Studien in einer Wiener Villa einzurichten. Hier soll er an der Konstruktion von Bestrahlungsapparaten gearbeitet haben.[99] Mit dem Erwerb des Wasserschlosses in Gallspach im Jahr 1912 begann der aufsehenerregendste Abschnitt im Leben von Valentin Zeileis. Zunächst diente ihm Gallspach nur als Feriendomizil. Aber bereits während des ersten Weltkrieges behandelte er im Wasserschloss Invalide. Zunächst kamen seine Patienten überwiegend aus Gallspach und der näheren Umgebung. Nach Ende des Krieges fand die Behandlung allmählich in größerem Umfang statt.1920 siedelte Zeileis mit seiner Familie gänzlich von Wien nach Gallspach über und richtete im Wasserschloss ein Labor und Behandlungsräume ein. Sein Sohn Fritz Zeileis stieg nach abgeschlossenem Medizinstudium und Promotion 1924 in den Betrieb ein.[100] Der im Jahr 1929 begonnene Bau des „Institut Zeileis" war dem enormen Ansturm von Patienten geschuldet, der, ebenso wie die Berichterstattung über Zeileis, gegen Ende der 1920er Jahre den Höhepunkt erreichte. Im „Institut Zeileis", das die Behandlung von mehreren tausend Patienten pro Tag ermöglichte, setzte Zeileis seine Arbeit fort. Mittlerweile beschäftigte der Betrieb mehrere Verwaltungskräfte, Techniker

---

[97] Ebd., S. 118-120.
[98] Ebd., S. 120.
[99] Ebenda.
[100] Ebd., S. 121-122.

und Ärzte.[101] Anfang der 1930er Jahre wurde es deutlich ruhiger um Zeileis und Gallspach, und die Zahl der Patienten nahm ab. Am 15. Juli 1939 starb Valentin Zeileis im Alter von 65 Jahren in Gallspach. Das „Institut Zeileis" existierte unter Leitung von Fritz Zeileis weiter.

2.1.2 Die Hochfrequenztherapie

Im Mittelpunkt der Behandlung in Gallspach stand die Bestrahlung mit von Zeileis konstruierten Hochfrequenz-Apparaturen. Die Hochfrequenztherapie war jedoch keinesfalls eine Erfindung Zeileis'. Seine Konstruktionen stellten lediglich eine Weiterentwicklung bekannter Apparaturen dar.[102] Pioniere auf dem Gebiet der Hochfrequenz waren der Physiker Nikola Tesla (1856-1943) und Jacques-Arsène d'Arsonval (1851-1940). Bei den zur Hochfrequenztherapie eingesetzten Tesla-Strömen handelte es sich um Wechselströme hoher Spannung und Frequenz. Der Arzt und Physiker d'Arsonval nutzte bei der d'Arsonvalisation die Tesla-Ströme erstmals zur Behandlung Kranker.[103] Zu Beginn des 20. Jahrhunderts erlebte die Hochfrequenztherapie aufgrund der massenhaften industriellen Produktion der dazu nötigen Apparaturen einen Boom. Neben Zeileis betätigten sich viele Forscher auf diesem Gebiet und die medizinische Anwendung der Hochfrequenz wurde populär, wenngleich sie von Beginn an umstritten war.[104] Diverse Hersteller priesen ihre elektrischen Bestrahlungsapparate auf Vorführungen an und versprachen, die Anwendung derselben sei gänzlich unbedenklich.[105] Insofern lässt sich die Arbeit Zeileis' durchaus mit den naturwissenschaftlichen Entwicklungen seiner Zeit assoziieren. Es drängt sich deshalb die Frage auf, wie die Methoden Zeileis', dessen Apparaturen sich nur geringfügig von anderen Hochfrequenz-Apparaturen unterschieden, derart mystifiziert werden und er selbst zum Wunderheiler aufsteigen konnte. Die Zeileis-Apparatur erzeugte Tesla-Ströme, die bei der Behandlung, entweder durch direktes Aufsetzten einer Elektrode oder über die Luft, auf den Körper des Patienten übertragen wurden und ein Wärmegefühl auf der Haut er-

---

[101] Ebd., S. 123.
[102] Vgl. Simonis, Werner Christian: Die Hochfrequenz-Therapie von Arsonval bis Zeileis. München: Verlag der ärztlichen Rundschau Otto Gmelin 1930, S. 41.
[103] Eckart, Wolfgang Uwe: Kranke, Ströme, Strahlenfelder. Medizin und Elektrizität um 1900. In: Unbedingt modern sein. Elektrizität und Zeitgeist um 1900. Eine Ausstellung des Museums Industriekultur Osnabrück, hrsg. v. Rolf Spilker. Bramsche: Rasch 2001, S. 126-135, S. 198-201, hier S. 130.
[104] Ebd., S. 131-132.
[105] Heilmethode Zeileis Gallspach. In: Anzeiger vom Oberland, Nr. 44, 20.02.1930, ohne Seite.

zeugten. Bei letzterer Variante entstanden eindrucksvolle Lichtbögen zwischen Elektrode und Patient. Eine Besonderheit der Zeileis-Apparaturen bestand darin, dass die zur Bestrahlung eingesetzten Elektroden mit Radium bestückt waren, was den biologischen Effekt der Bestrahlung noch verstärken sollte.[106] Valentin Zeileis selbst äußerte sich nicht zu Fragen der Funktions- und Wirkungsweise seiner Apparaturen. Erst mit dem Einstieg seines Sohnes Fritz Zeileis, einem approbierten Mediziner, in den Behandlungsbetrieb, wurden Details über die Zeileis-Apparaturen bekannt. In diesem Zusammenhang erschien Fritz Zeileis als Koautor einer Veröffentlichung, die die in Gallspach angewandten Methoden und die zugrundeliegenden Theorien zu erklären und durch Experimente zu bestätigen versuchte.[107]

2.1.3 Diagnose und Behandlung bei Zeileis

Valentin Zeileis behandelte zunächst im Wasserschloss in Gallspach und ab 1929 in den Räumen des „Institut Zeileis". Die Behandlung bestand im Wesentlichen aus der Bestrahlung mit der Hochfrequenz-Apparatur. Außerdem kamen Röntgenapparate und eine Bogenlampe, deren Kohlenstifte angeblich mit Helium imprägniert waren, zur Anwendung.[108] Es handelte sich um eine Massenbehandlung, bei der sich etwa hundert Patienten gleichzeitig im Behandlungssaal befanden und nacheinander abgefertigt wurden. Obwohl Zeileis' Sohn und später auch weitere approbierte Ärzte in dem Betrieb mitarbeiteten, war Valentin Zeileis selbst die zentrale Figur innerhalb des Spektakels. Er stellte bei jedem Patienten die Diagnose und führte die Bestrahlung mit der Hochfrequenz-Apparatur durch. Häufig ist in den Berichten von Zeileis-Patienten von der mystischen Atmosphäre während der Behandlung die Rede.[109] Bevor die Patienten in den abgedunkelten Behandlungssaal (in dem die abgegebenen Hochfrequenzstrahlen umso eindrucksvoller wirkten) vorgelassen wurden, mussten sie ihre Oberkörper frei machen. Männer und Frauen wurden getrennt behandelt. In den Schilderungen wirkt die Behandlung wie eine durchorganisierte Zeremonie, deren einzelne Bestandteile, und deren Wirkung auf

---

[106] Bericht über die Sitzung der Berliner Medizinischen Gesellschaft am 12.02.1930. In: Deutsche Medizinische Wochenschrift 56 (1930), S. 551.

[107] Vgl. Wendt, Georg von/Zeileis, Fritz Gustav: Beobachtungen über die physiologische Einwirkung unipolarer hochfrequenter elektrischer Entladungen in Verbindung mit Radiumstrahlen. München: Süddeutsches Verlags-Institut Julius Müller 1927.

[108] Stranik, Erwin: Das Gallspacher Heilverfahren. Populäre Darstellung der Zeileis'schen Bestrahlungsmethode. Wien: Josef Müller 1929, S. 16.

[109] Vgl. Karwald, Friedrich Adolf: Das enthüllte Geheimnis von Gallspach. Mit 600.000 Volt gegen den Tod. Unparteiische Darstellung der Falles Zeileis. Wien: Amonesta 1930, S. 101-104.

die Patienten, gezielt eingesetzt wurden. Zur Diagnostik verwendete Zeileis den sogenannten „Diagnosestab". Es handelte sich dabei um eine Glasröhre, die er am Patienten entlang führte und die, sobald eine erkrankte Körperstelle erreicht war, ihre Farbe änderte. Für dieses Phänomen lieferten Zeileis-Anhänger verschiedene, mehr oder weniger wissenschaftlich geprägte Erklärungen. Der „Diagnosestab" sei das Resultat „lebenslanger Forschungsarbeit und hundertfältiger Erfahrungen seines Erfinders Valentin Zeileis."[110] Die Kritiker hingegen erkannten darin eine gewöhnliche Geißlersche Röhre, die zum Erkennen von Krankheiten gänzlich ungeeignet sei.[111] Die Verwendung des „Diagnosestabs" war für sie ein Beweis für die Unglaubwürdigkeit der gesamten Zeileis-Behandlung. Erwin Liek (1878-1935), der den Betrieb in Gallspach beobachtet hatte, stellte fest, der „Diagnosestab" sei „der uralte Zauberstab in moderner Aufmachung".[112] Wenngleich die Ärzte für den „Diagnosestab" nur Hohn und Spott übrig hatten, sprachen doch manche von ihnen Zeileis ein Mindestmaß an diagnostischen Fähigkeiten nicht ab. Durch die jahrelange Auseinandersetzung mit Patienten sei es, auch ohne medizinische Ausbildung möglich, gewisse Fertigkeiten im Erkennen einfacher Krankheiten zu erlernen. Letztendlich vereinfache Zeileis jedoch die vielfältigen Beschwerden der zahlreichen Krankheiten zu einigen wenigen Diagnosen.[113]

Auf die Diagnosestellung folgte die Bestrahlung mit der Hochfrequenz-Apparatur. Dafür schritt Zeileis die Reihen der Patienten ab und bestrahlte jeden einzeln. Pro Patient dauerte die Bestrahlung nur wenige Sekunden. Der Übertritt der Hochfrequenzstrahlen auf den Körper des Patienten sei nicht scherzhaft gewesen, sondern habe „ein überaus wohliges und angenehmes Gefühl" hervorgerufen.[114] Ein Beobachter, der sich 1929 im Wasserschloss von Gallspach selbst von Zeileis behandeln ließ, berichtet über die Menschenmassen im Vorraum des Behandlungssaals: „Hier steht man erst recht Leib an Leib, etwa 20 Reihen von je 5 Mann tief, ohne Rang-, Alters- oder sonstigen Unterschied, und muß weitere 20 Minuten warten. Währenddessen schieben sich, von Begleitern geführt oder von den Wartenden nach vorn geholfen, die Blinden, die kleinen Kinder und diejenigen ein, die kaum gehen können."[115] Über die eigentliche Behandlung heißt es: „Im

[110] Stieger, Anton: Zeileis. Wien: Steffel 1946, S. 29.
[111] Liek: Das Wunder in der Heilkunde, (1930), S. 79.
[112] Ebenda.
[113] Wittmann, Eduard: Das Phänomen von Gallspach. In: Münchener Medizinische Wochenschrift 75 (1928), S. 2181-2183, hier S. 2182.
[114] Obermüller, Hanswolf: Beim Wunderdoktor in Gallspach. Unterredung mit Dr. Fritz Zeileis. Nürnberg: U.E. Sebald 1930, S. 40.
[115] Brief über Gallspach. In: Deutsche Medizinische Wochenschrift 55 (1929), S. 1933-1935, hier S. 1934.

Ordinationsraum, einem spärlich erleuchteten, gewölbtem Gelaß mit abgeblendeten Fenstern, wird eine Schmalwand durch das elektrische Schaltbrett für die Sprühelektrode, vor das sich der alte Zeileis stellt, durch ein Stativ mit einer verschiebbaren Röntgenröhre und eine sehr helle, einer Bogenlampe nachgebildeten, angeblich Helium enthaltende Lampe eingenommen. An der Decke sitzen seltsam geformte Glasröhren. [...] Der alte Zeileis tritt in die Ecke, ergreift die Sprühelektrode, eine runde, auf einem Glasstab befestige Scheibe von etwa 200 mm Durchmesser, die mit zahlreichen Spitzen besetzt ist, und schaltet den Strom ein. Das Licht der ‚Heliumlampe‘ wirft auf die Decke des Raumes schnell wechselnde, hin- und herirrende Lichtreflexe [...] Die Sprühelektrode zischt mächtige Blitze aus, die zusammen mit dem Summen der Ventilatoren und gelegentlichen kurzen Worten von Zeileis das einzige, die Stille unterbrechende Geräusch sind. [...] Oft holt sich Zeileis einen Patienten durch einen kräftigen Griff am Genick heran. Zeileis führt die Elektrode nahe am Rumpf vorbei über Brust, Arm und Rücken. Knatternd springen die Funken über, mancher Körper zuckt konvulsivisch zusammen."[116]

Es mutet verwunderlich an, mit welcher Unterwürfigkeit sich die Patienten in dieses bisweilen erniedrigende Behandlungsschema, in dem der Kranke nicht mehr als Individuum zählte, einfügten. Hier kommt die Persönlichkeit des Valentin Zeileis ins Spiel. Die Behandlung war nicht nur ein gut organisiertes Spektakel, Zeileis schaffte es darüber hinaus, ein Vertrauensverhältnis zwischen sich und den Patienten herzustellen. Durch seine „sympathische Art" schaffte er „eine Sphäre des Vertrauens".[117] Aus seiner Biographie lässt sich schließen, dass es Zeileis an Selbstvertrauen wohl nicht mangelte, und er in der Lage war, auch andere von sich zu überzeugen. Diese Fähigkeit reichte offenbar so weit, dass seine Anhänger nicht nur an die Wirksamkeit seiner Behandlung glaubten, sondern Zeileis selbst übernatürliche Kräfte zuschrieben.[118] Der Wunderdoktor selbst wird folgendermaßen beschrieben: „Zeileis macht den Eindruck eines gedungen in sich zurückfallenden Mannes in den 50er Jahren; ein breites, volles Gesicht, aus dem ein Paar listiger Augen hervorlugen, ist von einem Patriarchenbart umflossen, den schon das Grau des Greisenalters zeichnet. Etwas geflissentlich Nonchalantes mit einem Schuß bäuerlicher Derbheit umspielt ihn. Daß er, nach berühmten Mustern, die typische Kleidung eines Naturapostels trägt, seine Kranken mit ‚Du‘ anspricht, erwartet man ohne weiteres. [...] Seine Kranken zieht er nicht nur körperlich, sondern auch seelisch

---

[116] Ebenda.
[117] Obermüller: Beim Wunderdoktor, (1930), S. 16.
[118] Ebd., S. 17.

aus, rührt mit brutalen Fragen an ihr Familien- und Eheleben."[119] Anderswo heißt es über Zeileis: „Dieser korpulente, übermittelgroße Mann hat einen typisch deutschen Schädel, eine fleischige gutmütige Nase sitzt in einem freundlichen Gesicht, und der lange melierte Schwarzbart ist sicher nur Maske, um das sonst breite, glatte Vollmondgesicht imposanter, mystischer zu machen. Aber in diesem Schädel sitzen zwei, zwar heiter zwinkernde, aber durchaus nicht harmlose Augen. Sie haben einen scharfen festen Blick, etwas Überlegenes, Skeptisches, leicht Ironisches liegt in ihnen, es ist etwas von Cagliostro an ihm, aber auch von Eulenspiegel, etwas vom flämischen Eulenspiegel des Charles de Coster. Aber nicht von der schlanken, hurtigen Art, sondern stämmig, erdverwachsen, Volksphilosoph. Wie er dasteht, Spitzbäuchlein, im offenen weißen Hemd mit Schillerkragen, den berühmten Diagnosestab in der Hand".[120]

Die Tatsache, dass bei Zeileis alle Patienten gleich behandelt wurden, unabhängig davon an welcher Erkrankung sie litten, stellte für die Zeileis-Kritiker ein weiteres Indiz für die Unglaubwürdigkeit Zeileis' dar. Zwar wurde (zumindest ab 1929 im „Institut Zeileis") bei neuen Patienten die Anamnese durch eine Schwester aufgenommen, außerdem fand ein Gespräch mit einem Arzt statt, beides allerdings erst nachdem Zeileis die Diagnose gestellt und den Patienten behandelt hatte.[121] Der jahrelang anhaltende Andrang von Patienten nach Gallspach fand in dem, auf Massenabfertigung ausgelegten Behandlungsbetrieb seine Entsprechung. Den ganzen Tag wurden Patienten durch die Räumlichkeiten des Schlosses und ab 1929 des „Institut Zeileis" geschleust, zumal jeder Patient im Rahmen der ein bis zwei Wochen dauernden Kur dreimal täglich bestrahlt wurde.[122] Im Jahr 1928 waren in Gallspach 82.000 Fremde gemeldet.[123] Es sollen pro Tag 500 bis 800 Patienten behandelt worden sein.[124] Auf dem Höhepunkt des Erfolges wurden im „Institut Zeileis" teilweise über tausend Patienten pro Tag behandelt. 140.000 Patienten waren 1929 in Gallspach amtlich gemeldet. Den größten Teil machten deutsche Heil-

---

[119] Wittmann, Eduard: Das Phänomen von Gallspach. In: Münchener Medizinische Wochenschrift 75 (1928), S. 2181-2183, hier S. 2182.
[120] Hualla, Rafael: Zeileis. Die Hochfrequenztherapie von Gallspach. In: Propheten in Deutscher Krise. Das Wunderbare oder die Verzauberten, hrsg. v. Rudolf Olden. Berlin: Rowohlt 1932, S. 65-83, hier S. 75-76.
[121] Brief über Gallspach. In: Deutsche Medizinische Wochenschrift 55 (1929), S. 1933-1935, hier S. 1933.
[122] Ebd., S. 1934.
[123] Liek, Erwin: Das Wunder in der Heilkunde. Nachdenkliche Erinnerungen an Gallspach. In: Münchener Medizinische Wochenschrift 76 (1929), S. 1051-1053, hier S. 1051.
[124] In „Tagesgeschichtliche Notizen". In: Münchener Medizinische Wochenschrift 75 (1928), S. 1989.

suchende aus. Zahlenmäßig folgten Österreich und die Tschechoslowakei. Patienten aus ganz Europa und Übersee pilgerten in dieser Zeit nach Gallspach.[125]

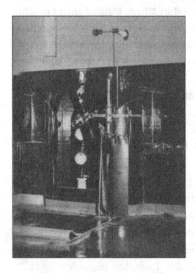

Abb. 1: Hochfrequenzapparatur in Gallspach

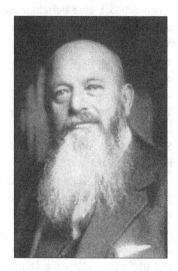

Abb. 2: Valentin Zeileis (1873-1939)

Bevor Fritz Zeileis in den Betrieb einstieg, erfolgte die Behandlung kostenlos. In Österreich existierte keine Kurierfreiheit. Die gewerbsmäßig ausgeübte Behandlung Kranker durch Personen ohne ärztliche Ausbildung und Approbation war verboten. Aus Sicht der Ärzteschaft war demnach im Fall Zeileis der strafrechtlich geregelte Tatbestand der Kurpfuscherei gegeben. Denn eine ärztliche Ausbildung bzw. einen entsprechenden Abschluss hatte Zeileis nicht vorzuweisen. Trotzdem hatte die Tätigkeit Zeileis' für ihn nie juristische Konsequenzen, was daran gelegen haben könnte, dass er die Behandlung nicht gewerbsmäßig ausübte. Nachdem Fritz Zeileis, der in Deutschland als Arzt approbiert worden war, 1924 in den Betrieb einstieg und die Leitung übernahm, wurde ein geringer Geldbetrag verlangt. Ab 1927 kostete eine Behandlung drei Schilling. Mittellose wurden bisweilen für weniger Geld oder kostenlos behandelt.[126] Trotzdem dürfte sich der Behandlungsbetrieb für Zeileis und seine Mitarbeiter, in Anbetracht der hohen Patientenzahlen, finanziell durchaus gelohnt haben.

---

[125] In „Tagesgeschichtliche Notizen". In: Münchener Medizinische Wochenschrift 77 (1930), S. 386-387; Zeileis. In: Vossische Zeitung, Nr. 47, 23.02.1930, ohne Seite.
[126] Bericht über die Kammervorstandssitzung der Deutsch-Tiroler Ärztekammer am 07.11.1929. In: Wiener Medizinische Wochenschrift 80 (1930), S. 191-192, hier S. 191.

2.1.4 Pilgerstätte Gallspach

Gallspach, ein kleines Dorf in Oberösterreich nahe Linz, entwickelte sich durch den Erfolg Valentin Zeileis' im Laufe der 1920er Jahre, und insbesondere nach der Fertigstellung des „Institut Zeileis" 1929 zu einem international bekannten Kurort. Der wachsende Zustrom von Patienten löste einen Bauboom aus, die Infrastruktur wurde verbessert und das Erscheinungsbild des Ortes veränderte sich.[127] Für die Patienten, die bisweilen eine weite Anreise hinter sich hatten, mussten ausreichend Unterkünfte bereitstehen. Geschäfte eröffneten und den Gästen wurden verschiedenste Unterhaltungsmöglichkeiten geboten. Gallspach war abhängig von Zeileis und seine Bewohner verdienten an seinem Erfolg mit.[128] Stellte Gallspach für Zeileis anfangs nur ein Feriendomizil dar, entwickelte es sich später zu einem Teil des Mythos Zeileis – es wurde zur Pilgerstätte von Kranken aus der ganzen Welt. Gallspach diente als Kulisse für die von Zeileis inszenierte Krankenbehandlung. In der ländlichen Umgebung ließen sich die mystischen Methoden besser in Szene setzen als im aufgeklärten Umfeld einer Großstadt. Hier stand die Person Zeileis im Mittelpunkt. Auf die Patienten wirkten also nicht nur die Hochfrequenzstrahlen der Zeileis-Apparaturen ein, sondern auch ein Umfeld, das sich hauptsächlich mit dem Komplex Krankheit und der Rolle Zeileis' darin beschäftigte, und das aus den einzelnen Kranken ein Kollektiv formte, in dem sich die Patienten in ihren Hoffnungen und Wünschen gegenseitig bestärken.

„Nach der letzten Behandlung ist man darauf angewiesen", berichtet ein Zeitzeuge, „mit den übrigen Patienten in dem kleinen Kaffeehaus oder in den Wirtsstuben zusammenzusitzen und die Zeit totzuschlagen. Womit? Natürlich mit langatmigen Berichten über das eigene Leiden, über die Wunderheilungen und über die Kunstfehler gelehrter Ärzte."[129] Die Ärzte, die sich mit Zeileis beschäftigten und sich seinen Erfolg rational zu erklären versuchten, wollten an das Wunderbare freilich nicht glauben. Vielmehr sahen sie in dem Zusammentreffen einer durch Krankheit und Hoffnungslosigkeit vorbereiteten Masse und dem suggestiven Potenzial, das in Zeileis und Gallspach steckte, das eigentliche Geheimnis: „Ist man nur ein wenig beeindruckbar, dann wird man unwiderstehlich in den Bann dieser Erzählungen gezogen, ist man skeptisch-objektiv, dann hat man ein psychologisch interessantes Erlebnis. Zeileis und seine Kuren, seine Wundertaten innerhalb und außerhalb des Behandlungsinstitutes, seine tiefgründigen Kenntnisse auf allen Gebieten menschlichen und übermenschlichen Wissens, seine bedürfnislose Lebens-

---

[127] Sperner: Zeileis, (1982), S. 124-125.
[128] Obermüller: Beim Wunderdoktor, (1930), S. 23.
[129] Hualla: Die Hochfrequenztherapie von Gallspach, (1932), S. 79.

weise, seine Wohltätigkeit und joviale Grobheit – Zeileis und nur Zeileis ist das Gesprächsthema. Mag auch das wirtschaftliche Moment diese Denkungsweise beeinflußt haben, es tritt dies vollkommen in den Hintergrund gegenüber dem offensichtlich ehrlichen Wunderglauben, der das deutliche Bedürfnis hat, den ungläubigen Fremdling eindringlich zu bekehren. Zeileis ist nicht nur der Gedankeninhalt aller Gallspacher, er ist ihre Religion."[130]

2.1.5 Versuch einer wissenschaftlichen Fundierung

Sowohl die Person Valentin Zeileis als auch seine Methoden waren umstritten, zumal die Wissenschaft auf dem „Gebiet der Hochfrequenz noch nicht über abgeschlossene Ansichten oder stabile Gesetzmäßigkeiten" verfügte.[131] Die Antwort auf die Frage, ob die Zeileis-Behandlung eine Wirkung hatte, bzw. wie sie wirkte, beruhte aber nicht allein auf den Erkenntnissen zur Hochfrequenztherapie. In der Diskussion über die Wirkung der Behandlung bekämpften sich Zeileis-Anhänger und -Gegner mit unterschiedlichen Erklärungsversuchen. Auch mancher Skeptiker sprach der Behandlung eine gewisse Wirkung nicht ab. Die Kritiker schenkten jedoch den von Zeileis angewandten Methoden keinen Glauben. Vielmehr gingen sie von psychischen, kurzweiligen Effekten, bedingt durch Suggestion, aus: „Man vergegenwärtige sich doch einmal die ungeheure suggestive Kraft, die im Zusammenströmen vieler Tausende von Kranken liegt, deren Wille und Hoffnung auf ein einziges Ziel gerichtet sind: gesund werden. Dazu halte man das mystische Dunkel, in das die Persönlichkeit Zeileis' getaucht ist, das alte, von Nebelschleiern grauer Sage umwitterte Schloß, die durch jede neue wunderbare Heilung zur Siedehitze entflammte Phantasie der noch unerlöst Harrenden, und man wird das Wunderbare nicht mehr so wunderbar finden."[132] Empfänglich für den suggestiven Einfluss seien vor allem Patienten mit „psychisch-nervöse Erkrankungen". Das Verdienst, diesen Kranken ihre Gesundheit wieder gegeben zu haben, solle Zeileis nicht geschmälert werden, die Atmosphäre in Gallspach habe sie gesund gemacht.[133]

Andere warfen Zeileis vor, seinen Patienten zu schaden, indem er die Hochfrequenztherapie wissentlich missbrauche und nicht im wissenschaftlichen Sinn an-

---

[130] Baer, [N.N.]: Besuch in Gallspach. In: Münchener Medizinische Wochenschrift 78 (1931), S. 1268-1269, hier S. 1269.
[131] Blümler, Ludwig: Das Ende eines suggestiven Massenheilerfolges. Zeileis-Gallspach. Diss. med., Masch-Ms., Univ. Heidelberg 1934, S. 15.
[132] Wittmann, Eduard: Das Phänomen von Gallspach. In: Münchener Medizinische Wochenschrift 75 (1928), S. 2181-2183, hier S. 2182.
[133] Ebenda.

wende. Die Hochfrequenztherapie bei Zeileis sei deshalb wirkungslos.[134] Zeileis'
Anhänger stellten diesen Argumenten eine Krankheitstheorie gegenüber, die als
Erklärung für die Behandlung in Gallspach dienen sollte. Die Zellen des Körpers
ließen sich danach in zwei Gruppen unterteilen: das durch die Arbeitszellen reprä-
sentierte Parenchym und das Mesenchym, welches von Grundzellen gebildet werde. Das Mesenchym sei „in allen Teilen des Körpers ähnlich und nach ähnlichen
Prinzipien wirksam", während die Arbeitszellen sich je nach Gewebe voneinander
unterschieden und für „besondere Spezialaufgaben" zuständig seien. Die Grundzellen gewährleisteten die Versorgung der Arbeitszellen mit Zellnähstoffen. „Die Auf-
räumung, die Reinigung der Gewebe von [...] Abfällen" könnten nur die Grundzellen, könnte nur „das Mesenchym besorgen".[135] Nach dieser Theorie bedinge eine
Funktionsstörung des Mesenchyms eines Organs oder eines Gewebegebietes unweigerlich eine lokale Störung des Nähstofftransportes, was wiederum eine Herabsetzung der Arbeitsleistung des Parenchyms zur Folge habe. Darüber hinaus sei die
Abwehr des Körpers auf die Tätigkeit des Mesenchyms zurückzuführen. Wenn nun
das Mesenchym durch „extrem intensive Arbeit eines gewissen Parenchymgebie-
tes" lokal überlastet sei, komme es an dieser Stelle zur Störung der Abwehrfähig-
keit und damit zum Auftreten einer Erkrankung.[136] Die Bestrahlung mit den Zeileis-Apparaturen stelle eine „Allgemeinstärkung der Grundzellen" dar. Aufbauend
auf diesem Konzept sei es nur logisch, dass in Gallspach alle Patienten gleich behandelt würden.[137] Neben den Versuchen, das Zeileis-Verfahren mit einer wissenschaftlichen Theorie zu untermauern, erschienen Schriften von Befürwortern, die
sich auf den Mythos „vom Wundermann, vom Zauberer von Gallspach" nicht einlassen wollten. Derartige Zuweisungen seien nicht im Sinne des „stillen Meistern".
Vielmehr handle es sich bei Zeileis um einen Gelehrten und Wissenschaftler, der es
nicht nötig habe, sich mit dem Schein eines Wundertäters zu umgeben.[138] Trotzdem
wurden Zeileis nicht selten übernatürliche Fähigkeiten – mitunter als Gottesgabe
interpretiert – nachgesagt.[139]

---

[134] Hübner, Hans: Heilstrahlen oder Heilschwindel? Wie kann Zeileis überwunden werden? München: Verlag der ärztlichen Rundschau Otto Gmelin 1930, S. 11.
[135] Wendt/Zeileis: Beobachtungen über die physiologische Einwirkung unipolarer hochfrequenter
elektrischer Entladungen, (1927), S. 4.
[136] Ebd., S. 9.
[137] Stranik: Das Gallspacher Heilverfahren, (1929), S. 11.
[138] Leissner, Adolf: Die Zeileis-Therapie. Grieskirchen: G. Priller 1930, S. 14-15.
[139] Barthel, Helene/Manner, Alexia von: Zeileis. Vom Wirken zweier Männer in Gallspach. Graz:
Styria 6. Auflage 1970, S. 65.

Eine Vielzahl von Veröffentlichungen unterschiedlichster Intention entstand im Zuge des Zeileis-Rummels. Broschüren, Ratgeber, Erfahrungsberichte rund um den Betrieb in Gallspach fanden reißenden Absatz und Zeileis war Gegenstand von Artikeln in deutschen, österreichischen und internationalen Zeitungen. Das öffentliche Interesse an Zeileis rief postwendend die deutsche Ärzteschaft auf den Plan. Ärzte und Laien suchten den Betrieb in Gallspach auf und berichteten über ihre Erfahrungen. In den medizinischen Fachzeitschriften dieser Zeit wurde die Thematik, häufig im Zusammenhang mit der Forderung, auch in Deutschland ein Verbot der Kurierfreiheit durchzusetzen, diskutiert. Die lebhafte Berichterstattung über die immer erfolgreicher werdende Konkurrenz erhitzte die Gemüter. Die Besprechung medizinischer Themen in der Tagespresse müsse, so die Vorstellung einiger Ärzte, zum Ziel haben, das Publikum mit gesicherten Fortschritten auf dem Gebiet der Wissenschaft vertraut zu machen, keinesfalls dürfe es um die Heilerfolge einzelner Ärzte, schon gar nicht um die von Kurpfuschern gehen. Solche Mitteilungen würden immer missverstanden und verallgemeinert und würden unermesslichen Schaden stiften.[140] Zwar berichteten die Tageszeitungen bisweilen äußerst kritisch über Zeileis, letztendlich wurde das Spektakel in Gallspach einer breiten Öffentlichkeit aber erst dadurch bekannt. Der Protest der Ärzte konnte den Medienrummel um Zeileis nicht unterbinden, zumal das Thema auch über einen gewissen Unterhaltungswert verfügte.

---

[140] In „Tagesgeschichtliche Notizen". In: Münchener Medizinische Wochenschrift 75 (1928), S. 1989.

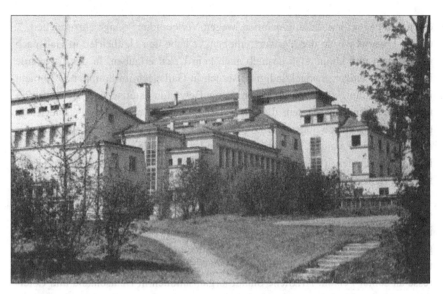

Abb. 3: Institut Zeileis

Das Vorgehen gegen Zeileis seitens der Ärzteschaft erreichte im Frühjahr 1930 eine neue Dimension. Prof. Dr. Paul Lazarus (1873-1957), Spezialist für Strahlenheilkunde und Forscher auf dem Gebiet der Radiumstrahlen, sah sich offenbar bemüßigt, Zeileis Einhalt zu gebieten. In einer Sitzung der Berliner Medizinischen Gesellschaft stelle Lazarus der Zeileis-Behandlung ein vernichtendes Zeugnis aus. Er habe die Methode selbst geprüft und sich in Gallspach einen Eindruck von der Behandlung gemacht. „In der angewendeten Dosierung" komme für „Hochfrequenz, Radium und Bogenlicht eine Wirkung der einzelnen Faktoren oder eine Kumulationswirkung aller nicht in Betracht, nur die von einer Röntgendiagnostikröhre ausgesandten Strahlen" könnten „bei stark gehäufter Anwendung schließlich einmal zu einer Hautverbrennung führen." Das Verfahren entbehre jeder wissenschaftlichen Grundlage, und die zu Reklamezwecken benutzten Untersuchungen, die von dem fälschlich als Nobelpreisträger bezeichneten Physiologen Prof. v. Wendt gemacht worden seien, hätten sich als falsch erwiesen. Eine große Gefahr „für die allgemeine Volksgesundheit" bestehe darin, dass eine „rechtzeitige und sachgemäße Diagnostik und Therapie durch die von Gallspach und seinen Tochterinstituten ausstrahlende Suggestion verhindert" werde.[141] Zeileis beauftragte daraufhin einen Rechtsanwalt damit, gegen alle Ärzte und sonstigen Personen, die

---

[141] Bericht über die Sitzung der Berliner Medizinischen Gesellschaft am 15.01.1930. In: Deutsche Medizinische Wochenschrift 56 (1930), S. 293.

öffentlich gegen ihn Stellung nahmen, wegen Verleumdung Klage einzureichen.[142] Gegen Lazarus wurde der Vorwurf erhoben, er habe den Heilbetrieb in Gallspach nie gesehen und könne sich deshalb auch kein Urteil erlauben. In der Tat wurde Lazarus bei seinem unangekündigten Besuch in Gallspach im Sommer 1929 nicht in die Behandlungsräume vorgelassen. Seine Bewertung stützte sich auf Konsultationen bei Münchner Ärzten, die das Zeileis-Verfahren anwandten.[143] Die Klage gegen Lazarus wurde abgewiesen.[144] Die ganze Angelegenheit fand wiederum in der Presse Erwähnung.[145] Anlässlich des von Lazarus initiierten Feldzuges der Zeileis-Gegner fanden in Gallspach Protestveranstaltungen von Patienten zur Unterstützung Zeileis' statt.[146]

Die Angelegenheit Zeileis blieb auf der Tagesordnung und Vertreter der Ärzteschaft betrieben die gezielte Diskreditierung Zeileis' weiter. Dabei ging es um die, in dieser Zeit energisch betriebene Verteidigung von ärztlichen Standesinteressen gegenüber Laienbehandlern. Je forcierter die Ärzteschaft allerdings gegen Zeileis und seinen Betrieb in Gallspach vorging, desto größer wurde das öffentliche Interesse an seiner Person. Ärztliche Standesorganisationen in Deutschland und Österreich wirkten auf maßgebende Behörden ein, um den Betrieb in Gallspach zu unterbinden.[147] Es kristallisierte sich jedoch heraus, dass Zeileis in der Regierung des Bundeslandes Oberösterreich einen mächtigen Unterstützer hatte. Schließlich profitierten das Land und seine Bewohner von Zeileis und dem enormen Zustrom von Auswärtigen.[148] Über das fehlende Durchgreifen der Behörden beschwerte sich auch ein Arzt aus einem Nachbarort von Gallspach: „Ich komme mir hier als Arzt vogelfrei vor, Gesetz gibt es anscheinend hier nicht gegen solche Mißstände. Ich gedenke daher auch Schallerbach baldmöglichst zu verlassen und mich in einer ärztefreundlicheren Gegend niederzulassen."[149] Im Mai 1930 wurde über Typhusfälle in Gallspach berichtet. Über 20 Erkrankte befänden sich im Krankenhaus in Wels, drei Zeileis-Patienten seien bereits an Typhus gestorben. Bis in den August

---

[142] Zeileis klagt. In: Seeblatt, Nr. 44, 20.02.1930, ohne Seite.
[143] Holter, Alfred: Dreissig Jahre Gallspach. Wels: Leitner 1956, S. 30-33.
[144] In „Tagesgeschichtliche Notizen". In: Münchener Medizinische Wochenschrift 77 (1930), S. 1005.
[145] Selbst in den Vereinigten Staaten beschäftigte Zeileis die Presse. Siehe Mac Cormac, John: Austria aroused by ‚Wonder Doctor'. In: The New York Times, ohne Nummer, 24.02.1930, S. 9.
[146] Zeileis. In: Vossische Zeitung, Nr. 47, 23.02.1930, ohne Seite; Der Fall Zeileis. In: Berliner Tageblatt, Nr. 96, 26.02.1930, ohne Seite.
[147] Bericht über die Sitzung der Berliner Medizinischen Gesellschaft am 12.02.1930. In: Münchener Medizinische Wochenschrift 77 (1930), S. 422.
[148] Valentin Zeileis erklärt. In: Augsburger Postzeitung, Nr. 49, 28.02.1930, ohne Seite; Der „Wunderdoktor" von Gallspach. In: Frankfurter Zeitung, Nr. 143, 22.02.1930, S. 3.
[149] Bericht über die Kammervorstandssitzung der Deutsch-Tiroler Ärztekammer am 07.11.1929. In: Wiener Medizinische Wochenschrift 80 (1930), S. 191-192, hier S. 192.

desselben Jahres traten neue Fälle auf. Ärzte beklagten sich über die ausgesprochen passive Haltung der verantwortlichen Behörden.[150] Die Typhusepidemie in Gallspach untermauerte ein, von Zeileis-Gegnern häufig vorgebrachtes Argument, und zwar den Mangel an Hygiene in Gallspach – einem Ort, an dem tausende Kranke zusammenkamen.[151]

Zeileis hatte unter den Ärzten nicht nur Gegner. Nicht wenige nahmen den Rummel um ihn zum Anlass, um auf grundlegende Probleme der wissenschaftliche Medizin jener Zeit aufmerksam zu machen. Erwin Liek versuchte – durchaus selbstkritisch – den Erfolg Zeileis' zu analysieren und dessen Bedeutung für die wissenschaftliche Medizin herauszuarbeiten: „Wie vielen Leiden gegenüber ist die wissenschaftliche Heilkunde heute noch machtlos, wie vielen Unheilbaren kann sie nicht einmal Trost und Hoffnung spenden? Ein gutes Drittel dieser Leute ist ja bei den ersten Aerzten aller Länder gewesen. Umsonst, die Hoffnungslosigkeit, die ihnen überall entgegen klang, hat sie zu Zeileis getrieben. Zeileis wirkt, ich nehme an, unbewußt, durch Zauber, weniger durch den Zauber seiner Apparate als den seiner Persönlichkeit."[152] Liek sah den Erfolg Zeileis' in einem Versagen der wissenschaftlichen Medizin begründet. Und er ging noch weiter: in mancherlei Beziehung könne der Arzt sogar etwas von Zeileis lernen: „In der Menschenbehandlung, in der Wahrung des Abstandes und der Unabhängigkeit vom Kranken, in der Kunst seelischer Beeinflussung, können wir in der Tat von Zeileis viel lernen. Was wir ablehnen müssen, ergibt sich von selbst: die flüchtige, unverantwortliche Art der Diagnose, die schematische Massenbehandlung, den groben Zauber."[153] Liek sprach Wunderorten wie Gallspach die Daseinsberechtigung nicht ab. Selbstredend stieß er damit bei seinen Kollegen auf wenig Verständnis. „In unserer entgötterten Zeit", so Liek, „da die Tempel des Asklepios zu Stätten nüchterner Forschung oder gar zu Märkten geworden sind, die Priester der Heilkunst zu Kassenärzten, da die heiligen Männer und Frauen ihre Kraft verloren, bleibt des Geschlagenen und durch Krankheit Gebeugten nur zu oft nichts anderes übrig, als der menschliche Wundertäter."[154] Der öffentliche Kampf der Ärzteschaft, im Sinne einer Aufklärung der Bevölkerung, der zum Ziel hatte, die Kranken von Zeileis fernzuhalten,

---

[150] In „Tagesgeschichtliche Notizen". In: Münchener Medizinische Wochenschrift 77 (1930), S. 1005; in „Tagesgeschichtliche Notizen". In: Münchener Medizinische Wochenschrift 77 (1930), S. 1393.

[151] Baer, [N.N.]: Besuch in Gallspach. In: Münchener Medizinische Wochenschrift 78 (1931), S. 1268-1269, hier S. 1269.

[152] Liek, Erwin: Das Wunder in der Heilkunde. Nachdenkliche Erinnerungen an Gallspach. In: Münchener Medizinische Wochenschrift 76 (1929), S. 1051-1053, hier S. 1052.

[153] Ebd., S. 1053.

[154] Ebenda.

erreichte zunächst das Gegenteil. Angelockt durch den medialen Rummel um den Wundermann, der selbst keinerlei Reklame für sich machte, kamen immer mehr Patienten nach Gallspach. Und auch die Tatsache, dass Zeileis sich einer bis dato wenig bekannten, undurchschaubaren Methode bediente, vor der noch dazu von Seiten der etablierten wissenschaftlichen Medizin gewarnt wurde, schien seine Patienten nicht abzuschrecken. Die Kritiker geißelten die Zeileis-Behandlung als eine „skrupellose, jedes wissenschaftlichen Wahrheitsdranges bare Ausnützung der mystischen Neigung der Nachkriegsmentalität."[155] Die rational denkenden Naturwissenschaftler hatten sich von den Bedürfnissen der Patienten entfernt. Sie konnten offenkundig nicht fassen, dass den Worten des Wunderdoktors Zeileis mehr Glauben geschenkt wurde als ihren Argumenten. Seinen Erfolg führten sie auf den „gesteigerten Mystizismus" dieser Zeit zurück, „der die von allen Seiten beengten und bedrängten Menschen, die nach keiner Richtung einen hoffnungsfrohen Ausblick auf rationale Erfüllung ihrer Wünsche finden" könnten, „mit dem Glauben an Zauberkraft" tröste.[156] Die Patienten zogen das gefühlsbetonte Massenerlebnis in Gallspach der distanzierten und übertechnisierten Behandlung bei einem Arzt vor. Zeileis lieferte den Leidenden durch seine Einheitstherapie eine vermeintlich einfache Lösung ihrer Probleme und grenzte sich damit von der wissenschaftlichen Medizin seiner Zeit ab. Lückenlos fügte sich der Erfolg Zeileis' in das Bild einer von Orientierungslosigkeit geprägten Gesellschaft ein. Die Jahre der Weimarer Republik waren in vielerlei Hinsicht von der Suche nach neuer Ordnung geprägt. Zeileis bot den Menschen ein Spektakel und traf damit den herrschenden Zeitgeist. Gerade in einer Zeit, in der man den Extremen anhänge, sei ein derartiger Erfolg leicht möglich, konstatierte ein Zeitzeuge.[157]

Getragen von der öffentlichen Aufmerksamkeit, die bei den Patienten hohe Erwartungen erzeugte, war für Zeileis auch der Aufstieg zum Wunderheiler nicht mehr schwer, wenngleich er sich selbst nicht als solcher bezeichnete. Die Kranken setzten ihre (bisweilen letzte) Hoffnung auf ihn und glaubten an seine Behandlung. Im Kollektiv, das keine Standesunterschiede, sondern nur das gemeinsame Streben nach Heilung kannte, wurden kritische Gedanken von der allgemeinen Euphorie übertönt. In der Wahrnehmung seiner Patienten wurde Zeileis zum Wunderheiler stilisiert. An diesem Erfolg wollten auch andere teilhaben. Als Zeileis und Gallspach bekannt wurden, schossen, in marktschreierischer Weise beworbene „Zeileis-Institute" in Deutschland, Österreich und anderen europäischen Ländern wie

---

[155] Zeileis. In: Vossische Zeitung, Nr. 47, 23.02.1930, ohne Seite.
[156] Ebenda.
[157] Blümler: Das Ende eines suggestiven Massenheilerfolges, (1934), S. 36.

Pilze aus dem Boden.[158] Viele Ärzte die in Gallspach hospitiert hatten, behandelten nun selbst in der eigenen Praxis mittels Hochfrequenzbestrahlung. Es ist davon auszugehen, dass nicht alle „Zeileis-Institute" im Auftrag oder mit der Erlaubnis von Valentin und Fritz Zeileis betrieben wurden. Vielmehr machten sich Trittbrettfahrer, darunter sowohl Ärzte als auch Laien, den Namen „Zeileis" zunutze. Anfang des Jahres 1930 sollen 200 Ärzte den Zeileis-Apparat verwendet haben.[159]

Die ärztlichen Standesorganisationen in Deutschland und Österreich konnten selbstverständlich nicht akzeptieren, dass ihre Kampagne gegen Zeileis von eigenen Kollegen unterminiert wurde. Von Seiten der österreichischen Ärztekammern wurde gegen Kollegen, die die Zeileis-Apparatur verwendeten, vorgegangen.[160] Es kam zu Verurteilungen vor ärztlichen Ehrengerichten. In Deutschland machte man allen Kollegen klar, dass die ärztliche Anwendung des Verfahrens unwissenschaftlich sei und Kurpfuscherei bedeute. Die Verwendung der Hochfrequenz in der Therapie war genehmigungspflichtig. Es wurde offen, im Sinne einer Drohung, auf die Zuständigkeit der ärztlichen Berufsgerichte hingewiesen.[161] Die ärztliche Tätigkeit an „Zeileis-Instituten" sei schlichtweg unvereinbar mit den Berufspflichten eines gewissenhaften Arztes.[162] Indem Abtrünnigen mit Konsequenzen gedroht wurde, sollten offenbar die Reihen der Ärzte wieder geschlossen werden. Indes weigerten sich die Krankenkassen, Leistungen zu bezahlen, die von Ärzten erbracht wurden, die nach der Zeileis-Methode behandelten.[163] Und in der Tat wurden Ende des Jahres 1930 auch in Deutschland berufsgerichtliche Verfahren gegen Ärzte eingeleitet. Ausschlaggebend für Verurteilungen, die zu Verwarnungen und zur Verhängung von Geldstrafen führten, waren „die minderwertige Berufsauffassung, gewohnheitsmäßige Unterbietung, unerlaubte Zusammenarbeit mit Laienbetrieben" und „unerlaubte Reklame."[164]

---

[158] „Berliner Briefe". In: Münchener Medizinische Wochenschrift 77 (1930), S. 874-875, hier S. 874.
[159] Der Verleumdungsfeldzug gegen Zeileis. In: Schwäbischer Merkur, Nr. 42, 21.02.1930, ohne Seite. Es gab nachweislich „Zeileis-Institute" in München, Salzburg, Garmisch-Partenkirchen. Vgl. in „Tagesgeschichtliche Notizen". In: Münchener Medizinische Wochenschrift 77 (1930), S. 1087; Bericht über die Sitzung des Ärztlichen Vereins München am 18.02.1931. In: Münchener Medizinische Wochenschrift 78 (1931), S. 466; Der Streit um Gallspach. In: Frankfurter Zeitung, Nr. 118, 13.02.1930, ohne Seite.
[160] Valentin Zeileis erklärt. In: Augsburger Postzeitung, Nr. 49, 28.02.1930, ohne Seite.
[161] In „Tagesgeschichtliche Notizen". In: Münchener Medizinische Wochenschrift 77 (1930), S. 171.
[162] In „Tagesgeschichtliche Notizen". In: Münchener Medizinische Wochenschrift 77 (1930), S. 386.
[163] Die Krankenkassen gegen Zeileis. In: Badischer Beobachter, Nr. 63, 05.03.1930, ohne Seite.
[164] In „Tagesgeschichtliche Notizen". In: Münchener Medizinische Wochenschrift 77 (1930), S. 1874.

2.2 Die Urenkel Mesmers – Vom Mesmerismus zum Heilmagnetismus

Ein Heilverfahren, das im Zusammenhang mit den Wunderheilern der 1920er Jahre häufig auftaucht, ist der Heilmagnetismus. In den Adressbüchern Berlins und Hamburgs finden sich in dieser Zeit unter der Branchenbezeichnung „Magneto-path" und „Magnetiseur" lange Listen entsprechender Annoncen.[165] Der Heilmagnetismus gehörte unter Laienbehandlern zu Beginn des 20. Jahrhunderts neben der Naturheilkunde und der Homöopathie zu den am weitesten verbreiteten Verfahren.[166] Wahrscheinlich gingen aus dem Dunstkreis des Heilmagnetismus gerade deshalb so viele obskure Persönlichkeiten hervor, weil die verschiedenen, dem Verfahren zugrundeliegenden Theorien per se recht mysteriös anmuteten. Um zu verstehen, wie aus dem Milieu der Heilmagnetiseure in den Jahren der Weimarer Republik (und davor) einzelne Laienbehandler in der Wahrnehmung ihrer Patienten und der Öffentlichkeit zu Wunderheilern aufsteigen konnten, soll das Verfahren und insbesondere die Geschichte desselben, hier Berücksichtigung finden. Der Heilmagnetismus ist auf den Mesmerismus, nach Franz Anton Mesmer (1734-1815), zurückzuführen. Die Entwicklung des Heilmagnetismus aus dem Mesmerismus stellt sich allerdings nicht als Kontinuum dar. Vielmehr wurde die ursprüngliche Theorie Mesmers im Laufe der Jahrzehnte immer wieder neu aufgegriffen, zeitgenössisch interpretiert und modifiziert. Aus dem Mesmerismus entstanden neue Krankheits- und Behandlungskonzepte, die im weiteren Verlauf wiederum mannigfaltige Weiterentwicklungen erfuhren. Insofern ist der Heilmagnetismus nur eine von vielen Theorien, die ihren Ursprung direkt oder indirekt im Mesmerismus haben.

Nach dem Studium der Philosophie, Theologie und Medizin und dem Erwerb des medizinischen Doktorgrades im Jahr 1766 ließ sich Mesmer vor den Toren Wiens als Arzt nieder.[167] Bereits in seiner Dissertation („De planetarum influxu", 1766) hatte er sich mit dem Einfluss der Planeten auf den Menschen beschäftigt. Nach seiner Vorstellung bestanden Mensch und Universum aus der gleichen Substanz, weswegen der Mensch kosmischen Einflüssen unterliege. Ein Fluidum physikalischer Natur stelle die Verbindung zwischen Lebewesen, Erde und Himmelskörpern her. Diesem Fluidum gab Mesmer den Namen „Magnetismus animalis".

---

[165] Siehe z.B. Berliner Adressbuch 1920. Unter Benutzung amtlicher Quellen. Berlin: Scherl 1920, 4. Teil, S. 288-289.
[166] 1909 wurden im Deutschen Reich 4414 nicht-approbierte Krankenbehandler gezählt. Von den 742 hauptberuflichen Heilkundigen wandten 419 die Naturheilkunde, 175 den Magnetismus (davon 47 in Berlin und 39 in Hamburg!) und 148 die Homöopathie an. Vgl. Jütte: Geschichte der Alternativen Medizin, (1996), S. 41-42.
[167] Zur Biographie Mesmers und zum Mesmerismus allgemein vgl. ebd., S. 103-114.

Jeder Mensch besitze eine gewisse Menge davon. Eine ungleiche Verteilung desselben im Körper verursache Krankheit. Dem Heilverfahren Mesmers lag die Annahme zugrunde, dass das Fluidum von Mensch zu Mensch übertragbar sei. Durch die Übertragung, das heißt durch die magnetische Therapie, würde im Patienten das Fluidum aktiviert oder verstärkt, was zunächst sogenannte „Krisen" des in Unordnung geratenen Organismus auslöse, die jedoch das Zustandekommen der Heilung anzeigten.[168] Zunächst hatte Mesmer – wie andere vor ihm – versucht, mit Hilfe von Magneten auf seine Patienten einzuwirken. Eine eindeutige Trennung zwischen seinem tierischen Magnetismus und dem Ferromagnetismus nahm Mesmer nicht vor. Später entdeckte er bei sich selbst die Fähigkeit, das Fluidum zu sammeln und es weiterzugeben. In der Folgezeit entstanden verschiedene Praktiken zur Übertragung des tierischen Magnetismus. Die klassische Form stellten die „mesmeristischen Striche" dar, das heißt das Magnetisieren mit der Hand. Es kamen außerdem „magnetisierte Mittelkörper", zum Beispiel ein Stab, oder andere magnetisierte Gegenstände (magnetisierter Baum, magnetisiertes Wasserbad, genannt Baquet oder Gesundheitszuber) zum Einsatz.[169] Zeitlebens versuchte Mesmer die wissenschaftliche Anerkennung seiner Methode zu erreichen. Seine erste Schrift über den „Magnetismus animalis" schickte er 1775 an in- und ausländische Akademien. Positive Reaktionen blieben jedoch weitgehend aus, was in Anbetracht der Gegensätze zwischen seiner Theorie, die letztlich nur eine Krankheit und dementsprechend nur eine Therapie, nämlich den Magnetismus kannte, und der etablierten Medizin, die noch auf Aderlass, Klistier und Abführmittel setzte, nicht weiter überrascht. Statt der Anerkennung setzte ein publizistischer Feldzug der Gegner Mesmers aus der etablierten Medizin ein: ein magnetisches Fluidum lasse sich nicht nachweisen, Mesmers Handeln sei von Geldgier getrieben, sein Heilverfahren löse (insbesondere unter den weiblichen) Patienten Hysterie aus und stelle eine Gefahr für Leib und Leben dar.[170] Mesmer wurde als Betrüger und Scharlatan bezeichnet und ging infolgedessen von Wien nach Paris. Dort erlebten er und seine Schüler großen Zulauf aus allen Schichten der Bevölkerung, was sich auch finanziell auszahlte. Im Jahr 1784 machte ein ungünstiges Urteil einer, von der Regierung berufenen Prüfungskommission dem Erfolg jedoch ein jähes Ende. Nichtsdestoweniger hatte Mesmer auch unter den ärztlichen Autoritäten der Zeit Fürsprecher. Sie entwickelten zu Lebzeiten Mesmers und danach eigene Theorien zum „Magnetismus animalis". Vorübergehend fand eine Auseinandersetzung mit dem Mesmerismus sogar an deutschen Universitäten statt: so unter Karl Christian Wolfart (1778-1832)

---

[168] Ebd., S. 104.
[169] Ebd., S. 104-105.
[170] Ebd., S. 108.

in Berlin und Joseph Ennemoser (1787-1854) in Bonn. In den 1770er Jahren sammelten sich französische und deutsche Anhänger Mesmers in der Straßburger Société.[171] Aber spätestens ab der zweiten Hälfte des 19. Jahrhunderts galt der Mesmerismus innerhalb der medizinischen Wissenschaft als überholt. Das Heilverfahren wurde in den Bereich der Scharlatanerie abgeschoben und unter Ärzten zur Außenseitermethode. Jütte sieht im „Mesmerismus des späten 18. und frühen 19. Jahrhunderts" und in den „von ihm beeinflußten unkonventionellen Heilverfahren [...] ein anschauliches Beispiel für die lange Tradition der auch gerade von Medizinern immer wieder angestellten, aber im Endeffekt vergeblichen Suche nach einer universalen Heilkraft, die im Laufe der Zeit mit verschiedenen Namen (Äther, Lebenskraft, Fluidum, Od, Orgon etc.) belegt" worden sei.[172]

Durch die Auseinandersetzung mit dem Mesmerismus entstanden, zunächst in Frankreich, zahlreiche neue Konzepte. Der Mesmer-Schüler Marquis Armand-Marie-Jacques Chastenet de Puységur (1751-1825) machte zuerst auf die Erscheinungen des Somnambulismus, ein Bewusstseinszustand, der häufig bei der magnetischen Behandlung auftrat, und des Hellsehens, aufmerksam. Durch Bestreichen versetzte er seine Patienten in einen künstlichen Schlaf, der es ihm ermöglichte, ihre Worte und Gedanken zu steuern.[173] In die gleiche Richtung ging die durch den Arzt Jacques-Henri-Désiré Petétin (1744-1808) entdeckte „künstliche Katalepsie". Dabei wurden die Patienten angeblich hellsichtig.[174] In Deutschland brachte Friedrich Hufeland (1774-1839), ein Vertreter der romantischen Naturphilosophie, den tierischen Magnetismus mit seiner „Theorie der Sympathie", die auf dem Glauben an eine Allverbundenheit basierte, in Verbindung. Unter Sympathie verstand Hufeland die Verbindung zwischen Lebewesen und Universum. Der „Äther", oder das „magnetische Fluidum" sei der Träger der Erscheinungen dieser Wechselwirkung. Seine Theorie implizierte die Vorstellung von einer Polarität innerhalb des Organismus und zwischen zwei Menschen. Magnetisieren bedeutete bei ihm „polarisieren". Lokale Wirkungen des Magnetisierens seien Hitze, Kribbeln, Nachlassen von Schmerzen, Verschwinden von Spasmen und Lähmungen. Es trete allgemein ein Gefühl des Wohlbefindens, der Heiterkeit und eine Schläfrigkeit, die bis zum normalen und selbst bis zum nachtwandlerischen Schlaf gehen könne, auf.[175] Johann Stieglitz (1767-1840), ein Kritiker Mesmers, machte mit seiner Anklageschrift aus

---

[171] Ebd., S. 111.
[172] Ebd., S. 114.
[173] Kaech, René: Die Lehre des tierischen Magnetismus in der Zeit nach Mesmer. In: Ciba Zeitschrift 9 (1947), S. 3839-3846, hier S. 3844.
[174] Ebenda.
[175] Ebd., S. 3840.

dem Jahr 1814 gegen den Mesmerismus mobil. Darin unterschied er bereits zwischen tierischem Magnetismus, Somnambulismus und Hellsichtigkeit. Es sei unwahrscheinlich, dass durch Magnetismus eine wie auch immer geartete Substanz übertragen werden könne. Die Behauptung, Mesmer habe die Existenz einer großen Naturkraft enthüllt, sei falsch. Bei Somnambulismus und Hellsichtigkeit handle es sich um pathologische Zustände, die bei Nervenkranken, meist bei ekstatischen Frauen, aufträten.[176] Auch Mesmer selbst sah im Somnambulismus einen Missbrauch des tierischen Magnetismus, den er als rationalen, physikalisch erklärbaren, physiologischen Vorgang verstanden haben wollte. Die Weiterentwicklung des tierischen Magnetismus in Deutschland gipfelte in dem Werk „Über Lebensmagnetismus und über die magischen Wirkungen überhaupt" des Naturphilosophen und Arztes Carl Gustav Carus (1789-1869) aus dem Jahr 1856. Darin ist von der „Nachtseite" der Seele die Rede, die im Gegensatz zu allem stehe, was natürlich ist. Durch den Mesmerismus würden „unbewusste Zustände" hervorgerufen. (Die Vorstellung vom Unbewussten fand sich später bei den Psychoanalytikern wieder.) Der Erfolg des Verfahrens bei der Krankenbehandlung hänge laut Carus einerseits von der Charakterstärke und Gesundheit des Magnetiseurs ab, andererseits von der Sensibilität und dem Krankheitszustand des Magnetisierten. Carus sah die Anwendung des Mesmerismus bei Nervenkrankheiten wie Konvulsionen, Hysterie, Hypochondrie, bei lokal beschränkten Schmerzen, Lähmungen und Störungen der Sinnesorgane indiziert, insofern Diät und Medikamente nicht den gewünschten Erfolg gebracht hätten.[177] Englische Ärzte machten Mitte des 19. Jahrhunderts auf ein weiteres Anwendungsgebiet des Mesmerismus in seiner modernen Form aufmerksam. Sie nutzten das Verfahren um Anästhesie bei chirurgischen Eingriffen zu erzeugen.[178] Während in Deutschland der Mesmerismus in seiner klassischen Form bis in die Mitte des 19. Jahrhunderts existierte, führte in Frankreich die Entdeckung des Somnambulismus teilweise zu einer Abkehr von der Theorie Mesmers, das heißt von der Vorstellung eines allgegenwärtigen Fluidums. Stattdessen rückten die Seele und der unbedingte Wille des Magnetiseurs in den Mittelpunkt der Beschäftigung mit dem Magnetismus. Der Somnambulismus wurde infolgedessen zu einem Zustand höherer Erkenntnis erklärt. Die Einflüsse des Spiritualismus und des zunehmend modern werdenden Spiritismus führten im weiteren Verlauf zu der Annahme, mittels Magnetismus könne eine Kontaktaufnahme mit Geistern stattfinden. Es bildeten sich zwei Lager: die „Fluidisten" hielten an der Vorstellung von der Existenz eines Fluidums fest, während die „Spiritualisten" versuchten, auf Krank-

---

[176] Ebd., S. 3841.
[177] Ebd., S. 3843.
[178] Ebd., S. 3843-3844.

heiten durch Beeinflussung der Seele oder unter Zuhilfenahme von übernatürlichen Wesen, Geistern und Dämonen einzuwirken.[179] Tischner und Bittel interpretieren den Kampf zwischen Befürwortern und Gegnern des Mesmerismus gegen Ende des 18. Jahrhunderts als weltanschaulich motiviert: die Behauptung, im somnambulen Zustand könnten höhere Leistungen als bei wachem Bewusstsein erbracht werden, sei von den Gegnern als „Angriff auf die mühsam erkämpfte freiere Weltanschauung der Aufklärungszeit" verstanden worden.[180]

Dank der Auseinandersetzung mit dem Mesmerismus durch Vertreter der „romantischen Medizin" (Carus) fand eine Hinwendung zur „Nachtseite" der menschlichen Existenz statt. Die entsprechende Umdeutung seines „Magnetismus animalis" dürfte allerdings nicht im Sinne Mesmer gewesen sein. Laut Schott habe der tierische Magnetismus „der Medizin der Romantik den Anstoß gegeben, nach der verborgenen Natur im Menschen zu fragen, seine Selbstverborgenheit zur Sprache zu bringen." Zum ersten Mal sei „explizit die psychologische und die psychosomatische Dimension von Krankheit und Gesundung ins Blickfeld der Ärzte" gerückt. Mesmers Heilungskonzept habe „zu mannigfaltigen Initiativen" angeregt, „auf der vergessenen Nachtseite des Menschen den Hebel der ärztlichen Kunst anzusetzen."[181] Aus der romantischen Konzentration auf das Innenleben des Menschen entwickelte sich der Hypnotismus. James Braid (1795-1860) propagierte die Hypnose als rationale Technik, zum Beispiel zur Schmerzstillung bei Operationen. Der Hypnotismus hatte mit dem ursprünglichen Mesmerismus kaum noch etwas gemein. In der Öffentlichkeit wurde beides jedoch häufig vermischt.[182] Die Suggestionslehre von Hippolyte Bernheim (1840-1919) machte in den 1880erJahren dem Mesmerismus aus wissenschaftlicher Sicht endgültig den Garaus, indem sie selbigen als suggestives Geschehen entlarvte. Im Gegensatz zu den im weitesten Sinne aus ihm hervorgegangenen Methoden Hypnose und Suggestion – letztere kann als Vorläufer der Psychoanalyse interpretiert werden – war der Mesmerismus am Ende des 19. Jahrhunderts nicht mehr Bestandteil der wissenschaftlichen Medizin.[183]

Die geistesgeschichtlichen Wirkungen des Mesmerismus waren vielfältig. Einer der Zweige, der beim Mesmerismus seinen Ursprung hatte, führte zur Vorstellung

---

[179] Ebd., S. 3844.
[180] Tischner, Rudolf/Bittel, Karl: Mesmer und sein Problem. Magnetismus, Suggestion, Hypnose. Stuttgart: Hippokrates 1941, S. 255.
[181] Schott, Heinz: Mesmers Heilungskonzept und seine Nachwirkungen in der Medizin. In: Franz Anton Mesmer und die Geschichte des Mesmerismus. Beiträge zum internationalen wissenschaftlichen Symposium anlässlich des 250. Geburtstages von Mesmer, 10. bis 13. Mai 1984 in Meersburg. Im Auftrag des Instituts für Geschichte der Medizin der Universität Freiburg und der Stadt Meersburg, hrsg. v. Heinz Schott. Stuttgart: Franz Steiner 1985, S. 233-252, hier S. 245.
[182] Ebd., S. 245-246.
[183] Ebd., S. 246-247.

von der „Nervenkraft", die vielfach als elektrische Kraft aufgefasst wurde, und von dort weiter zur „Lebenskraft" – unter anderem propagiert von Christoph Wilhelm Hufeland (1762-1836) – die sich entlang der Nerven im Körper ausbreite.[184] Die Entdeckung des Somnambulismus eröffnete der in Mode gekommenen Spiritismus-Bewegung gänzlich neue Möglichkeiten. Für die Anhänger dieser Bewegung, die an ein Jenseits und Geister glaubten, drängte sich der Gedanke, durch Befragung der Somnambulen Kontakt zu Verstorbenen aufnehmen zu können, förmlich auf. Die Worte des Somnambulen wurden als Worte aus dem Jenseits interpretiert. In Frankreich wandte man Anfang des 19. Jahrhunderts den Spiritismus vereinzelt praktisch an. Der Magnetiseur Louis Alphonse Cahagnet (1809-1885) berichtete über spiritistische Sitzungen, in denen die Besucher über den Somnambulen Fragen an verstorbene Verwandte und Freunde stellten.[185] In Deutschland befasste man sich zu diesem Zeitpunkt noch mit der Theorie. Der Spiritismus entwickelte sich zwar auf der Grundlage der Erkenntnisse der französischen und deutschen Mesmeristen, eine Volksbewegung entstand allerdings erst durch entsprechende Einflüsse aus Amerika. Dort trat der Spiritist Andrew Jackson Davis (1826-1910) als Prophet einer, mehrere Millionen Anhänger zählenden, Volksbewegung „magisch-mystischer Art" auf. Davis behauptete, schon als Kind somnambule Zustände erlebt zu haben. Später hatte er sich dem Mesmerismus zugewandt, sich von Freunden magnetisieren lassen und die einschlägigen europäischen Werke zum Thema gelesen. In seinem Werk „The principles of nature, her divine revelation and a voice to mankind" von 1847 (deutsch: Die Prinzipien der Natur, ihre göttlichen Offenbarungen und eine Stimme an die Menschheit, 1869), das Davis im magnetisierten Zustand diktiert haben wollte, referiert er über den Verkehr mit Geistern und nimmt Bezug auf die europäische Autoren. In dem Werk „The philosophy of spiritual intercourse" von 1851 (deutsch: Die Philosophie des geistigen Verkehrs, 1884) geht er auf spektakuläre Spukfälle ein, die in dieser Zeit in Amerika die öffentliche Aufmerksamkeit erregten. Im Zuge der Beschäftigung mit den Spukfällen, bei denen Klopflaute eine wichtige Rolle spielten, wurde das Tischrücken als Möglichkeit der Kontaktaufnahme mit der Geisterwelt erfunden.[186] Diese Technik kam Mitte des 19. Jahrhunderts nach Europa, der Spiritismus wurde populär. An einer Symbiose zwischen Religiosität und Gesundheit versuchte sich auch die Gründerin der „Christian Science" und Vertreterin des „geistigen Heilens" Mary Baker-Eddy (1821-1910). Eine Beeinflussung ihrer Lehre durch den Mesmerismus stritt Baker-Eddy jedoch vehement ab. Das magnetische Reiben, wie es der Magnetiseur und

---

[184] Tischner/Bittel: Mesmer und sein Problem, (1941), S. 262.
[185] Ebd., S. 271.
[186] Ebd., S. 273-274.

Anhänger der Neugeist-Bewegung in den Südstaaten der USA Phineas Parkhurst Quimby (1802-1866) betrieb, bei dem sie selbst in Behandlung gewesen war, sei schlicht „unchristlich". Vielleicht lehnte Baker-Eddy eine Verbindung zum Mesmerismus auch deshalb kategorisch ab, weil sie darin einen Konkurrenten zur eigenen Bewegung erkannte.[187]

Im letzten Drittel des 19. Jahrhunderts wurde der Mesmerismus nur noch von einzelnen Ärzten in seiner ursprünglichen Form praktiziert, während die Methode unter Laienbehandlern ungebrochene Beliebtheit erfuhr und in diesen Kreisen lückenlos weiterexistierte. Die Tätigkeit der Laien war weitestgehend unabhängig von wissenschaftlichen Ansprüchen und rein praktisch orientiert.[188] Die Geschichte des Mesmerismus ist gleichzeitig eine Geschichte der Laienheilkunde, denn von Anfang an begleiteten Laien durch ihre praktische Tätigkeit die Weiterentwicklung der Methode.[189] Für die zunehmende Popularität des Magnetismus gegen Ende des 19. Jahrhunderts waren in erster Linie die Laien verantwortlich. Sie wandten das Verfahren, unter Verwendung der Bezeichnung „Heilmagnetismus", einerseits zu Heilzwecken an, andererseits erfreuten sich von Laien initiierte magnetische bzw. hypnotische Schaustellungen großer Beliebtheit. Beide Anwendungsgebiete waren personell wie inhaltlich miteinander verbunden. Die Freigabe der Heilkunde im Deutschen Reich im Jahr 1871 ermöglichte den Aufschwung und die weitere Ausdifferenzierung des Heilmagnetismus. Bezüglich der Methodik standen die Heilmagnetiseure dem klassischen Mesmerismus nahe. Als Induktionstechniken kamen die klassischen Verfahren der Mesmeristen, das heißt magnetische Striche oder „Passes", sowie Fixationsmethoden und verbale Suggestion zum Einsatz. In der Praxis wandten die Heilmagnetiseure die Techniken in unterschiedlichen Kombination und mannigfaltigen Abwandlungen an.[190] Über die Indikationen für die Anwendung des Heilmagnetismus heißt es bei Teichler: „Sie betrafen Erkrankungen aus den meisten Fachgebieten der Medizin, einschließlich operativer Fächer. [...] Übereinstimmend bewerteten die Laien ihr Verfahren als besonders bei chronischen Leiden geeignet und bezeichneten es darüber hinaus als das beste verfügbare ‚Nervenheilmittel'. Zu den einzelnen Indikationen rechnete man unterschiedliche neurotische und psychosomatische Störungen, besonders aber die Hysterie und die Hypochondrie. Auch hier gehörten zahlreiche Kinder und Jugendliche zum Patientenkreis – mit Gesundheitsstörungen aus den heutigen Gebieten der Kinder- und

---

[187] Ebd., S. 275-276.
[188] Ebd., S. 261.
[189] Zur Geschichte des Heilmagnetismus im Deutschen Kaiserreich vgl. Teichler: „Der Charlatan strebt nicht nach der Wahrheit", (2002).
[190] Ebd., S. 86.

Jugendpsychiatrie bzw. Heilpädagogik. Ein deutlicher Unterschied zu den Indikationen der Hypnoseärzte ergab sich aus der relativ großen Zahl organischer Leiden. Hierzu gehörten beispielsweise Systemerkrankungen, manifeste Infektionskrankheiten mit lokaler oder allgemeiner Ausprägung, neurologische Störungen, verschiedene Neoplasien, endokrinologische Erkrankungen oder Stoffwechselstörungen. Auch Geschwüre, Blutungen oder Folgezustände von Traumata sowie Vergiftungskrankheiten wurden erwähnt. Eine herausragende Rolle spielten Schmerzzustände unterschiedlicher Ursache und Lokalisation. [...] Viele Anhänger sahen in ihm [dem Heilmagnetismus] ein Universalheilmittel, mit dessen Hilfe die meisten Krankheiten heil- oder zumindest linderbar wären."[191] Die Tätigkeit der Heilmagnetiseure war auf eine praktische Anwendung ausgelegt und durch eigene Erfahrungen in der Behandlung, sprich Empirie, fundiert. Eine Auseinandersetzung mit dem Heilmagnetismus auf theoretischer Ebene fand entweder gar nicht statt oder brachte Ergebnisse hervor, die aufgrund fehlender naturwissenschaftlicher und medizinischer Kenntnisse der Heilmagnetiseure, wissenschaftlichen Standards nicht genügen konnten. Stattdessen entstand ein Flickenteppich aus unterschiedlichen, teils religiös, spiritistisch, okkultistisch geprägten, sich bisweilen widersprechenden Erklärungsversuchen einzelner Heilmagnetiseure. Die inhaltlichen Differenzen der theoretischen Entwürfe ergaben sich laut Teichler „unter anderem aus der unterschiedlichen Berücksichtigung naturwissenschaftlicher und medizinischer Erkenntnisse und Modelle." So seien durch einige Laien „Analogien zum mineralischen Magnetismus, zur Elektrizität und zu assoziierten Problemkreisen hergestellt oder neue Erkenntnisse über den Aufbau der Atome und der Elementarstrahlung rezipiert" worden. Daneben seien „das zeitgemäße anatomische Wissen und bestimmte physiologische Zusammenhänge in einzelne konzeptionelle Überlegungen eingebaut" worden. Die Konzepte hätten häufig „falsche Übernahmen oder sinnentstellende Deutungen" enthalten, was zusammen mit einer „ungenau eingesetzten medizinischen Terminologie" nicht selten vage oder skurrile Konstrukte ergeben hätte. In der Regel seien die Heilmagnetiseure „die behauptete wissenschaftsorientierte Fundierung ihrer theoretischen Vorstellungen" doch schuldig geblieben. Für Teichler sind „diese Versuche Ausdruck eines gewissen naturwissenschaftlichen Anspruchs" von Seiten der Heilmagnetiseure, was jedoch „mehr die Folge des gestiegenen äußeren Legitimationsdruckes", als Ausdruck tatsächlicher innerer Ambitionen gewesen sei.[192] Das heilsuchende Publikum ließ sich von fehlender Wissenschaftlichkeit nicht abschrecken. Vielmehr schienen die Heilmagnetiseure um

---

[191] Ebd., S. 91-92.
[192] Ebd., S. 98.

die Jahrhundertwende und später in den Jahren der Weimarer Republik einen in der Breite vorhanden Bedarf an medizinischen Dienstleistungen (gerade im Bereich psychischer und psychosomatischer Störungen) innerhalb bestimmter Gesellschaftsgruppen zu decken, den die wissenschaftliche Medizin nicht zu bedienen im Stande war. Ein Grund dafür dürfte der von vielen Laien vertretene, recht eingängige und für die Patienten leicht nachvollziehbare Ansatz zur Entstehung von Krankheit und Gesundheit sein. Gemäß der unter Laien vorherrschenden Meinung, es gebe nur eine einzige Krankheit, die lediglich verschiedene Erscheinungsformen und Lokalisationen aufweise, erschien die Durchführung einer Einheitstherapie plausibel. Insofern wurde eine Nosologie mit entsprechender Terminologie – in der wissenschaftlichen Medizin unabdingbar – schlicht überflüssig. Stattdessen postulierte man das Vorhandensein „ausgleichender Selbstheilungskräfte" im Menschen, die allgemein der Natur bzw. im Speziellen dem „Lebensmagnetismus" entsprängen. Diese Kräfte bedingten das Streben des Menschen nach „innerer Harmonie", das heißt einem Gleichgewicht sowohl das Seelische, als auch das Verhältnis zwischen Physis und Psyche, betreffend. Eine Störung dieses Gleichgewichts bedinge Krankheit. Ein Ungleichgewicht im Seelenleben könne sekundär körperliche Krankheitssymptome hervorrufen.[193] Es drückt sich hier ein, zu den in der wissenschaftlichen Medizin der Zeit vorherrschenden Vorstellungen von Krankheit und Gesundheit konträrer, eher psychosomatisch orientierter Ansatz aus.

---

[193] Ebd., S. 101-102.

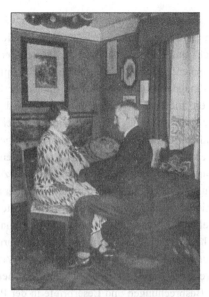

Abb. 4: „Anregung des Magens" durch den Heilmagnetiseur

Bei der zahlenmäßigen Erfassung der Heilmagnetiseure im Deutschen Reich ergaben sich zunächst zahlreiche Probleme: eine exakte Definition des Begriffs „Kurpfuscher" existierte ebenso wenig wie eine eindeutige Zuordnungen zu einzelnen
Heilverfahren. Zudem waren die Berichte untergeordneter Behörden uneinheitlich.
In Bezug auf den Heilmagnetismus wurde häufig nicht zwischen einer gelegentlichen und einer kontinuierlichen Anwendungen unterschieden. Zudem ergaben sich
aus der Tatsache, dass manche Laien ausschließlich auf den Heilmagnetismus setzten, während andere ihn in Kombination mit anderen Verfahren anwandten,
Schwierigkeiten. Verlässliche Zahlen existieren ab der Jahrhundertwende. Sie sind
das Resultat behördlicher Statistiken zur Laienmedizin, die im Zuge der Kurpfuscherdebatte durchgeführt wurden. Laut einer Erhebung des Preußischen Kultus-
ministeriums waren im Jahr 1911 4.631 Kurpfuscher gemeldet, zu 3.343 gab es
genauerer Angaben. Kurpfuscher im engeren Sinn, das heißt abzüglich der Masseu-
re, „kleine Chirurgie treibende", Zahntechniker, Krankenpfleger/-innen und Hebammen, waren 1.864 davon. 256 von ihnen wandten den Heilmagnetismus, 483
die Naturheilverfahren (wobei sich die Zuordnung hier schwierig gestaltete) und
293 die Homöopathie an.[194] Die meisten Heilmagnetiseure stammten, ebenso wie

---

[194] Ebd., S. 105-107.

die Mehrzahl ihrer Patienten, aus mittleren bis unteren Gesellschaftsschichten. Häufig waren es ehemalige Handwerker, Arbeiter und Kaufleute aus den Städten, die sich autodidaktisch, unter Zuhilfenahme von Broschüren oder Lehrbüchern, inspiriert durch entsprechende Vorträge, Lehrkurse oder Hospitationen bei erfahrenen Kollegen, zu Heilmagnetiseuren ausbildeten und kurzerhand in der eigenen Wohnung eine Praxis eröffneten. Es wurden Sprechstunden abgehalten und bisweilen auch Hausbesuche durchgeführt. Die erfolgreicheren Heilmagnetiseure unterhielten außerdem Filialen in mehreren Städten. Nicht selten gehörten auch Fernbehandlungen zum Angebot. Magnetisierte Gegenstände und entsprechende Anweisungen wurden versandt oder die Heilmedien kamen direkt zu den Patienten. Der Anteil von Kindern, Jugendlichen und Frauen unter den Patienten der Heilmagnetiseure war überproportional hoch.[195] Das Interesse der Patienten wurde durch einer geradezu „professionelle Werbetätigkeit" seitens der Heilmagnetiseure geweckt. Publikationen zum Thema erschienen in mannigfaltiger Form, oft versehen mit Zeugnissen, Attesten und Danksagungen von Patienten. Mit Vorträgen und Vorführungen von praktizierenden Heilmagnetiseuren wurde um neue Patienten geworben. Ankündigungen, Besprechungen und Leserbriefe in der Presse trugen zur Popularisierung der Methode bei.[196] Es ist nahezu unmöglich die angeblichen Heilerfolge der Heilmagnetiseure aus heutiger Sicht zu bewerten. Als Quellen können diesbezüglich einerseits die erwähnten Danksagungen angeblich geheilter Patienten, an deren Echtheit zu zweifeln in vielen Fällen jedoch gerechtfertigt erscheint, und Gerichtsurteile gegen einzelne Heilmagnetiseure, in denen das angewandte Heilverfahren – im Einzelfall – oft als Scharlatanerie entlarvt wurde, herangezogen werden. Beides scheint für die Beurteilung des Verfahrens Heilmagnetismus ungeeignet. Teichler geht davon aus, „daß positive Behandlungsergebnisse" durchaus zu verzeichnen waren, „wenngleich diese auch häufig symptomatischen Charakter" hatten und „von den Patienten nur subjektiv als Linderung erlebt" wurden. In ihren Selbsteinschätzungen hätten die Heilmagnetiseure unisono von einer maximalen therapeutischen Potenz ihres Verfahrens, mit anhaltendem Erfolg und seltenen Rückfällen, gesprochen. Seitens der Heilmagnetiseure und der Patienten habe die Tendenz zur maßlosen Überschätzung der therapeutischen Möglichkeiten des Heilverfahrens überwogen.[197]

Die Gründung der „Vereinigung deutscher Magnetopathen e.V." im Jahr 1888 und die Herausgabe der dazugehörigen „Zeitschrift für Heilmagnetismus" war Ausdruck des Bestrebens einiger Vertreter, aus dem Heilmagnetismus eine seriöse

---

[195] Ebd., S. 108-112.
[196] Ebd., S. 115-116.
[197] Ebd., S. 113.

Disziplin bzw. einen eigenen Berufsstand zu formen. Der Staus als medizinscher Laie wurde dabei nicht als Nachteil empfunden. Das eigene Verfahren hielt man, gegenüber der wissenschaftlichen Medizin, ohnehin für überlegen. Die Gruppe der unter der Bezeichnung „Heilmagnetiseur" tätigen Laienbehandler war, unter anderem in Bezug auf die praktische Anwendung der Methode, der Organisation der Praxis und letztlich der eigenen Motivation, äußerst inhomogen. Bewusst distanzierte sich die Vereinigung von denjenigen Kollegen, die ohne ausreichende Kenntnisse und Erfahrungen, eher im Hinblick auf die beachtlichen Verdienstmöglichkeiten, den Heilmagnetismus ausübten. Um der schlechten Ausbildungssituation und den fehlenden praktischen Kenntnissen vieler Kollegen entgegenzuwirken, forderte man Befähigungsnachweise und die Ausbildung an einer eigenen Hochschule.[198] Den Heilmagnetismus sah man durch diese „wilden Kurpfuscher" missbraucht. Zum Zwecke der Abgrenzung wurde innerhalb dieser Gruppe die Bezeichnung „Heilmagnetiseur" durch „Magnetopath" ersetzt.[199] Der Konflikt zwischen den um Seriosität bemühten Vertretern und den „wilden" Heilmagnetiseuren setzte sich bis in die Jahre der Weimarer Republik fort. Im Vorwort zu dem einschlägigen Heilmagnetismus-Lehrbuch von Philipp Walburg Kramer (1814-1899), das 1931 neu erschien, heißt es, der Heilmagnetismus habe sich zwar mittlerweile „als Heilmethode eingebürgert", trotzdem könne er nicht von jedem nach Belieben ausgeübt werden.[200] Diejenigen, die nach den Empfehlungen Kramers das Magnetisieren ausprobierten, würden „bald inne werden, ob ihnen eine heilmagnetische Kraft" innewohne oder nicht. Über diese Kraft heißt es, ganz im Sinne Mesmers: „Besitzt der Uebende tatsächlich heilmagnetische Kraft und heilmagnetisches Fluidum, so nimmt er das sehr bald wahr, weil er fühlt, wie Hände und Arme warm werden und wie eine strömende aus den Oberarmen in die Unterarme, von dort in die Hände flutende und aus den Fingerspitzen quellende brickelnde [sic!] Substanz, die die Finger krümmt, feuchtet und mit einer leicht klebrigen Schicht überzieht, entsteht und durch Arme, Hände und Finger hindurch ihn verläßt, um auf den Patienten überzugehen. Weiter nimmt der Magnetopath deutlich wahr, wie die heilmagnetische Kraft ihren eigenen Weg in den Körper des zu Behandelnden sucht. Hier handelt es sich darum, dieser Kraft nicht eigensinnig und selbstgewollt im Wege zu sein. [...] Arme und Hände des Magnetopathen werden ganz von selbst,

---

[198] Ebd., S. 117-119.

[199] Ebd., S. 131.

[200] Kramer, Philipp Walburg: Der Heilmagnetismus. Seine Theorie, seine praktische Anwendung und seine Erfolge. Mit einem Vorwort von Gottfried Buchner. Mit Bildern, gestellt von Magnetopath Fr. J. Wetterer. Und mit einem Anhang: Der magnetische Schlaf als Mittel zur Entwicklung der Gabe des Hellsehens von Andrew Jackson Davis. Lorch: Renatus 1931, S. 3-4.

ohne sein Zutun, ohne sein absichtliches Wollen so gelenkt und geleitet, daß er nur dieser unsichtbaren Kraft nachzugeben braucht, um die richtige Anwendungsform zu haben."[201] Wer bei den Versuchen jedoch feststelle, dass er über die „magnetischen Kräfte" und das „magnetische Fluidum" nicht verfüge, solle die weitere Betätigung auf dem Gebiet des Heilmagnetismus unterlassen, sonst mache er anderen Menschen etwas vor und werde zum Betrüger. Weiter heißt es: „Den Heilmagnetismus spürt und empfindet nämlich auch der Behandelte, und zwar zunächst wie wohltuende prickelnde Wärme und wie einen zarten Hauch (Wind), der ihn anweht. Geht von einem Magnetopathen dieser Hauch nicht aus, empfindet der Behandelte ihn nicht, und es wird dennoch aus irgendwelchen Gründen fortgefahren, die Sache zu erzwingen, so wird aus Magnetismus unversehens Hypnotismus, aus Uebertragung von Heil- und Lebenskraft wird Uebertragung von Willenskraft, wird Beeinflussung des Geistes, wird Bann und Magie, und der Behandelte wird in seinem Ich und in seiner Konstitution nicht gestärkt und gesund gemacht, sondern unterjocht und vergewaltigt."[202] Wer keine „reine Gesinnung" habe, solle, wenn er schon Heilkünstler werden wolle, lieber eine andere Methode wählen, „sei es eine mechanisch-physikalische oder eine solche, mit irgendwelchen Medikamenten." Beim Heilmagnetismus und den heilenden Händen Jesu handle es sich um ein und dieselbe Kraft. Wer den Heilmagnetismus ausüben wolle, müsse als Voraussetzung über „die selbstlose und reine Menschenliebe eines Jesus und die Weisheit desselben, wenn auch nicht in der ungeheuren Fülle, wie sie Jesus besaß", verfügen.[203] In diesen Abwehrtendenzen drückte sich gewissermaßen eine Professionalisierung des Heilmagnetismus als seriöses, durch Laien praktiziertes Heilverfahren aus, das in Bezug auf die praktische Anwendung und die theoretische Untermauerung dem klassischen Mesmerismus nahe stand. Unter der Bezeichnung „Heilmagnetiseur", unter dem sich das heilsuchende Publikum offenkundig etwas vorstellen konnte, sammelten sich, aus der beschriebenen Perspektive betrachtet, auch unseriöse Laienbehandler, die sowohl die Bezeichnung, als auch die Methode selbst für eigene Zwecke ausnutzten.Über 100 Jahre nach Mesmers Tod wurde sein Heilverfahren, das von der wissenschaftlichen Medizin längst als obsolet aussortiert worden war, wenn auch bisweilen in abgewandelter Form, in Kombinationen mit anderen Verfahren und mit unterschiedlichen ideologischen Begründungen, in zahlreichen Städten angewandt. In einer Arbeit über die Methoden der Kurpfuscher in den 1930er Jahren heißt es: „Mesmer versteht also unter Magnetismus ein das ganze Weltall durchströmendes Fluidum, durch dessen Bewegungen ein tierischer oder

---

[201] Ebd., S. 4-5.
[202] Ebd., S. 5.
[203] Ebd., S. 6.

menschlicher Körper auf einen anderen einwirken kann. Der Magnetismus folgt dem Körper des Menschen in der Richtung der am meisten hervorragenden Teile, aus welchen die Ströme des Fluidums ausfliessen können. [...] Die Arme können als Konduktoren angesehen werden, die tauglich sind, den Zusammenhang zu bewirken. Das Heilsystem, das auf Mesmers Lehren aufgebaut ist, nennt sich Magnetopathie. Sie lässt sich kurz definieren als ein Verfahren, bei dem mit den Händen über dem erkrankten Organismus planmässige Striche ausgeführt werden. Die Magnetopathen sollen [...] Menschen sein, bei denen ein Organ spezifischer ausgebildet ist als bei den übrigen Menschen, und welches ihnen ermöglicht, die lebensanregenden Ausstrahlungen ihres eigenen Körpers auf den strahlenkraftgeschwächten Körper ihrer kranken Mitmenschen zu übertragen. Die Magnetopathie hat sich ungeheuer entwickelt. Im Laufe der Zeit wurde sie mit allem möglichen Drum-und-Dran ausgestattet. Es lässt sich damit eine stake suggestive Wirkung auf die Patienten ausüben; aus diesem Grund legt sich heute die Grosszahl der Naturheilkundigen den Titel Magnetopath, Magnetiseur oder Magnetotherapeut bei."[204]

2.3 Der Heilmagnetiseur Joseph Weißenberg

2.3.1 „Quarkwickel und zwei Vaterunser" – Volksheilkunde mit spirituellem Antlitz

Vom einfachen Maurergesellen stieg Joseph Weißenberg zum Wunderheiler und religiösen Sinnstifter auf. Der Heilmagnetiseur integrierte eine ländliche Volksheilkunde und Gebete in seine Behandlung. In Berlin bildete sich um ihn eine Gemeinde aus geheilten Patienten und Anhängern. Von Gott mit übernatürlichen Fähigkeiten ausgestattet, vollbrachte er Wunderheilungen, die ihn weit über Berlin hinaus bekannt machten. In den 1920er Jahren wuchs die Gemeinde der Weißenberg-Anhänger zu einer der größten Sekten Deutschlands. Der Meister selbst wurde zwischenzeitlich als Wiedergeburt des Heiligen Geistes gefeiert.

Im Jahr 1903 meldete Joseph Weißenberg im Alter von 47 Jahren ein Gewerbe als Heilmagnetiseur an.[205] Über eine medizinische Ausbildung verfügte er nicht.

---

[204] Nufer, Ellen: Der Kampf gegen das Kurpfuschertum unter besonderer Berücksichtigung der Verhältnisse in Basel-Stadt. Diss. med. dent., Masch-Ms., Univ. Basel 1938, S. 17.
Die Biographie Joseph Weißenbergs und seine Tätigkeit als Heilmagnetiseur und Kirchengründer kann anhand einschlägiger Sekundärliteratur nachvollzogen werden. Mehrfach tritt Weißenberg auch selbst als Autor von Veröffentlichungen in Erscheinung, in denen er primär seine religiösen Überzeugungen vertritt, gesellschaftliche Umstände kommentiert und dabei eigene biografische Aspekte in die Argumentation integriert. Die Texte geben Aufschluss über die Persönlichkeit, Selbstwahrnehmung und Motivation des Autors. Es liegen darüber hinaus Veröffentlichungen –

Die Fähigkeit Kranke heilen zu können, hatte er jedoch früh bei sich erkannt und genutzt – bisher jedoch nur im persönlichen Umfeld. Fortan fanden die Behandlungen in weit größerem Umfang in der eigenen Wohnung statt. In den folgenden Jahrzehnten erlebte Weißenberg einen beachtlichen Zustrom von Kranken, er wurde zu einer gefeierten und gleichzeitig höchst umstrittenen Persönlichkeit Berlins. Die Konsultation bei Weißenberg setzte sich aus drei Komponenten zusammen: zum einen aus der Verschreibung von Hausmitteln, dazu religiöse Verordnungen im Sinne von Gebeten und Psalmen und aus Magnetisieren bzw. Handauflegen. Zur Anwendung von Hausmitteln äußerte sich Weißenberg folgendermaßen: „Zur Unterstützung der rein geistigen Einwirkung pflege ich in der Regel, je nach Lage des Falls, Hausmittel zu verordnen. Gewöhnlich verordne ich Blutreinigungstees aus weißer Scharfgarbe und Kamille, letzteres besonders für Kinder und bei leichten Fällen. Die Heilkraft der Scharfgarbe ist mir von meinem Schäferberuf bekannt, ich habe sie schon im Jahre 1866 verordnet. Bei Asthma und Verschleimungen verordne ich gerne Arnika zusammen mit Zucker. Weiter messe ich weißem Käse eine besondere Heilkraft zu; ich verordne ihn vermischt mit Zwiebel und Salz, er hilft besonders bei schwer heilenden Geschwüren und auch bei Krebs; der weiße Käse darf nicht direkt mit der Haut in Berührung kommen, sondern es muss zunächst auf die betreffende Stelle ein mit Talg dünn beschmiertes Stückchen Leinewand gelegt werden, und darauf wird die Käsemischung gelegt, die dann den Krankheitsstoff herauszieht."[206] An anderer Stelle ist von der Verordnung von Buttermilch, Dickmilch, Suppen, eigenen Teemischungen und Urinwaschungen die Rede.[207] Zunächst behandelte Weißenberg allein, später band er Gehilfen in den Behandlungsprozess ein. Die überwiegend weiblichen „Werkzeuge" übernahmen im Auftrag Weißenbergs das Handauflegen, also das eigentliche Magnetisieren. In dieser Funktion traten unter anderem Frieda und Elisabeth Müller, zwei Töchter Weißenbergs, in Erscheinung. Das Handauflegen erfolgte wie am Fließband und kam ohne mystisches Beiwerk aus. Mehrere Patienten wurden gleichzeitig in einem Raum abgefertigt. Als Weißenberg über Berlin hinaus bekannt wurde, nahmen die

überwiegend aus den 1920er Jahren – aus dem Umfeld Weißenbergs vor, die zeigen, welche Stellung er in der von ihm gegründeten Religionsgemeinschaft innehatte. In der bis heute bestehenden „Johannischen Kirche" wird Weißenberg als Kirchengründer gefeiert. Vielerlei kirchliche Veröffentlichungen haben sich (zum Teil glorifizierend und wenig objektiv) seit der Gründung 1926 bis in die Gegenwart mit ihm beschäftigt. Außerdem ist die „Johannische Kirche" im Besitz archivalischer Quellen.
[205] Schmetzstorff, Andreas: Joseph Weißenberg (1855-1941). Leben und Werk. Hohengehren: Schneider 3. Auflage 2006, S. 107.
[206] Ebd., S. 114.
[207] Linse, Ulrich: Geisterseher und Wunderwirker. Heilsuche im Industriezeitalter. Frankfurt a. M.: Fischer 1996, S. 100-101.

„Werkzeuge" auch in anderen Gemeinden im Namen des Meisters Krankenbehandlungen vor. Es gibt außerdem Berichte über Fernheilungen per Brief.[208] „Zu dieser Heiltätigkeit ist nicht jeder Mensch geeignet", erklärte Weißenberg, „sondern nur derjenige, der mehr oder weniger medial veranlagt ist und dessen Befähigung in dieser Beziehung ich erkenne."[209] Der religiöse Aspekt bestand in den frühen Jahren der Heiltätigkeit Weißenbergs in der Verordnung von Gebeten. Den Patienten wurde aufgetragen, zu Hause bestimmte Gebete, beispielsweise das Vaterunser und den ersten Psalm, zu beten und damit den Heilungsprozess voranzubringen. Hier fand die Vorstellung Weißenbergs, Krankheit habe immer eine geistige Ursache, ihre Entsprechung. Das ausgeprägte religiöse Sendungsbewusstsein Weißenbergs sollte später noch viel deutlicher zum Ausdruck kommen. Auf eine Untersuchung konnte Weißenberg ebenso verzichten wie auf die Anwendung von Apparaten. Dazu äußerte er sich wie folgt: „Eine Untersuchung der mich besuchenden Kranken ist nicht von Nöten, weil derjenige, der mit magnetischen Heilkräften begabt ist, den Sitz der Krankheit bei der Behandlung spürt."[210]

Die Klientel Weißenbergs setze sich hauptsächlich aus der städtischen Unterschicht und dem Kleinbürgertum zusammengesetzt. Dazu zählten Arbeiter, Handwerker, Angestellte, Dienstleistende und Beamte. Dagegen hatte er kaum Patienten aus dem Bürgertum, geschweige denn aus dem Bildungsbürgertum. Laut eines Patientenbuchs wurden vor und während des ersten Weltkrieges bei Weißenberg etwa 1500 Patienten pro Monat behandelt.[211] Es ist anzunehmen, dass die Patientenzahl nach dem Krieg stark anstieg, bedenkt man den enormen Zulauf den die von Weißenberg 1904 gegründete „Vereinigung ernster Forscher von Diesseits nach Jenseits, wahrer Anhänger der christlichen Kirchen" nach 1918 erlebte. „Keiner in Berlin hat so geringe Preise, kein Mediziner behandelt nach seiner Weise", heißt es in einem Gedicht über Weißenberg.[212] Pro Behandlung verlangte er eine Mark, bei Kindern die Hälfte. Mittellose wurden kostenlos behandelt.[213]

---

[208] Ebd., S. 105.
[209] Zitiert nach Schmetzstorff: Joseph Weißenberg, (2006), S. 118.
[210] Ebd., S. 116.
[211] Ebd., S. 117.
[212] Joseph Weißenberg, Berlin N. 58, Gleimstraße 42I. Jubiläumsfeier seiner 25jährigen gewerblichen Tätigkeit als Magnetopath. 30. März 1903-1928. Forst i. L.: A. Stahn 1928, ohne Seite.
[213] Schmetzstorff: Joseph Weißenberg, (2006), S. 117.

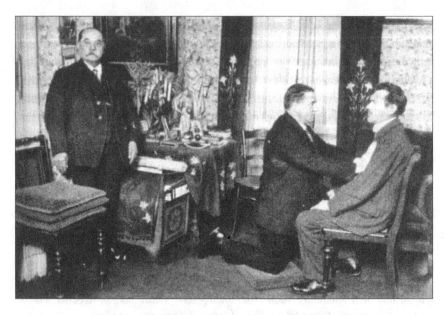

Abb. 5: Joseph Weißenberg (links) in seiner Praxis, ein „Werkzeug" magnetisiert den Patienten

Die Verordnung von Hausmitteln und Gebeten kann, genau wie das Handauflegen, bei Weißenberg nicht isoliert betrachtet werden, sondern muss im Kontext eines von ihm selbst konstruierten religiösen Systems interpretiert werden, in dem alle Handlungen Weißenbergs einen höheren Sinn ergaben und das, zumindest nach außen hin, über jeden Zweifel erhaben war. Aus der Überhöhung Weißenbergs ergab sich zwangsläufig eine paternalistisch geprägte Beziehung zwischen ihm und seinen Patienten. Weißenberg war davon überzeugt, jede Krankheit heilen zu können. Entsprechend vielseitig dürfte auch das Patientenkollektiv gewesen sein, das sich bei ihm zur Behandlung einfand. Unter anderem werden in einem Patientenbuch die Diagnosen Asthma, Nervenschwäche, Rose, Flechten, Veitstanz, Gehörleiden, Lähmungen, Magenleiden, Blindheit und Knochenfraß genannt.[214]

Der bekannte Journalist Rudolf Olden (1885-1940) berichtet despektierlich von einer Konsultation in Weißenbergs Praxis: „Eine der viele endlosen, öden Straßen des Nordens. Das Haus Gleimstraße 42 ist, wie die Nachbarhäuser, ein schmutziges, vernachlässigtes Mietshaus mit engen Treppen. Im zweiten Stock an einer abgeschabten Tür der Name Josef Weissenberg mit mehreren Kundmachungen [...]

---

[214] Ebenda.

Ein verhutzeltes, altes Weib macht die Tür auf, fragt mit strenger Stimme, ob der Besucher das erste Mal da sei, und ob er eine Behandlung wünsche. [...] Wände, Fenster, Türen, Atmosphäre: Armeleute-Wohnung." Über die Behandlung, das heißt das Magnetisieren, schreibt Olden: „Die Tür ins Nebenzimmer geht auf, ein blondes junges Mädchen empfängt, etwa wie sie eine Kundschaft bei Jandorf empfangen wird. [...] Sie gibt die Weisung, Mantel und Hut abzulegen und sich auf einen Stuhl zu setzten. Sie selbst kniet sich auf einen Schemel und streicht dem Patienten an den Armen herunter, über die Hüften, manchmal bis zu den Füßen. Das geht eilig, Tempo, Tempo. Das ‚Werkzeug' ist dabei völlig unbeteiligt. [...] Es kann keine unzeremoniellere Zeremonie geben, als diese. Etwa fünf Minuten dauert die Prozedur. Dann steht das Mädchen auf, wäscht sich in sehr schmutzigem Waschwasser, das in der Nähe steht, die Hände, sagt, der Kranke solle sich anziehen und auf Herrn Weissenberg warten, der ihm die ‚Verordnungen' geben würde." Es folgte die Begegnung mit dem Wundermann selbst: „Hier ist Herr Weissenberg. Es ist wiederum ein armseliger, düsterer Raum. [...] Nachdem der ‚Meister' den Patienten eine Weile nicht beachtet, dann sehr genau gemustert hat, fragt er, was ihm fehle, ob er schon bei einem Arzt gewesen sei, was der Arzt gesagt habe. Er fragt ihn aber weder nach Namen, Herkunft noch Alter, sondern ‚verordnet' sofort: Arnikablätter abends auf die Niere zu legen, darüber ein Wolltuch. Und, ja nicht zu vergessen, zwei Vaterunser jeden Abend. Sein anfangs barscher Ton wird im Laufe dieses Gespräches milder."[215]

2.3.2 Kindheit und Jugend in Schlesien

Hinweise auf den Ursprung der religiösen Überzeugungen Weißenbergs und seiner Kenntnisse auf dem Gebiet der Volksheilkunde finden sich in seiner Kindheit und Jugend.[216] August Johann Joseph Weißenberg wurde am 24. August 1855 in Fehebeutel, einem ärmlichen Dorf in Niederschlesien, geboren. Die Eltern Friedrich Wilhelm Weißenberg und Anna Rosine, geborene Kassner waren Tagelöhner auf

---

[215] Olden, Rudolf: Märkische Reinkarnation. Weissenberg, der Göttliche Meister. In: Propheten in Deutscher Krise. Das Wunderbare oder die Verzauberten, hrsg. v. Rudolf Olden. Berlin: Rowohlt 1932, S. 21-36, hier S. 30-31.
[216] Zur Biographie Weißenbergs vgl. Mühlek, Karl: Weissenberg, Joseph. In: Biographisch-Bibliographisches Kirchenlexikon, Band 13, hrsg. v. Friedrich-Wilhelm Bautz, Traugott Bautz. Herzberg: Traugott Bautz 1998, Spalte 693-695; Die Religion in Geschichte und Gegenwart. Handwörterbuch für Theologie und Religionswissenschaft, Band 6, hrsg. v. Kurt Galling. Tübingen: J.C.B. Mohr (Paul Siebeck) 3. Auflage 1962, Spalte 1592-1593; Deutsche Biographische Enzyklopädie (DBE), Band 10, hrsg. v. Walther Killy, Rudolf Vierhaus. München: K.G. Saur 1999, S. 414.

dem Gutshof der Grafschaft von Seherr-Thoß. Als die Eltern 1866 an Cholera starben, nahm die Gutsherrin Gräfin Leopoldine von Seherr-Thoß Joseph Weißenberg und seine fünf Geschwistern in Hohefriedeberg auf. Die Gräfin gab Joseph in die Obhut eines Schäfermeisters. Bei ihm soll Weißenberg sein Wissen über Haus- und Naturheilmittel erworben haben.[217] Als Förderer Weißenbergs galt auch Carl Ferdinand Wilhelm Freiherr von Richthofen – von 1866 bis 1872 Pfarrer in Hohefriedeberg. Weißenberg war Ministrant bei von Richthofen und pflegte regen Umgang mit dem Pfarrer. Von Richthofen zählte zu einer Opposition innerhalb der katholischen Kirche. Er warb für die Überbrückung der Konfessionen. Später trat er aus der katholischen Kirche aus und wurde evangelisch. Es handelt sich dabei um Aspekte, die sich auch in der Biographie Weißenbergs wiederfinden und die Weißenberg immer wieder in seinen Veröffentlichungen erwähnte. Angeblich soll von Richthofen bei Weißenberg die Fähigkeit, Kontakt mit Geistern aus dem Jenseits aufnehmen zu können, entdeckt und gefördert haben.[218] Es existieren fernerhin Berichte darüber, dass Weißenberg schon als Kind Schulkameraden die Hände auflegte, Heilungen vornahm, Geister beschwor und Prophezeiungen machte.[219] Inwiefern es sich hierbei um Tatsachen oder eher um Übertreibungen im Sinne einer nachträglichen Glorifizierung des Kirchengründers Weißenberg handelt, ist nicht sicher zu beurteilen. In Kenntnis der frühen Einflüsse lässt sich aber erahnen, wie bei Weißenberg ein überhöhtes Selbstbild (und selbiges kann anhand von eigenen Veröffentlichungen sicher nachvollzogen werden) entstehen konnte, das ihm später erlaubte, sich von seinen Anhängern als Gesandter Gottes feiern zu lassen. Bis zum Alter von 14 Jahren besuchte Weißenberg die Gemeindeschule, bevor er auf dem Gut der Gräfin als Müller, Kutscher und in der Landwirtschaft arbeitete. Mit 16 Jahren begann er eine Maurerlehre, die er nach vier Jahren mit der Gesellenprüfung abschloss. Von 1876 bis 1878 absolvierte er den Militärdienst in Liegnitz.[220]

2.3.3 Von der Provinz in die Großstadt

Die Phase zwischen Militärdienst und Aufnahme der Heiltätigkeit im Jahr 1903 lässt sich nur schemenhaft rekonstruieren. Angeblich wechselte Weißenberg seinen Wohnort in dieser Zeit häufig und versuchte sich neben der Tätigkeit als Maurer in

---

[217] Mühlek: Weissenberg, (1998), Spalte 693-694.
[218] Schmetzstorff: Joseph Weißenberg, (2006), S. 57.
[219] Linse: Geisterseher und Wunderwirker, (1996), S. 94-95.
[220] Die Religion in Geschichte und Gegenwart, (1962), Spalte 1592-1593.

etlichen Berufen.[221] Unter anderem soll er als Kellner gearbeitet und eigne Gastwirtschaften betrieben haben. Ab 1882 lebte Weißenberg in Berlin, wo er 1885 Auguste Lautner heiratete. Das Ehepaar bekam zwei Töchter, von denen eine im Alter von elf Jahren starb. Weißenberg soll in dieser Zeit bereits durch Anwendung seiner volksmedizinischen Kenntnisse und durch Handauflegen Behandlungen in seinem Umfeld, sprich im Arbeitermilieu, dem die Familie zuzurechnen war, vorgenommen haben.[222] Offenbar kam es aufgrund der Heiltätigkeit Weißenbergs, die für die Familie zu finanziellen Einbußen führte, und seinen immer offensiver vertretenen religiösen Überzeugungen, zum Zerwürfnis zwischen den Eheleuten. Im Jahr 1908 wurde die Ehe geschieden.[223] Ab dem Jahr 1909 lebte Weißenberg mit der 27 Jahre jüngeren Grete Müller (1882-1978), die er von einem Magen- und Leberleiden kuriert hatte, zusammen. Die gemeinsamen Töchter Frieda (1911-2001) und Liesbeth (geboren 1912) wurden bei der Krankenbehandlung als „Werkzeuge" eingesetzt. Grete Müller fungierte bei Veranstaltungen der von Weißenberg gegründeten Vereinigung, bei denen regelmäßig Geisterbeschwörungen stattfanden, als Hauptmedium. Sie und ihre Töchter erfuhren innerhalb der Vereinigung gleichermaßen eine religiöse Verehrung.[224]

---

[221] Ebenda.
[222] Schmetzstorff: Joseph Weißenberg, (2006), S. 100. Erstmals wies sich Weißenberg 1904 im Berliner Adressbuch als „Magnetiseur" aus. Vgl. Berliner Adressbuch 1904. Unter Benutzung amtlicher Quellen. Berlin: Scherl 1904, 1. Teil, S. 2027.
[223] Mühlek: Weissenberg, (1998), Spalte 693-694.
[224] Linse: Geisterseher und Wunderwirker, (1996), S. 130-131.

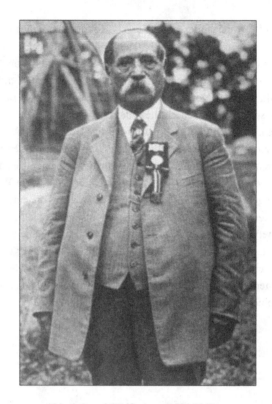

Abb. 6: Joseph Weißenberg (1855-1941)

2.3.4 Der Kirchengründer Weißenberg

Zu jedem Zeitpunkt fand die Heiltätigkeit Weißenbergs in einem religiösen Kontext statt. Seine Behandlung verstand er als einen religiösen Akt. Ausschlaggebend für seine weitere Entwicklung und die zunehmende Popularität, war seine Tätigkeit als Heilmagnetiseur. Spektakuläre Behandlungserfolge führten dazu, dass immer mehr Kranke bei ihm Heilung suchten. In den 1920er Jahren gewann jedoch die religiöse Komponente seiner Tätigkeit zunehmend an Bedeutung. Da für Weißenberg Heilen und die Vermittlung religiöser Werte zusammengehörte, nahm er zunehmend die Rolle eines Predigers an. Um den „Meister" bildete sich eine Gemeinde, für die er nicht nur Arztersatz war, sondern in der er darüber hinaus zum spirituellen Sinngeber aufstieg. Deshalb kann bei Weißenberg auch weniger von Patienten, als von Anhängern die Rede sein. Trotz seiner tiefen Gläubigkeit wurde der getaufte Katholik Weißenberg zu einem hartnäckigen Kritiker der Kirchen. In erster Linie sprach er sich gegen die Liberalisierung der Kirche aus und plädierte dafür, sich auf die Bibel als Lebensgrundlage zu besinnen. Außerdem forderte er die Überbrückung der Konfessionen. Da seine Kritik innerhalb der katholischen Kirche kein Gehör fand, konvertierte er zum evangelischen Glauben und gründete 1904 die, ab 1907 als Verein eingetragene, „Vereinigung ernster Forscher von Diesseits nach Jenseits, wahrer Anhänger der christlichen Kirchen".[225] Erklärtes Ziel war die „Vereinigung der Christen aller Bekenntnisse durch Wiederaufrichtung der Urkirche Jesu Christi". Bei den Versammlungen der Vereinigung, die in angemieteten Sälen in Berlin stattfanden, wurden sogenannte „Geistfreundreden" gehalten. Dabei handelte es sich um Geisterbeschwörungen unter der Regie Weißenbergs. Er konnte die Geister – meist bekannte verstorbene Persönlichkeiten – über das menschliche Medium nach Belieben „einschalten" und wieder „ausschalten". Außerdem wurden in den Versammlungen Wunderheilungen durch Weißenberg vollbracht. Wie diese Heilungen genau abliefen ist nicht bekannt. Da die Justiz zunehmend „gesundheitspolizeiliche Bedenken" äußerte und in den Versammlungen „eine Gefährdung der öffentlichen Ordnung" sah, wurde die „Vereinigung ernster Forscher " von 1909 bis 1912 verboten.[226] In den Kriegsjahren befand sich Weißenberg aufgrund des Vorwurfs „gemeingefährlich geisteskrank" zu sein für acht Wochen in Sicherheitshaft in Berlin-Moabit.[227] Nach seiner Entlassung wurde ihm die Ausübung der Heiltätigkeit untersagt. Von Seiten offizieller Stellen sah man also eine Notwendigkeit gegen Weißenberg vorzugehen. Nach dem Krieg beschäftigte sich sogar der deutsche Reichstag mit Weißenberg, wodurch er allerdings gänzlich rehabilitiert wurde. Die Ausübung der Heiltätigkeit war ihm bereits 1917 wieder erlaubt worden. Der Aufruhr um seine Person schadete Weißenberg keineswegs. Im Gegenteil, die Zahl seiner Anhänger stieg nach 1918 stark an. In den Jahren nach dem Krieg soll die „Vereinigung ernster Forscher" 10.000 Mitglieder, 6.000 davon in Berlin, gehabt haben.[228] Öffentliche Versammlungen der „Vereinigung ernster Forscher" fanden fortan wieder regelmäßig statt. Sie wurden von Hunderten besucht. Im Publikum fanden sich „Arbeiter und Kleinbürger im Sonntagsstaat, dazwischen vereinzelte Bourgeois, Fabrikanten, frühere Offizie-

---

[225] Ebd., S. 115.
[226] Ebd., S. 116.
[227] Obst, Helmut: Apostel und Propheten der Neuzeit. Gründer christlicher Religionsgemeinschaften des 19. und 20. Jahrhunderts. Göttingen: Vandenhoeck und Ruprecht 4. Auflage 2000, S. 523.
[228] Linse: Geisterseher und Wunderwirker, (1996), S. 119.

re."[229] Despektierlich konstatiert Olden: „Und auch hier ist ein Wunder. Ein ungebildeter alter Mann ohne Ideen, ohne Hilfsmittel, ohne Theorie, auch ohne Rednergabe versammelt eine große, sehr große Gemeinde um sich, hält ‚Kirchenversammlungen' mit vielen hunderten Delegierten ab, Paraden von Tausenden, baut Häuser, erhält Arme, heilt Kranke oder heilt sie nicht, aber läßt sie gewiß glauben, daß er sie heilt. Er glaubt an sich, und die anderen glauben darum an ihn."[230] Die „Werkzeuge" Weißenbergs heilten nun in seinem Auftrag weit über Berlin hinaus in Nord- und Mitteldeutschland. Zweigvereinigungen außerhalb Berlins wurden gegründet – 1926 existierten derer zwanzig. Die Mitgliederzahl der „Vereinigung ernster Forscher" in den Jahren 1925/1926 wird auf 100.000 bis 120.000 geschätzt.[231] Zwischen der Vereinigung und der evangelischen Kirche kam es schließlich zu Spannungen, weil Weißenberg und seine Anhänger versuchten, Einfluss in kirchlichen Gremien zu gewinnen und die Kirche sich zunehmend an dem Personenkult um Weißenberg störte. Daraufhin traten im Jahr 1926 Weißenberg und seiner Anhänger aus der evangelischen Kirche aus und gründeten die „Evangelisch-Johannische Kirche nach der Offenbarung St. Johannes", in der Weißenberg als Prophet auftrat. Schon 1918 hatte Weißenberg bei seinen Anhängern für den Bau einer eigenen Siedlung geworben. Angeblich hatte er die Hyperinflation von 1923 vorausgesehen und seinen Anhängern geraten, ihr Geld in den Kauf von Land zu investieren. Tatsächlich gelang es ihm mit dem Geld seiner Anhänger, ein Grundstück in den Glauer Bergen bei Trebbin zu kaufen. Die „Christliche Siedungsgenossenschaft Waldfrieden" wurde gegründet und 1920 begann der Bau der sogenannten „Friedensstadt". In den folgenden Jahren entstand – überwiegend durch Eigeninitiative der Weißenberg-Anhänger – eine Siedlung für hunderte von Gemeindemitgliedern. Weißenberg lebte ab 1932 dort. Auch ein eignes Heilinstitut wurde in die Siedlung integriert.[232]

2.3.5 Joseph Weißenberg – eine Führungspersönlichkeit

Es gelang Weißenberg tausende von Anhänger um sich zu scharen. Außer Frage steht, dass viele an seine heilenden Fähigkeiten glaubten und ihn als religiösen Führer verehrten. Wie konnte ihm das gelingen? Wie schaffte er es, in einer Zeit, in der die wissenschaftliche Medizin ihren Hoheitsanspruch auf dem Gesundheits-

---

[229] Olden: Märkische Reinkarnation, (1932), S. 24.
[230] Ebd., S. 34-35.
[231] Schmetzstorff: Joseph Weißenberg, (2006), S. 315-317.
[232] Ebd., S. 259-260.

markt aggressiv vertrat und in der religiöse Werte, gerade in den Großstädten, zunehmend in Vergessenheit gerieten, die Menschen von sich zu überzeugen? Einerseits bot er ein Gegenmodell zu den gesellschaftlichen Strömungen seiner Zeit, was ihn für bestimmte Personengruppen wahrscheinlich interessant machte. Darüber hinaus war es die Führungspersönlichkeit Weißenberg, die es verstand, Menschen für die eigene Sache zu mobilisieren. Seine Gegner attestierten Weißenberg regelmäßig und in herablassender Weise, im Hinblick auf seinen niedrigen Bildungsstand, eine geistige Einfachheit. Dieser Kritikpunkt lief insofern in Leere, als dass gerade seine Natürlichkeit, seine direkte und anpackende Art seitens seiner Anhänger sehr geschätzt wurde. Zumindest geht das aus zahlreichen Dankschreiben an den Meister hervor. Weißenberg war ein Mann aus dem Volk – und er wurde nicht müde diesen Aspekt zu betonen und auch für sich zu nutzen. Er trat nicht als elitärer Religionslehrer auf, sondern gab den anpackenden Handwerker. „Wer ist Weissenberg?", fragt Olden – „Ein kleiner, untersetzter, alter Mann, gedrungene Schultern, Embonpoint, Rundkopf mit weißen Haaren, rote Wangen, die hohen Blutzucker anzeigen, starre Augen hinter schweren Lidern und mächtigen Brauen. Ein voller, hängender, weißer Schnauzbart gibt dem Gesicht einen martialischen Ausdruck. Er zählt sechsundsiebzig Jahre, aber ist noch munter, stramm, bewegt sich energisch. [...] Asketisch ist der Meister nicht."[233] In einem Gutachten des Leiters der Beobachtungsabteilung für geisteskranke Verbrecher der Strafanstalt Moabit Dr. Arthur Leppmann (1854-1921) heißt es: „Weissenberg ist nicht das, was man eine imposante Erscheinung nennt. Er ist klein, er trägt in seinen Gesichtszügen und seinem Gebaren nicht etwa das Gewaltige, Ungewöhnliche, was das Volk in der Regel bei einem Führer oder gar einem gottbegnadetem Propheten sucht, er ist auch nicht besonders gewandt in seinen Redeformen, er wiederholt nicht selten dieselben Phrasen, er macht auch erkennbare grammatikalische Fehler, aber er hat eine [Art], wodurch er augenscheinlich doch mit sich fortreisst, das ist die Ungezwungenheit und Sicherheit, welche aus innerster Ueberzeugung von der Wichtigkeit und Richtigkeit seines Ideenkreises hervorgeht. Dazu kommt ein klares Auge und ein durchdringender Blick. Neben dieser inneren Ueberzeugung geht auch ein wenig Eigenlob, ein wenig Pose einher."[234] Tatsächlich verlieh Weißenberg wohl die feste Überzeugung das Richtige zu tun, Glaubwürdigkeit und Authentizität. Zu seinen Fähigkeiten äußerte er: „Ausgerüstet mit den drei göttlichen Gaben des Hellsehens, Hellfühlens und Hellhörens, übte ich unbeirrt, trotz des Kampfes mit meinen Widersachern und Gegnern, trotz Haß und Neid zahlreicher Feinde, Wohl-

---

[233] Olden: Märkische Reinkarnation, (1932), S. 24-25.
[234] Zitiert nach Schmetzstorff: Joseph Weißenberg, (2006), S. 161.

taten gegen meine leidenden Mitmenschen. Keine Macht der Welt kann diese Gaben mir entreißen; daß meine Heilungen, die nur durch Handauflegen, ohne Benutzung von Medizin und ohne Kurpfuscherei zu treiben, stets erfolgreich gewesen Zeugnis ablegen."[235]

Die Stellung Weißenbergs innerhalb der „Vereinigung ernster Forscher" bzw. der „Evangelisch-Johannischen Kirche" war durchaus nicht eindeutig und über die Jahre seiner Tätigkeit hinweg auch nicht konstant. Mit der Heiltätigkeit entstand ein Personenkult um Weißenberg, den er mit seinen religiösen (und politischen) Prophezeiungen und dem damit einhergehenden absoluten Wahrheitsanspruch noch förderte. Ein Kreuz in seiner Handfläche bemühte Weißenberg als angeblichen Beweis für seine außergewöhnliche Beziehung zu Gott.[236] Er behauptete, ein Mensch wie jeder andere zu sein, der von der Vorsehung jedoch die Gabe erhalten habe „hellsehend, hellfühlend und hellhörend zu sein".[237] Seine Anhänger wollten es dabei allerdings häufig nicht belassen. In kircheneigenen Veröffentlichungen war von Weißenberg als dem „göttlichen Meister", der sich auf einer Stufe mit Jesus Christus befinde, die Rede.[238] Joseph Weißenberg sei „mit göttlichen Vollmachten vom Himmel auf die Erde" gekommen, um „vom Diesseits zum Jenseits die Menschen zu führen".[239] An anderer Stelle heißt es, Weißenberg sei gleichzeitig „wahrer Gott und wahrer Mensch gewesen."[240] Auch in den zahlreichen „Geistfreundreden" wurde Weißenberg häufig als Inkarnation des Heiligen Geistes gefeiert. Eventuell handelte es sich bei den Preisungen Weißenbergs um Zuweisungen von Seiten einzelner, erwartungsvoller Anhänger. Da selbige Eingang in kirchliche Veröffentlichungen fanden, ist jedoch anzunehmen, dass Weißenberg von derartigen Tendenzen innerhalb seiner Gemeinde wusste. Es stellt sich also die Frage, warum er nichts dagegen unternahm. Möglicherweise gefiel er sich in der ihm zugewiesenen Rolle als „göttlicher Meister", oder er war sich selbst darüber im Unklaren, welche Position er in dem selbst geschaffenen religiösen System einnehmen sollte.

---

[235] Ebd., S. 244.

[236] Eine Fotographie der mit einem Kreuz gezeichneten Hand Weißenbergs findet sich in: Weissenberg, Joseph: Das Fortleben nach dem Tode und geistige Inspiration von medialer Seite unter der Leitung des Heilmagnetiseurs J. Weissenberg. Verfasser mit den Werkzeugen. Berlin: Selbstverlag 8. Auflage o. J., S. XVII.

[237] Schmetzstorff: Joseph Weißenberg, (2006), S. 123.

[238] Joseph Weißenberg, Jubiläumsfeier, (1928), S. 10.

[239] Ebd., S. 12.

[240] Moll, Gerhard: Joseph Weißenberg. Zeugnisse seines Wirkens, Band 1. Berlin: Weg und Ziel 1969, S. 24.

2.3.6 Wie Weißenberg seine Heiltätigkeit erklärte

Aufbauend auf seinem Menschenbild, das vom Menschen als einem geistigen Wesen ausging, lagen einer Krankheit nach Weißenbergs Ansicht primär geistige Ursachen zugrunde. Dementsprechend könne eine Heilung nur auf geistigem Wege erreicht werden. Auch in diesem Zusammenhang berief er sich auf die Bibel. Weißenberg behandelte aufgrund der Überzeugung: „Jede Krankheit ist Geist, im Fleisch sich verkörpernder Geist."[241] Heilung bedeutete für ihn mehr als die Befreiung von körperlichen Symptomen. Sie war vielmehr in eine spirituelle Entwicklung integriert. Es lässt sich natürlich nur schwer nachvollziehen, warum Weißenberg davon ausging, von Gott mit der Fähigkeit, auf diese geistige Welt Einfluss nehmen zu können, ausgestattet worden zu sein. Jedenfalls war er davon überzeugt. In seinen Erläuterungen finden sich außerdem die Vorstellungen des Mesmerismus wieder: „Ich selbst habe nicht den geringsten Zweifel daran, daß mir die Kraft gegeben ist, jede Krankheit heilen zu können. Die Einwirkung beruht darauf, daß ein magnetischer Strom von meinem Körper aus in den Kranken übergeht. Dadurch werden ihm die Schmerzen genommen: die weitere Folge ist, daß der Kranke ein Gefühl der Zufriedenheit und Erleichterung bekommt, sodaß dadurch der Heilprozeß günstig beeinflußt wird: darauf ist auch zurückzuführen, daß meine Behandlung nicht etwa nur bei geistigen und inneren Krankheiten hilft, sondern auch bei äußeren Erkrankungen wie bei Brüchen und dergleichen."[242] Von Seiten seiner Anhänger wurde den selbstbewussten Worten Weißenbergs offenbar Glauben geschenkt. „Er ist ein Arzt über alle Ärzte, Er braucht nicht zu horchen und zu klopfen oder gar zu röntgen, bei Ihm liegt alles, Ursache und Wirkung, oder Sünde und Krankheit, klar vor Augen", heißt es in einer Festschrift anlässlich seiner 25-jährigen Tätigkeit als Heilmagnetiseur.[243] Wenn Weißenberg von der Seele als einer „ätherähnliche Substanz" sprach, die den Körper durchdringe „wie Wasser den Schwamm", bezog er sich – bewusst oder unbewusst – auf Mesmer.[244] Die Kombination verschiedener Theorien, Vorstellungen und Verfahren endete bisweilen in versatzstückartigen Erklärungskonstruktionen, denen damals ebenso schwer zu folgen gewesen sein dürfte wie heute: „Magnetischer menschlicher Körper hat die Fähigkeit, wissenschaftlich Polypen, Kraftentwerter, Trichinen, Bazillen, Krankheitserreger jeder Art anzuziehen [...] Es sind viele Geister (für Geister wissen-

---

[241] Weissenberg: Das Fortleben nach dem Tode, (o.J.), S. 212.
[242] Zitiert nach Schmetzstorff: Joseph Weißenberg, (2006), S. 45.
[243] Joseph Weißenberg, Jubiläumsfeier, (1928), S. 2.
[244] Der Brief Joseph Weißenbergs an seine Gemeinden aus dem Jahr 1905 enthält Ausführungen über die wechselseitige Beeinflussung von seelischer und körperlicher Gesundheit. Vgl. Obst: Apostel und Propheten, (2000), S. 542-545.

schaftlich Bazillus), aber nur ein Herr (für Herr wissenschaftlich Ursprungsbazillus) [...] Denn durch den Magnetismus zieht man den unsauberen Geist vom kranken Menschen heraus".[245] Dass Weißenberg sein praktisches Wissen auf dem Gebiet der Volksheilkunde in die Behandlung einfließen ließ, überrascht wenig. Es handelt sich dabei mehr um einen biographischen Aspekt, als um einen ideologischen.

2.3.7 Die Heilerfolge Weißenbergs

Eine Beurteilung der Heilerfolge Weißenbergs anhand von Patientenzahlen ist insofern schwierig, als dass nicht zwischen Anhängern, die sich in der religiösen Gemeinschaft Weißenbergs betätigten, und Patienten im eigentlichen Sinn, unterschieden werden kann. Zahlreiche Kranke kamen zu Weißenberg und ließen sich von ihm behandeln. Quantifizieren lässt sich dieser Umstand jedoch nicht, weil Heiltätigkeit und religiöse Betätigung eng miteinander verwoben waren. Als Beleg für die Wunderheilungen Weißenbergs wurden seitens seiner Gemeinde zahllose Dankschreiben von angeblich geheilten Patienten veröffentlicht. Die Intention hinter der Veröffentlichung dieser Briefe dürfte verständlicherweise die positive Darstellung des Heilmagneteurs Weißenbergs in der Öffentlichkeit gewesen sein. Umso kritischer muss die Benutzung der Briefe als historische Quellen erfolgen. Selbst wenn die veröffentlichten Briefe echt waren, muss man sich fragen, wer selbige zur Veröffentlichung auswählte. Die Berichte enttäuschter Patienten (insofern es sie denn gab), fanden möglicherweise nur nie den Weg in die Öffentlichkeit. Exemplarisch soll hier eine Auswahl der vorliegenden Dankschreiben und Berichte wiedergegeben werden. Ein großer Teil der Briefe enthält den bekannten Hinweis auf ein Versagen der wissenschaftlichen Medizin. Nach zahlreichen erfolglosen Konsultationen bei Ärzten kamen die Kranken verzweifelt zu Weißenberg, der ihnen dann die ersehnte Wunderheilung zuteil werden ließ.

„Meine Frau litt an einer sehr schweren Nierenwassersucht, verbunden mit Herz- und Leberleiden [...] Abgemagert bis zum Skelett, war sie bereits dem Tode nahe, (drei Ärzte hatten sie bereits aufgegeben) als sie auf Sie aufmerksam gemacht wurde. Nach nur zweimaligem Magnetisieren gelang es Ihnen, die Lebensgeister wieder zu erwecken und meine Frau vollständig zu heilen [...] Sie wurden dadurch der Lebensretter meiner Frau."[246]

---

[245] Joseph Weißenberg, Jubiläumsfeier, (1928), S. 13-14.
[246] Weissenberg: Das Fortleben nach dem Tode, (o. J.), S. X.

„In meinen ersten Schuljahren litt ich während der Sommerzeit schrecklich an Gesichtsausschlag. [...] Mitunter wuchs mir der Mund halb zu, so daß ich die Nahrung nur flüssig zu mir nehmen oder in dünnen Scheiben in den Mund schieben konnte. [...] Als wir zur Gleimstraße kamen, öffnete uns der Meister selbst, und seine Worte waren nur: ‚Kind, wie siehst du denn aus!‘ Er pustete mir das Gesicht ab, und seit dieser Stunde habe ich niemals mehr etwas mit Ausschlag zu tun gehabt. Der Schorf fiel nach und nach wie Schuppen von mir ab. Einige Jahre später erlebte ich wieder die Größe seiner Liebe. Wenn wir im Sommer baden gingen, bekam ich immer sehr bald blaue Lippen und mußte aus dem Wasser. Bei einer Schuluntersuchung, die jedes Jahr stattfand, stellte der Schularzt einen Herzfehler fest. Als wir wieder einmal zum lieben Meister kamen, sagte ich ihm, der Schularzt hätte bei mir einen Herzfehler festgestellt. Darauf schaute er mich nur an und sagte scherzhaft: ‚Wo hast du denn den Herzfehler? Am großen Zeh?‘ Mit diesen scherzhaften Worten hatte er mir mein Leiden bereits genommen; denn von dieser Zeit an konnte ich mich stundenlang im Wasser aufhalten, ohne etwas zu spüren.“[247]

„Ich litt an einem furchtbaren Kopf- und Magenleiden, das sich bis zur Unerträglichkeit gesteigert hatte. In früheren Jahren trat es alle 3-4 Wochen auf und dauerte einen Tag und eine Nacht, begleitet von wahnsinnigen Kopfschmerzen und Erbrechen. In den letzten Jahren hatte ich es alle 8 Tage [...] Ich wünschte mir den Tod, und er war wohl auch nahe. Das Leiden war unerträglich, und außerdem hatte ich furchtbare rheumatische Schmerzen im ganzen Körper. [...] Da hörte ich von Weißenberg. Als er mich das erste Mal behandelte, sagte er: ‚Sie werden noch mal ganz gesund werden und noch alles essen und trinken können.‘ [...] Ich wurde gesund und kann jetzt alles essen und trinken. Ich hatte nichts unversucht gelassen. Professoren und Ärzte konnten mir nicht helfen. Jetzt bin ich gesund, dank dem großen Meister, Hirten und Propheten.“[248]

Eines der „Werkzeuge“, das im Auftrag Weißenbergs behandelte, berichtet aus dem Jahr 1926: „Eine Frau Wichern [...] kam mit ihrem Sohn von 12 Jahren zum zweiten Male, um ihm die Hände auflegen zu lassen. Er war vom sechsten Jahr an völlig erblindet [...] Als ich ihm die Hände aufgelegt hatte, gingen Mutter und Kind ins Wartezimmer zurück, wo noch etwa 20 Personen anwesend waren. Als der blinde Sohn ins Wartezimmer trat, schrie er vor Freude auf. Er konnte den Weihnachtsbaum sehen. [...] Der blinde Sohn war sehend. Er konnte auch die

---

[247] Moll, Gerhard: Joseph Weißenberg. Zeugnisse seines Wirkens, Band 2. Berlin: Weg und Ziel 1977, S. 4.
[248] Ebd., S. 6.

kleinste Schrift erkennen. [...] Er hat nach der Schulzeit, ohne eine Brille tragen zu müssen, bei seinem Onkel in Dessau Friseur gelernt."[249]

Weißenberg war Gegenstand diverser, bisweilen recht reißerischer Zeitungsartikel und Berichte. Die wundersamen Heilungen und die Versammlungen mit den spektakulären Geisterbeschwörungen boten selbstredend einen gewissen Unterhaltungswert. Der Bekanntheitsgrad Weißenbergs dürfte zu einem nicht unerheblichen Teil der Erwähnung in der Presse geschuldet gewesen sein. Außerdem verfügten die „Vereinigung erster Forscher" und die „Evangelisch-Johannische Kirche" über eigene Presse, die an öffentlichen Zeitungsständen in Berlin erhältlich war. Es erschienen „Das Schwert" (um 1910), das „Organ" (1914-1926), „Die Wahrheit" (1926-1929), die „Johannisbotschaft" (1926-1935) und „Der Weiße Berg" (1928-1935).[250] Letztgenannte Zeitschrift fungierte als Kampforgan der „Evangelisch-Johannischen Kirche" gegen die Kritiker Weißenbergs. Rudolf Olden bemerkt zu Weißenbergs Ansehen in der Öffentlichkeit: „Der Name [Weißenberg] wird von skeptischen Berlinern lächelnd genannt, die Zeitungen zitieren ihn spöttisch, er ist ein Witz für Hunderttausende. Aber Hunderttausende glauben an ihn, sind verzaubert, erleben mit ihm, durch ihn das Wunderbare."[251]

2.3.8 Weißenberg gegen Ärzteschaft und Justiz

Auch nach dem ersten Weltkrieg und der zeitweisen Inhaftierung Weißenbergs wurden zahlreiche Prozesse gegen ihn und Grete Müller angestrengt. Da die Tätigkeit nicht-approbierte Krankenbehandler durch die Kurierfreiheit geschützt war, bemühte man sich, Weißenberg anderer Vergehen zu überführen. Im Jahr 1928 kam es beispielsweise zu einer Anklage wegen Betrugs, Beihilfe zum Betrug und Körperverletzung. Wie alle anderen gegen das Paar durchgeführten Verfahren endete auch dieses mit einem Freispruch. Im November 1930 fand vor dem Schöffengericht in Berlin-Mitte ein Prozess statt, in dem es um einen zuckerkranken Patienten ging, der von Weißenberg behandelt worden, und gestorben war. Außerdem befasste sich das Gericht mit dem Fall eines eineinhalb-jährigen Mädchens, dessen entzündete Augen Weißenberg mit weißem Käse behandelt hatte. Das Kind war

---

[249] Moll: Zeugnisse, Band 1, (1969), S. 27.
[250] Lippke, Olaf: Gott in der Gleimstraße. Oder vom sozialen Nutzen religiöser Empfindungen. In: Grenzgänger, Wunderheiler, Pflastersteine. Die Geschichte der Gleimstraße in Berlin, hrsg. v. Kulturamt Prenzlauer Berg, Prenzlauer-Berg-Museum für Heimatgeschichte und Stadtkultur. Berlin: Basisdruck 1998, S. 181-207, hier S. 188.
[251] Olden: Märkische Reinkarnation, (1932), S. 22.

danach erblindet. Für den zweiten Fall wurde Weißenberg zu sechs Monaten Haft verurteilt. In zweiter Instanz wurde das Urteil jedoch aufgehoben, weil sich die Hinterbliebenen des Patienten und die Eltern des Mädchens für ihn eingesetzt hatten.[252] Weißenberg beantwortete die Angriffe gegen seine Person gleichermaßen mit Klagen. In der „Zeitschrift für Volksaufklärung gegen Kurpfuscherei und Heilmittelschwindel", dem Zentralorgan des „Vereins der durch Kurpfuscherei Geschädigten", war der Wundermann regelmäßig harschen Anschuldigungen ausgesetzt. Die Diskreditierung Weißenbergs (und anderer Kurpfuscher) wurde von Seiten des Vereins systematisch betrieben, beispielsweise indem man bei Behörden Stimmung gegen Weißenberg machte. In einem Artikel heißt es: „Auch der Herr Minister für Volkswohlfahrt hat kürzlich, auf eine Eingabe von unserer Seite hin, in einem öffentlichen Runderlaß auf das Treiben des Entgleisten ehemaligen Maurergesellen Weißenberg [...] hingewiesen und alle Polizeibehörden aufgefordert, auf den Weißenbergschen Kurpfuscherbetrieb besonders zu achten."[253] In der Wortwahl zeigte man sich wenig zimperlich: „Wie erinnerlich haben wir diesen Blutegel am Volkskörper, wie die Staatsanwaltschaft diese Sorte von Heilkünstlern aus anderem Anlaß einmal so bezeichnete, schon öfter gehörig gegeißelt und seine verwerflichen Manipulationen an den Pranger gestellt."[254] Bei einem Vortrag sei von einem Mitarbeiter Weißenbergs behauptet worden, der „Meister" habe einen Toten wieder zum Leben erweckt. Nachdem man die Angehörigen des Mannes ausfindig gemacht habe, hätte sich allerdings herausgestellt, dass seliger tot war. „Man sieht hieraus", resümiert der Autor, „mit welcher Frechheit diese ganze Totenerweckungsgeschichte zusammengeschwindelt ist! Weißenberg ist und bleibt eben eine der übelsten Persönlichkeiten auf dem Gebiet der Kurpfuscherei, die er in raffiniertester Weise mit religionsähnlichem Mystizismus verbindet. Seine ‚Lehren' usw. sind alles plumper Schwindel!"[255] Der „Verein der durch Kurpfuscherei Geschädigten" war am 2. Juni 1927 auf Anregung der „Deutschen Gesellschaft zur Bekämpfung des Kurpfuschertums" – bekanntermaßen eine von Ärzten getragene Organisation – gegründet worden. Sie gab seit Juni 1927 die „Zeitschrift für Volksaufklärung gegen Kurpfuscherei und Heilmittelschwindel" heraus.[256] In Anlehnung daran erschien ab 1928 die „Zeitschrift für Volksaufklärung gegen Ärzte-

---

[252] Ebd., S. 25-26.
[253] GStA PK, I. HA Rep. 76 Kultusministerium, VIII B Nr. 1336: Wie Joseph Weißenbergs Toten-Erweckungen in Wahrheit aussehen. In: Zeitschrift für Volksaufklärung gegen Kurpfuscherei und Heilmittelschwindel, Nr. 1, Januar 1929, S. 147.
[254] Ebenda.
[255] Ebenda.
[256] Reuland, Andreas Jens: Menschenversuche in der Weimarer Republik. Norderstedt: Books on Demand 2004, S. 131.

verbrechen, Impfung und Giftspritzerei" des „Vereins der durch Ärzte Geschädigten". Abgelöst wurde sie von der „Zeitschrift für medizinische Volksaufklärung", dem „Zentralorgan der durch die herrschende Falschmedizin geschädigten Menschen und Tiere".

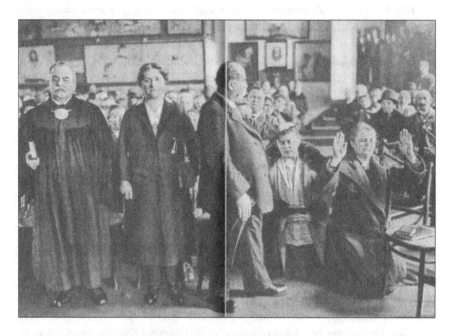

Abb. 7: Joseph Weißenberg (Mitte) bei einer Versammlung seiner Kirche, „Geistfreundrede"

Vordergründig ging es den Ärzten um den Schutz von Patienten. Andererseits mussten die eigenen Standesinteressen gegen einen erfolgreichen Konkurrenten auf dem Gesundheitsmarkt durchgesetzt werden. Zumal Weißenberg nicht mit Kritik an der Ärzteschaft sparte. In der Auseinandersetzung mit Vertretern der wissenschaftlichen Medizin zeigte sich, dass die Denkansätze auf beiden Seiten sich fundamental unterschieden und ein gegenseitiges Verständnis nahezu unmöglich war. Die Ärzte hielten ihre wissenschaftliche Methodik für überlegen und glaubten, damit alles erklären zu können. Weißenberg passte nicht in dieses Schema. Er war eher das Gegenmodell eines Wissenschaftlers, denn seine Tätigkeit beruhte auf praktischer Erfahrung. Ein Kommentar aus dem Umfeld Weißenbergs verdeutlicht die Konfliktsituation: „Die Jünger Äskulaps lernen aber auf der Hochschule auch nicht die geistige Waffe zu gebrauchen, mit der der unsaubere Geist im Menschen zu besiegen ist, sondern sie lernen, den Geist der Krankheit mit Pillen, Pulvern und Tabletten zu verjagen. Das gelingt aber nicht immer, so ist es kein Wunder, wenn der Kranke anderswo Heilung sucht."[257]

2.3.9 Interpretation

Nicht ohne Grund konnte Weißenberg ausgerechnet im Berlin der Nachkriegsjahre Fuß fassen und zu einer bekannten Persönlichkeit der Metropole aufsteigen. Hier bestand in besonderem Maße ein gewisser Bedarf für das Spektakel, welches Weißenberg, vermutlich unbewusst, zu bieten im Stande war. Es verwundert, dass ausgerechnet die fundamentale Religiosität, die Weißenberg propagierte, in Verbindung mit seinem, auf das städtische Publikum wohl skurril wirkenden Habitus, die Menschen anzog. Über das spirituelle Erlebnis hinaus boten die Versammlungen der Weißenberg-Gemeinde mit Wunderheilungen und Geisterbeschwörungen eine unterhaltsame Attraktion. Bestimmte Gesellschaftsgruppen zeigten sich allerdings für die bei Weißenberg dargebotene Spiritualität durchaus als empfänglich, obwohl, oder gerade weil Religiosität im täglichen Leben der Großstädter zunehmend eine untergeordnete Rolle spielte. Der rasante Aufstieg der Weißenberg-Gemeinde ist ein Beleg dafür. „Die hochindustrialisierte, großstädtische Hauptstadt hatte sich längst so sehr von den provinziell-pastoralen Kulturen Deutschlands entfremdet, daß jedes hereingetragenen ländliche Phänomen zur exotischen Sensation geraten konnte, wenn hinter ihr Vertreter mit genügend Leidenschaft und Charisma standen", analysiert Lippke in seiner Arbeit über Weißenberg.[258] Die Anwendung von Volks- und Naturheilmitteln durch Weißenberg steht gleichermaßen für einen Transfer von ländlichem Kulturgut in das fortschrittliche Umfeld einer Großstadt. Dass sich eine große Zahl von Menschen für diese fremdartige Erscheinung interessierte und sich mit Anliegen, die eigene Gesundheit betreffend, an Weißenberg wandte, spricht auch für eine Ablehnung der wissenschaftlichen Medizin. Diese Personengruppe schenkte den angeblichen Wunderheilungen Weißenbergs mehr Vertrauen als der Behandlung bei einem ausgebildeten Arzt und brachte damit ihre „Skepsis gegenüber den Hohepriestern der Naturwissenschaften samt deren dogmatisch betriebenen Alleserklärbarkeiten" zum Ausdruck.[259] Die bewusste Abgrenzung Weißenbergs gegenüber der wissenschaftlichen Medizin ist als ein Charakteristikum seiner Methode zu werten, denn damit weckte er per se das Interesse

---

[257] Joseph Weißenberg, Jubiläumsfeier, (1928), S. 2.
[258] Lippke: Gott in der Gleimstraße, (1998), S. 203.
[259] Ebd., S. 183.

bestimmter Gruppen. Andererseits erfuhr der Wundermann in diesem städtischen Umfeld auch Ablehnung. Offizielle Stellen gingen systematisch gegen ihn vor. In der Auseinandersetzung mit der Ärzteschaft zeigten sich die bekannten Muster des Konkurrenzkampfes auf dem unübersichtlichen Gesundheitsmarkt dieser Zeit. Die ärztlichen Organisationen versuchten nicht-approbierte Krankenbehandler systematisch vom Markt zu verdrängen und den eigenen Hoheitsanspruch zu wahren. In den einschlägigen Zeitschriften und von einzelnen Ärzten wurde Weißenberg diskreditiert und bei Vertretern der Justiz denunziert. Er vertat seine Positionen in der Funktion als Heilmagnetiseur und religiöser Führer kompromisslos und bot seinen Gegnern deshalb immer wieder Angriffspunkte. Gerade die Verehrung Weißenbergs als Gott in den späten 1920er Jahren dürfte die Gegner zu immer neuen Anfeindungen motiviert haben. Auch wenn einiges dafür spricht, dass Weißenberg in dieser Zeit von Anhängern seiner Gemeinde als Galionsfigur instrumentalisiert wurde, ließ er sich die Verehrung doch zumindest gefallen. Das Geltungsbedürfnis Weißenbergs erwies sich dereinst als mit der nationalsozialistischen Ideologie nicht vereinbar. Trotz der erklärtermaßen nationalistischen und anti-demokratischen Ausrichtung der „Evangelisch-Johannischen Kirche", wurde diese 1935 verboten. Nach einer Verurteilung wegen unzüchtiger Handlungen und mehreren Gefängnisaufenthalten starb Joseph Weißenberg am 6. März 1941 im Alter von 85 Jahren in Obernigk in Niederschlesien in der Verbannung.

2.4   Frieda Jaaks-Müncheberg – auf der Suche nach der „Urweisheit"

„Möge es mir gelingen", schreibt die „Heilkundige und Krankenbehandlerin" Frieda Jaaks-Müncheberg in ihrem Buch über die „Od-Lebenskräfte", „jeden Suchenden ein Stück zu geleiten in das Reich der unsichtbaren Kräfte und Strahlen, in das Gebiet der unsichtbaren Welt."[260] Frieda Jaaks-Müncheberg gehörte 20 Jahre lang zu jener Gruppe von Laienbehandlern in Hamburg, die ihr Heil, und das ihrer Patienten, in höheren, in geistigen Sphären suchten. Im Jahr 1895 hatte es Jaaks-Müncheberg als Dienst- und Kindermädchen nach London verschlagen. Dort soll sie mit einem „indischen Meister" in Kontakt gekommen sein, der in ihr starke, geheime Kräfte erkannt haben wollte, die der leidenden Menschheit nutzbar gemacht werden könnten. Nach ausführlicher Unterweisung durch ihren Entdecker, ließ sich Jaaks-Müncheberg 1906 als Krankenbehandlerin in Hamburg nieder, wo

---

[260] Jaaks-Müncheberg, Frieda: Das Kraftzentrum Mensch. Eine Beleuchtung über das Zusammenwirken spiritueller und kosmischer elektro-magnetischer Od-Lebenskräfte. Hamburg: Christiansdruck 1930, S. 3.

ihr „Institut für Od-Behandlung" auf großen Zuspruch stieß. Ihre luxuriös einge-
richtete Praxis auf dem Schwanenwik an der Alster, in einem schicken Viertel
Hamburgs, brachten ihr täglich 100 bis 150 Reichsmark ein. Hausbesuche wurden
mit dem eigenen Automobil erledigt.[261] In ihrem 1930 erschienen Buch erklärt
Jaaks-Müncheberg ihr Heilverfahren und die demselben zugrunde liegenden Theorien. Über den Zweck des Buches heißt es in der Einleitung: „Es ist nicht meine
Absicht, irgendwelche Kritik zu üben, ich möchte nur betonen, daß alles das, was
ich schreibe, meinen Erfahrungen und meinem Erkennen entspricht. Täglich werde
ich von meinen Patienten und auch von vielen anderen Menschen aufgefordert,
mein Wissen, welches ich auf diesem Gebiet gesammelt habe, den vielen wissens-
hungrigen Menschen mitzuteilen."[262] Die Schilderungen des Buchs sind, neben
anderen esoterischen Einflüssen, maßgeblich von theosophischen Vorstellungen
geprägt. Beispielsweise hänge laut Jaaks-Müncheberg das Wohlbefinden eines
Menschen vom Zusammenspiel seiner sichtbaren und unsichtbaren Körper ab. Zu
diesen unsichtbaren Körpern zählten der „Ätherkörper" und der „Fluidalkörper".[263]
Beide Begriffe entstammen der modernen Theosophie, die durch die 1875 von He-
lena Petrovna Blavatsky (1831-1891) und Henry Steel Olcott (1832-1907) in New
York gegründete „Theosophische Gesellschaft", einer Weltanschauungsgemein-
schaft, die den Okkultismus und Spiritismus des 19. Jahrhunderts mit Vorstellungen des Hinduismus und Buddhismus verband, vertreten wurde. In den für die
„Theosophische Gesellschaft" essentiellen Schriften „The secret doctrine – The
synthesis of science, religion, and philosophy" (1888-1897, deutsch: „Die Geheim-
lehre") und „The key to theosophy" (1889, deutsch: „Der Schlüssel zur Theosophie") formulierte Blavatsky die Hauptziele der Gesellschaft. Es gehe um die „uni-
verselle Bruderschaft der Menschheit", das Studium und die Förderung der östli-
chen Weltanschauungen und das Studium der „unerklärlichen Naturkräfte". Aus
Naturwissenschaft und Religion müsse eine Einheit geformt werden. Der Mensch
müsse sich durch das Begreifen einer tieferen „Urweisheit" selbst vervollkommnen
und auf die höchste Entwicklungsstufe gelangen.[264] Im Gegensatz zur 1879 in
Hamburg gegründeten theosophischen Loge „Isis" – der ersten ihrer Art in
Deutschland – gehörte die „Loge Germania" ab 1884 offiziell zur „Theosophischen
Gesellschaft". Ihr Gründer war der Herausgeber der theosophisch orientierten Zeitschrift „Sphinx" Wilhelm Hübbe Schleiden (1846-1916). Die „Deutsche Theosophische Gesellschaft" trat erstmals 1894 in Erscheinung. Durch den Zusammen-

---

[261] Indische Heilpraxis in Hamburg. In: Hamburger Fremdenblatt, Nr. 153a, 04.06.1927, S. 3-4.
[262] Jaaks-Müncheberg: Das Kraftzentrum Mensch, (1930), S. 3.
[263] Ebd., S. 10-11.
[264] Brockhaus Enzyklopädie, Band 27. Leipzig: F.A. Brockhaus 2006, S. 324-325.

schluss derselben mit anderen deutschen Logen entstand die deutsche Sektion der „Theosophischen Gesellschaft", deren Generalsekretär von 1902 bis 1912 Rudolf Steiner (1861-1925) war. Er wandte sich später von der „Theosophischen Gesellschaft" ab und gründete 1912 die „Anthroposophische Gesellschaft".[265]

Unter „tierischem Magnetismus" verstand Jaaks-Müncheberg von Menschen ausgehende Strahlen, die miteinander interagierten. In ihrer Interpretation des Magnetismus spielten die Sonne als Spender der „Lebenskraft", und die Milz als Speicherorgan derselben, eine wichtige Rolle: „Nun möchte ich zu der feineren Substanz des Körpers übergehen. Das Ätherische, welches einen Teil des physischen Körpers bildet, ist keine besondere Hülle, sondern muß als ein Teil des festen Körpers angesehen werden. Dieser Ätherstoff bildet das Band zwischen dem astralen und dem physischen Körper. Als Träger der Lebenskraft hat er noch eine zweite, sehr wichtige Tätigkeit auf der sichtbaren Welt. Die Lebenskraft strömt von der Sonne auf uns herab, somit ist die Sonne die wirkliche Quelle allen Lebens. [...] Unsere physischen Körper existieren nur dadurch, daß sie befähigt sind, diese Kraft in sich aufzunehmen, und dies geschieht durch die Funktion der Milz. [...] In einem gesunden Körper arbeitet die Milz so gründlich, daß die Lebenskraft in großen Mengen vorhanden ist und der Körper nach allen Seiten ausstrahlt. Ein vollkommen gesunder Mensch kann wissentlich oder unwissentlich von diesen Lebensenergien abgeben. Das Übertragen dieser Kraft nennt man Mesmerismus oder Magnetismus."[266] Jaaks-Müncheberg empfiehlt, an kranken Familienmitgliedern den Magnetismus auszuprobieren. Um von der eigene „überschüssigen Kraft" abzugeben, lege man „die linke Hand auf die Dickenachse des Körpers, die rechte auf den Nervenknotenpunkt des Kopfes." Auf diese Weise berühre man „zwei Nervenpole von positiver und negativer Wirkung", übertrage dem „geschwächten Körper" die eigene „Reservekraft".[267] Der Heilmagnetiseur tue nichts anderes als „seinen Mitmenschen von dem abzugeben, was er erreicht" habe. Er habe erkannt, „daß jede Krankheit, die sich im physischen Körper zeigt, anderen Ursprungs" sei.[268] Neben dieser psychosomatischen Krankheitsauffassung nimmt Jaaks-Müncheberg in ihrem Buch Bezug auf die Od-Theorie von Karl von Reichenbach (1788-1869). Er behauptete, besonders begabte Personen, die sogenannten „Sensitiven", sähen im dunklen Raum aus Magneten, aber auch aus Kristallen, Pflanzen und Tieren ein

---

[265] Fischer, Hermann Rudolf: 100 Jahre „Theosophische Gesellschaft". Ein geschichtlicher Überblick. Calw (Württ.): Schatzkammerverlag Hans Fändrich o. J., S. 19-31. Ob Frieda Jaaks-Müncheberg Mitglied der Theosophischen Gesellschaft war ist nicht bekannt.
[266] Jaaks-Müncheberg: Das Kraftzentrum Mensch, (1930), S. 61.
[267] Ebenda.
[268] Ebd., S.65.

leuchtendes Fluidum, von ihm „Od" genannt, ausströmen. Das „Od" von Reichenbachs wurde bisweilen als Bestätigung des von Mesmer postulierten Fluidums interpretiert.[269] Laut Jaaks-Müncheberg seien „Od" und „Magnetismus" nicht dasselbe. Vielmehr umfasse „Od", von ihr mit „Lebenskraft" gleichgesetzt, die ganze Schöpfung, sei Weltkraft. „Magnetismus" sei ein Teil dieser Kraft.[270] In den Ausführungen Jaaks-Münchebergs finden sich außerdem Hinweise auf die Vorstellung von einer Polarität des Menschen. Der Mensch sei ein dreifach polares Wesen: nach der Seite, nach der Quere und nach der Länge. Die linke Seite des Menschen sei positiv, die rechte negativ.[271] Auch die Hände wiesen unterschiedliche Polaritäten auf, die beim Magnetisieren berücksichtigt werden müssten: „Die meisten, welche sich Magnetiseure nennen, haben keine Ahnung von der Verantwortlichkeit ihres Tuns. Es ist dies aber notwendig, denn Unkenntnis der Gesetze schadet dem Kranken, stürzt ihn tiefer in sein Leiden. Will man helfen, so darf man nicht im Dunkeln tappen, man muß sein Instrument, seine Hände, genau kennen in ihrer Wirksamkeit und nach jeglicher ihrer mannigfaltigen Richtungen hin; man muß die verwickeltsten Empfindungen kennen, die man mit seiner Berührung in dem kranken und sensitiven Organismus hervorbringt."[272] Es finden sich bei Jaaks-Müncheberg ausführliche Schilderungen des menschlichen Nervensystems, das von ihr als Transportsystem für die „Lebenskraft" im Körper betrachtet wurde. Die detailreichen Schilderungen zeugen bisweilen von umfangreichen neuroanatomischen Kenntnissen.[273]

Jaaks-Münchebergs übte, ähnlich wie die Vertreter der „Vereinigung deutscher Magnetopathen", Kritik an denjenigen Laien, „welche kranken Menschen vortäuschen, ihnen Hilfe und Heilung bringen zu können, selber jedoch nur über eine starke Ausstrahlung persönlichen Magnetismus" verfügten, „und mit solchen niederen Kräften auf den kranken Körper" losgingen.[274] In Anbetracht der drohenden Ausnutzung der eigenen Methode durch profitorientierte Trittbettfahrer schreibt sie: „Es ist nicht so, wie die meisten Menschen meinen, ich lese dies und das Buch, und ich bin ein Magnetopath. […] Diese Elemente sind es, welche die große Sache in den Schmutz ziehen, sie sind Verbrecher an der Geistmaterie; sie verfügen weder über Wissen noch über Können […] jedermann muß diese Kräfte in sich selbst entwickeln; das wahre Wissen muß jeder sich selbst schaffen, es gibt in dieser Sa-

---

[269] Tischner/Bittel: Mesmer und sein Problem, (1941), S. 357-358.
[270] Jaaks-Müncheberg: Das Kraftzentrum Mensch, (1930), S. 77.
[271] Ebd., S. 31-32.
[272] Ebd., S. 35-36.
[273] Vgl. ebd., S. 38-43.
[274] Ebd., S. 4.

che kein angelesenes Wissen."[275] Auch im Hinblick auf die eigenen Fähigkeiten erklärte sie, dass nur der höher entwickelte Mensch, auch höhere, wertvollere und wirksamere Kräfte zur Verfügung habe, die er auf der Welt nach eigenem Erkennen und Wollen einzusetzen in der Lage sei. Je größer das Erkennen sei, desto größer sei auch die Fähigkeit, aus den unsichtbaren, feineren Naturreichen Kräfte zum Aufbau der physischen Materie, also zum Aufbau und Ausgleich kranker Körper, unabhängig davon, auf welcher Ebene sich die Krankheit abspiele, zu beziehen.[276] Genauso vehement wie sie vermeintlich unqualifizierte Kollegen kritisierte, agitierte Jaaks-Müncheberg gegen die Ärzte: „Los von den veralteten Anschauungen! Los von der materialistischen Medizin! Los von dem Kadavergehorsam, wie der dem Mediziner vorschwebt! Die Alleinherrschaft über unseren Körper zu bekommen, das ist das Streben der Mediziner und Chirurgen. Alleinige Befugnis über unser körperliches Wohl und Wehe."[277] Das Volk sei durch das eigene Leid zu der Erkenntnis gekommen, dass der Körper nicht nur grobe Materie sei, sondern der Geist den Körper beherrsche, und habe die Naturheilweisen, zu denen Jaaks-Müncheberg die eigene Methode offensichtlich zählte, als überlegenes Gegenmodell erkannt. Sie lehnte die allopathische Behandlung mit Medikamenten, Operationen, Amputationen und Impfungen ebenso ab, wie die Verwendung von Röntgen- und Radiumstrahlen. Dem Kampf der Ärzteschaft gegen nicht-approbierte Krankenbehandler lag ihrer Meinung nach die Befürchtung der Ärzte zugrunde, durch den Aufstieg der Naturheilweisen könnten sie selbst an Bedeutung verlieren. Der wahre Arzt werde geboren, nicht erzogen. Die Heilkunst könne man nicht erlernen wie ein Handwerk.[278]

Die Entstehung von Krankheit sei, so Jaaks-Müncheberg, stets auf eine Störung des Geistes zurückzuführen. Der Geist sei für die Befreiung des Körpers von Abfallstoffen verantwortlich. Werde der Geist anderweitig übermäßig beschäftigt, sammelten sich die Abfallstoffe im Körper an, was die Schädigung von Organen zur Folge habe.[279] Schlechte Gedanken seien die Ursache von Krankheit. Außerdem würden bestimmte kosmische Strömungen krank machen. Es gebe zudem „karmische" Ursachen, wonach Krankheit als Prüfung verstanden werden müsse. Auch Vererbung trage, im Sinne einer angeborenen Schwäche eines Organs, zur Krankheitsentstehung bei. Beispielsweise mache eine angeborene Schwäche der

---

[275] Ebd., S. 68.
[276] Ebd., S. 45.
[277] Ebd., S. 94.
[278] Ebd., S. 94-96, S. 102-104.
[279] Ebd., S. 72.

Lunge es dem Tuberkel-Bazillus leicht, sich festzusetzten. Letztlich sei aber immer falsches Handeln oder Denken die Grundursache von Krankheit.[280]

Im letzten Teil ihres Buches widmet sich Jaaks-Müncheberg der Entstehung, Diagnose und Behandlung verschiedener Krankheiten. Im Abschnitt über Krebs finden sich die vorgenannten allgemeinen Vorstellungen von Krankheit und Gesundheit auf ein konkretes Krankheitsbild angewandt wieder.[281] Es habe die Entstehung einer „Krebsgeschwulst nichts mit der eigentlichen Krankheit zu tun", es handle sich vielmehr um „die Auswirkung einer Störung im Körperganzen". Eine falsche „Beschaffenheit des Blutes und der Körpersäfte" sei die Ursache für jede Krebskrankheit.[282] Nicht zuletzt die von Jaaks-Müncheberg vertretene Annahme, die Entstehung von Krebs habe ihre „Wurzel in der Darmtätigkeit", was zu einer Anhäufung von „Reizstoffen" führe, erinnert an antike humoralpathologische Konzepte. Es wird außerdem eine gesellschaftliche Dimension von Krankheit angenommen: „Es ist das Denken und Leben der heutigen Welt, der Verbrauch der Fluidalkörper, der Astral- und Mentalmaterie des festen Körpers, was Krankheiten entstehen läßt. Durch den übermäßigen Verbrauch dieser Kräfte ist die physische Materie der Zersetzung ausgesetzt, das Fehlen jener feinen spezifischen Kraft läßt Fäulnis im Körper entstehen."[283] Die ärztliche Diagnostik und Therapie von Krebs sei gänzlich unzureichend. Schließlich erkannten die Ärzte den Krebs erst, wenn bereits eine Geschwulst vorhanden sei. Operation und örtliche Behandlung seien keine geeigneten Methoden, weil sie nicht an der Krankheitsursache ansetzten. Die Wissenschaft habe noch nicht erkannt, dass in den kosmischen Strömen Kräfte verborgen seien, die sich weder wägen noch messen ließen. „Diese Kräfte sind es", so Jaaks-Müncheberg, „welche die feinere chemische Arbeit des Körpers ausführen und den kleinen Zellatomen, Jonen [sic!], ihre Kraft verleihen; sie sind es, welche den Ausgleich, das Gleichgewicht und den Druck des Körpers ausmachen."[284] Bei der Krebsbehandlung sei zunächst Diät das Mittel der Wahl, um der Geschwulst den Nährboden zu entziehen. „Die nächste Aufgabe für den Behandelnden" bestehe darin, „alle Abwehrkräfte des Körpers mobil zu machen, damit die Krebsgifte, welche im Blut und in den Säftebahnen des Körpers kreisen, sich nicht in einem

---

[280] Vgl. ebd., S. 73-76.
[281] Vgl. ebd., S. 98-107. Außerdem werden besprochen: Tuberkulose (vgl. ebd., S. 108-111), Nierensteine (vgl. ebd., S. 111-116), Mittelohrentzündung (vgl. ebd., S. 116-118), Kopfverletzung (vgl. ebd., S. 118-119), Augenmuskellähmung (vgl. ebd., S. 119-121), Hypochondrie (vgl. ebd., S. 121-124), Basedow-Schilddrüsenerkrankung (vgl. ebd., S. 124-128), Magensenkung (vgl. ebd., S. 128-129), Magengeschwür (vgl. ebd., S. 129-132).
[282] Ebd., S. 98.
[283] Ebd., S. 101.
[284] Ebd., S. 100.

Organ, in Drüsen, Bindegeweben usw." ansammelten.[285] Habe sich schon eine Krebsgeschwulst gebildet, so werde der Behandelnde zuerst „die Zersetzung dieser Geschwulstzellen in Angriff nehmen", um ihnen „die positive Anziehung der Nahrungsmoleküle zu nehmen." Der Heilmagnetiseur wisse, „welches Kraftmaß" er anzuwenden habe und wohin er die „Mentalkräfte" dirigieren müsse, um die Geschwulstzellen zu schwächen und abzutöten. Die „Mentalkräfte" könnten gleichermaßen „zum Aufbau der geschwächten Normalzellen" eingesetzt werden, um „die Formen der Natur zurückzubilden." Wenn bereits ganze Organe oder Körperteile der Zersetzung anheimgefallen seien, könne die „Odkraft" auch nicht mehr helfen – der Astralkörper suche sich dann eine andere Hülle.[286] Gemeint ist damit wohl der Tod des Patienten.

In Hamburg praktizierten in den Jahren der Weimarer Republik laut Reupke, in Relation zur Einwohnerzahl, mehr Laienbehandler als in jeder anderen Stadt des Deutschen Reichs. Bis Anfang der 1930er Jahre soll die Zahl auf etwa 1.500 angestiegen sein. Spätestens zu diesem Zeitpunkt wären in der Stadt ebenso viele Laien wie approbierte Mediziner tätig gewesen.[287] Aus den Jahresberichten des Verwaltungsphysikus in Hamburg für die Jahre 1905, 1906 und 1911 lassen sich Erkenntnisse über das Milieu der Laienbehandler gewinnen. Daraus geht hervor, dass der Großteil der Laienbehandler zwischen 30 und 50 Jahre alt war. Eine höhere Schulbildung hatten die wenigsten genossen. Vor der Aufnahme der Heiltätigkeit waren viele als Barbier, Friseur, Drogist, Kaufmann und Krankenpfleger/-in tätig gewesen. Zu den am häufigsten angewandten Methoden zählten in abnehmender Häufigkeit die „niedere Heilkunde", worunter Blutegelsetzen, Schröpfen und Klistier-

---

[285] Ebd., S. 106.
[286] Ebd., S. 107.
[287] Reupke, Hansjörg: Zur Geschichte der Ausübung der Heilkunde durch nichtapprobierte Personen in Hamburg von den Anfängen bis zum Erlass des „Heilpraktikergesetzes" im Jahre 1939. Herzogenrath: Murken-Altrogge 1987, S. 140-143. Reupke spricht für das Jahr 1876 von 25 Laienbehandlern in Hamburg, für 1904 von 503 (davon allerdings 205 Zahnbehandler), für 1911 von 565 (davon 43 Zahnbehandler) und für 1921 von 1.119. Der Höhepunkt sei 1933 mit etwa 1500 in Hamburg tätigen Laienbehandlern erreicht worden. Die genannten Zahlen erscheinen jedoch, insbesondere im Vergleich mit den bereits genannten Statistiken für das Reich (vgl. Faltin: Heil und Heilung, (2000), S. 240-244) und für Preußen (vgl. Teichler: „Der Charlatan strebt nicht nach der Wahrheit", (2002), S. 105-107) unwahrscheinlich hoch. Für die Jahre 1876, 1927 und 1933 bezieht sich Reupke auf Zahlen aus den statistischen Jahrbüchern des Deutschen Reichs. Das Zahlenmaterial für die übrigen Jahre entstammt einzelnen Aktenfunden im Staatsarchiv Hamburg. Reupke macht selbst auf die Schwierigkeiten bei der Interpretation der Statistiken zur Laienheilkunde aufmerksam: so fänden sich mitunter für denselben Zeitpunkt unterschiedliche Zahlen. Ein Grund dafür seien die uneinheitlichen Klassifikationskriterien zu den verschiedenen Zeitpunkten. Außerdem seien die Zahnbehandler anfangs bei der Erfassung der Laienbehandler mitgezählt worden. Mit der Eingliederung der Zahnheilkunde in die etablierte Medizin habe ihr Anteil jedoch abgenommen, was bei der Interpretation der Zahlen Berücksichtigung finden müsse.

setzen verstanden wurde – es folgten die Anwendung von Massagen, die Naturheilverfahren, die Suggestion, der Hypnotismus, der Magnetismus („Elektrisieren")
und die Homöopathie. Interessanterweise war ein Drittel der Hamburger Laienbehandler vorbestraft, was in den meisten Fällen die Heiltätigkeit selbst, beispielsweise den Verkehr mit Arzneien und Giften oder die Ankündigung von Geheimmitteln, betraf. Als „nicht unwesentlich" bezeichnet Reupke jedoch auch den Anteil
von Verurteilungen wegen Diebstahls, Hehlerei, Unterschlagung, Betrugs, Beleidigung, Sachbeschädigung, Landstreichens und Übertretung sittenpolizeilicher Vorschriften. Nur etwa 20 % der in Hamburg als Laienbehandler erfassten Personen
war auch in Hamburg geboren.[288]

Durch den Fall eines geschädigten Brauereivertreters wurde die Heiltätigkeit
von Jaaks-Müncheberg in Hamburg 1926 gerichtsnotorisch. Der Mann hatte sich
mit einer Fußerkrankung an die Heilmagnetiseurin gewandt, nachdem von ärztlicher Seite bereits zu einer Amputation geraten worden war. Jaaks-Müncheberg
hatte dem Mann die Heilung seines Leidens in Aussicht gestellt und mehrere Be-
handlungsversuche unternommen, die insgesamt mit 140 Reichsmark honoriert
worden waren. Der Zustand des Patienten hatte sich unter ihrer Behandlung jedoch
zunehmend verschlechtert, weshalb Jaaks-Müncheberg schließlich selbst einen
Chirurgen hinzugezogen hatte. Der Mann schwebte in Lebensgefahr. Letztlich
mussten ihm beide Beine amputiert werden. Jaaks-Müncheberg wurde im Mai
1926 vor dem Schöffengericht wegen fahrlässiger Körperverletzung angeklagt und
zu 3000 Reichsmark Geldstrafe verurteilt. Die Staatsanwaltschaft legte gegen das
Urteil Berufung ein. Im Juni 1927 kam es deshalb vor dem Landgericht Hamburg
erneut zur Verhandlung. Die Auslassungen der Angeklagten vor Gericht über das
Wesen ihres Heilverfahrens waren für die Anwesenden nicht nachvollziehbar. Die
medizinischen Sachverständigen bezeichneten „die Heilmethode der Angeklagten
als Humbug", der „auf den Aberglauben der Bevölkerung spekuliere."[289] Die Verteidigung ließ ihrerseits Zeugen vorladen, die aussagten, durch die Behandlung bei
Jaaks-Müncheberg sei ihnen geholfen worden. Die Heilmagnetiseurin könne unter
anderem Beinleiden, Folgen von Schussverletzungen, Ischias, Nierensteine und
Mittelohrentzündung erfolgreich behandeln. Das Gericht hob das Urteil der ersten
Instanz auf und verurteilte die Angeklagte wegen Betrugs zu sechs Monaten Haft.
In der Begründung hieß es, die Angeklagte hätte wissen müssen, dass sie keine
geheimen Kräfte besitze und nicht im Stande sei, organische Leiden zu heilen. Be-
trug sei gegeben, weil Jaaks-Müncheberg in ihren Patienten bewusste den Glauben

---

[288] Ebd., S. 143-144.
[289] Indische Heilpraxis in Hamburg. In: Hamburger Fremdenblatt, Nr. 153a, 04.06.1927, S. 3-4.

an ihre Heilkunst geweckt habe.[290] Ihr Streben nach höherer Erkenntnis führte Jaaks-Müncheberg also vorerst nicht zur „Urweisheit", sondern ins Gefängnis.

2.5   Ferdinand Steinmeyer und die „magnetische Heilkraft" der Natur

Erwin Liek (1878-1935) berichtet in seinem, in der zeitgenössischen Fachliteratur ausführlich besprochenen und vielzitierten Buch, „Das Wunder in der Heilkunde", das erstmals 1930 erschien und im Laufe der Zeit mehrere Neuauflagen erlebte, über verschiedene Wunderheiler seiner Zeit. So auch über Ferdinand Steinmeyer, der in den 1920er Jahren in Hahnenklee im Harz, seine Patienten empfing.[291] Steinmeyer ließ seine „magnetische Heilkraft" in drei- bis vierwöchigen Kuren auf die Kranken einwirken. Sein Haus „Sonnenstrahl" verfügte über zwei Behandlungsräume, die jeweils mit sechs Ruhebetten ausgestattet waren, so dass mehrere Patienten gleichzeitig behandelt werden konnten. Liek schreibt über die eineinhalbstündige Behandlung: „Steinmeyer selbst geht nun von Bett zu Bett und setzt sich neben den Kranken. Der Patient legt eine Hand auf den Oberarm Steinmeyers, die andere auf die Hüfte. So ‚schaltet er sich in den Kraftstrom ein'. Steinmeyer selbst legt dann seine schweren Bauernhände, etwa wie Diathermieplatten, an die erkrankten Organe, macht hier und da auch Striche über Stirn, Schläfe, Scheitel, Hals usw. Eine Durchströmung der Kniegelenke – eine Hand auf der Kniescheibe, die andere in der Kniekehle – bildet den Schluß. Zwischendurch aber erzählt Steinmeyer lustige Geschichten, Witze, Bauern- und Jägerschwänke. Ab und zu ein aufmunterndes, beruhigendes Wort, es werde von Tag zu Tag ja sichtlich besser. Alles lacht, ist in guter Stimmung und fühlt Ruhe, Kraft, Genesung in sich einströmen."[292] Liek beschreibt Steinmeyer als erdigen Naturburschen: „Nun, ein richtiger westfälischer Bauer. 36 Jahre alt, etwas über mittelgroß, breitschultrig, gut genährt, nein, etwas überernährt, wie das wohlgeformte Bäuchlein zeigt. Dunkelblondes Haar, helle blaue Augen, ein rundes, offenes, fröhliches Gesicht, das Muster eines Pyknikers [...] Der Mann strotzt vor Kraft und Gesundheit."[293]

Seine „magnetische Heilkraft" schöpfte Steinmeyer aus der Natur. Gleichzeitig verstand er die Fähigkeit zu heilen als gottgegeben. Die Diagnose stellte er per Hellsehen. Er erkannte das kranke Organ und die Entstehung des Leidens. „Schon

---

[290] Ebenda; Ein bemerkenswerter Kurpfuscherprozeß. In: Kölnische Zeitung, Nr. 413, 08.06.1927, ohne Seite.
[291] Vgl. Liek: Das Wunder in der Heilkunde, (1930), S. 92-102.
[292] Ebd., S. 97.
[293] Ebd., S. 94.

früh entdeckte Steinmeyer in sich die Fähigkeit, Vorgänge aus weiter Entfernung geistig zu schauen", erklärt Liek, „Vergangenheit und teilweise auch Zukunft lagen vor seinen Augen. Die Heilkraft scheint er verhältnismäßig erst spät entdeckt zu haben."[294] Zufällig hatte er einen Bekannten von Rheumatismus geheilt. Die Wunderheilung schlug in dem Dorf hohe Wellen, woraufhin unter der Regie des evangelischen Pfarrers „Heilsitzungen" im Gemeindehaus „mit großem, an Wunder grenzenden Erfolgen stattfanden."[295] Angehörige aller Gesellschaftsschichten erschienen bei Steinmeyer in der Sprechstunde. Dort wurden die für die Kur geeigneten Patienten ausgewählt. Hahnenklee, ein schmuckes, aber abgelegenes Kurörtchen im Harz, bildete die passende Kulisse für den Heilbetrieb des „Naturmenschen" Steinmeyer. Die durch ihn angezogenen Patientenscharen trugen maßgeblich zum Aufblühen des Ortes bei. Bei den Patienten habe es sich hauptsächlich um „Nervöse" gehandelt, „organisch Kranke" seien an benachbarte Ärzte überwiesen worden. „Hauptsächlich sind es wohl nervöse Störungen, die durch die Behandlung Steinmeyers [...] günstig beeinflußt werden", bilanziert Liek, „daneben aber auch organische Leiden."[296]

Der von Steinmeyer praktizierte Magnetismus kam dem ursprünglichen Mesmerismus nahe. Dass Steinmeyer seine „magnetische Heilkraft" aus der Natur bezog, passt zur Vorstellung Mesmers von einer physikalischen, in der Natur omnipräsenten Kraft. Das gleiche gilt für die Art der Übertragung dieser „Kraft" durch körperlichen Kontakt zwischen „Kraftspender" und „Kraftempfänger". Mesmers Konzept war allerdings auch ohne Berufung auf Gott und ohne hellseherische Diagnosefähigkeiten schlüssig. Im Gegensatz dazu hielt Steinmeyer seine „magnetische Heilkraft" für gottgegeben. Insofern sind Parallelen zu anderen zeitgenössischen „Magnetiseuren", wie Weißenberg und Jaaks-Müncheberg, vorhanden, deren Behandlung zwar auf dem „Mesmerismus" basierte, aber gleichzeitig durch eigene, beispielsweise religiöse, Konzepte ergänzt wurde. Der Schulmediziner Liek hatte für den Erfolg indes eine eigene Erklärung: „Um die unleugbaren Erfolge Steinmeyers zu erklären, brauchen wir keinen geheimnisvollen ‚animalischen Magnetismus'. Wir Ärzte wissen längst, daß Krankheiten ansteckend sind, nicht nur im Sinne einer Bakterienübertragung, sondern auch als seelische Infektion. Genauer gesagt, nicht die Krankheit ist übertragbar, sondern das Krankheitsgefühl. [...] Worauf wir Ärzte vielleicht nicht mit der gleichen Aufmerksamkeit geachtet haben, ist die Tatsache, daß auch Gesundheit etwas Ansteckendes ist. Ein so prachtvoll gesunder Naturmensch wie Steinmeyer, unbeschwert von Zweifeln und Problemen,

---

[294] Ebd., S. 95.
[295] Ebd., S. 96.
[296] Ebenda.

überträgt einfach das Gesundheitsgefühl auf andere, die ihm übernatürliche Kräfte zutrauen."[297] Für Liek lag das Wunder einzig in der Person Steinmeyer begründet: „In diesen Riesenarmen zu liegen, das frohe Gesicht zu sehen, die Heiterkeit der Stimme zu hören, bedeutet ohne Zweifel für den kranken Menschen eine ganz gewaltige, seelische Aufladung."[298] Mit der Bezeichnung „Aufladung" traf Liek, hier wohl eher unbeabsichtigt, den Duktus Mesmers, wenngleich er damit wahrscheinlich nicht die Aufladung mit „tierischem Magnetismus" gemeint haben dürfte.

2.6 Der „Wunderdoktor" Müller-Czerny in Bad Homburg

2.6.1 Massenheilung vom Balkon

Mit über fünfzig Jahren entdeckte der Journalist und Zeitungsherausgeber Gustav Adolf Müller-Czerny bei sich die Fähigkeit, mit den Geistern Verstorbener in Kontakt zu treten und mit ihrer Hilfe kranke Menschen zu heilen. Zwischen 1920 und 1922 sorgte Müller-Czernys Heilbetrieb im Rosengarten im Bad Homburger Stadtteil Gonzenheim für Tumult. Bisweilen musste die Polizei unter den zahlreichen Patienten, die rund um die Villa des „Wunderdoktors" auf dessen Erscheinen warteten, für Ordnung sorgen. Im Jahr 1920 kamen an Werktagen um die 200 Patienten zur Behandlung. An Wochenenden waren es 400-500.[299] „Kranke aus allen Gegenden und aller Art umlagerten das Haus von Tagesgrauen bis spät nach Mitternacht", heißt es in einem Polizeibericht.[300] Durch einen Bekannten hatte Müller-Czerny den Weg zum Spiritismus gefunden. Seitdem glaubte er, in Kontakt mit der Geisterwelt zu stehen. Die eigentliche Behandlungszeremonie bestand aus Gebeten und Segnungen. Der immer größer werdende Zustrom Kranker ließ Müller-Czerny bald zu Massenbehandlungen greifen. In wenigen Minuten heilte er vom Balkon aus die vor seinem Haus ausharrende Menschenmenge. Die Massenbehandlungen waren für jedermann kostenlos. Allerdings wurde die Zeitung „Das Deutsche Blatt", dessen Herausgeber Müller-Czerny war, unter den Wartenden verkauft. Spenden waren ebenfalls willkommen. Wer den „Wunderdoktor" persönlich sprechen wollte, musste dafür 20-30 Mark bezahlen. Im Laufe der Zeit verdoppelten sich die Preise für eine Einzelbehandlung. Die Polizei schätze die wöchentlichen

---

[297] Ebd., S. 98.
[298] Ebd., S. 99.
[299] GStA PK, I. HA Rep. 76 Kultusministerium, VIII B Nr. 1333: Der Regierungspräsident in Wiesbaden an den Preußischen Minister für Volkswohlfahrt, Wiesbaden, 11.02.1921.
[300] Ebenda.

Einnahmen, von denen Müller-Czerny behauptete, er verschenke sie an Bedürftige, auf etwa 1000 Mark. Der Großteil der Patienten, darunter „Lahme, Blinde, Verkrüppelte an Beinen und Armen", kam von außerhalb und nahm für die Behandlung zum Teil eine tagelange Anreise in Kauf. Weiter aus besagtem Polizeibericht: „Die meisten Fälle sind alte Leiden, die von Aerzten aufgegeben, nur nochmal einem letzten Heilversuch unterzogen werden sollen. Doch sind diese armen Leute zu bedauern, die zum Teil kaum gehen können, die grossen Opfer einer weiten Reise unternehmen und meines Erachtens kaum Heilung finden können und Opfer einer irreführenden Propaganda und Heilanpreisung werden. Dieses Uebel sollte bald abgestellt werden. Hierzu wäre jedoch eine systematische Beobachtung des Hl. Müller-Czerny unter Zuziehung von Fachärzten nötig."[301] In einem Leserbrief aus dem Jahr 1920 werden die Vorkommnisse im Rosengarten geschildert: „Wen der Weg des öfteren vorüberführt an der Villa des Wunderdoktors Müller-Czerny […] sieht ständig eine Anzahl Leute, meist Auswärtige, die bisweilen stundenlang warten, um auf die Liste derer zu kommen, die abends um sieben zur Konsultation bzw. Behandlung kommen. Von genannter Stunde an ist das Haus überfüllt; bis zur Bodentreppe sitzen und stehen die Leute, Männer und Frauen, alte und junge."[302] Über Müller-Czerny und den Hergang der Heilungen berichtet der Zeitzeuge: „Ein mittelgroßer schlanker Mann von etwas fünfundsechzig Jahren. Graues, kurzgeschnittenes, gescheiteltes Haupthaar, kurzgeschnittener grauer Schnurrbart. Auf der langen, nach unten stark verdickten Nase ein goldgeränderter Kneifer, hinter dem graugrüne Augen uns mustern. Der ganze Mann gut angezogen: Gehrock mit seidener Weste. Er beginnt zu sprechen, öffnet einen breiten, häßlichen Mund, dem oben alle, untern die meisten Zähne fehlen […] Er begrüßt uns als seine ‚lieben, herzigen Freunde' und stellt fest, daß er nur Leute heile, die vom Arzt für unheilbar erklärt seien. Andere sollten das Lokal verlasen, andernfalls sie sich des Hausfriedensbruchs schuldig machten […] Die Hörer werden aufgefordert, ihre Gedanken auf ihr Leiden oder die Leiden ihnen Nahestehender zu richten. Die Männer entblößen ihr Haupt. Dann beginnt Herr Müller zu seinem ‚lieben, herzigen Gott' zu beten und um Kraft zu bitten. Segnend breitet er nun die Arme aus: ‚Im Namen Gottes, Ihr seid geheilt!'"[303]

Gustav Adolf Müller-Czerny wurde am 19. Mai 1862 in Frankfurt am Main geboren. Der Sohn des Journalisten Friedrich August Müller-Rentz machte zunächst eine Lehre als Kaufmann, ehe er sich gleichermaßen als Journalist betätigte. Er

---

[301] Ebenda.
[302] Zitiert nach Grosche, Heinz: Die „sensationellen Krankenheilungen" des Homburger Wunderdoktors. In: Frankfurter Allgemeine Zeitung, Nr. 87, 14.04.1988, S. 40.
[303] Ebenda.

arbeitete für ein Frankfurter Lokalblatt. Ab 1896 gab er die in Frankfurt am Main wöchentlich erscheinende „antisozialistische Zeitung" „Für Wahrheit und Recht", und von 1915 bis 1921 die Zeitung „Das Deutsche Blatt" heraus.[304] Mit Franziska Auguste, geborene Czerny, war er seit 17. Februar 1892 verheiratet.[305] Als Müller-Czerny 1920 in Bad Homburg seine Heiltätigkeit aufnahm, lebte er bereits von seiner Frau getrennt und hatte mit einer Geliebten ein Kind.

In seinen Zeitungen trat Müller-Czerny selbst als Autor in Erscheinung. Anhand der Artikel lässt sich seine Entwicklung vom Journalist zum Spiritist und Wunderheiler nachvollziehen. Ein ausgeprägtes Sendungsbewusstsein kam schon in seinen Artikeln, die bis ins Jahr 1920 primär politischen Inhalts waren, zum Ausdruck. In aggressiver Rhetorik schrieb Müller-Czerny über politische Themen. Dabei ließ er jedwede Neutralität vermissen und äußerte unverhohlen seine eigenen politischen Überzeugungen. In reißerischer Weise agitierte er für seinen, von nationalistischen, pro-monarchistischen, anti-republikanischen Ideen geprägten, Standpunkt. Dabei schreckte er nicht vor beleidigenden Anschuldigungen gegen Einzelpersonen zurück, was ihm im Laufe seiner Tätigkeit als Herausgeber diverse Verurteilungen einbrachte. Die erste erfolgte 1892 wegen öffentlicher Beleidigung, weitere folgten.[306] Außerdem nutzte Müller-Czerny seine Zeitung als Forum für Angriffe gegen persönliche Gegner. Einem langjährigen Bekannten, mit dem es über Geldgeschäfte zum Zerwürfnis gekommen war, unterstellte er in „Für Wahrheit und Recht" kurzerhand eine Affäre mit einer Angestellten. Der Beschuldigte klagte gegen Müller-Czerny, woraufhin dieser 1906 einmal mehr wegen öffentlicher Beleidigung zu eine Geldstrafe verurteilt wurde.[307] Müller-Czerny lebte zu diesem Zeitpunkt in Frankfurt am Main und bezeichnete sich als „Specialist für Sport und Militär".[308]

---

[304] Ebenda.
[305] HHStAW Abt. 469/6 Nr. 24: Amtsgericht Frankfurt a. M. an das Polizeipräsidium Frankfurt a. M., 10.10.1906.
[306] Ebenda.
[307] HHStAW Abt. 469/6 Nr. 24: Urteil des Schöffengerichts Frankfurt a. M. in der Privatklage Dambitsch gegen Müller-Czerny, Frankfurt a. M., 04.12.1906.
[308] HHStAW Abt. 469/6 Nr. 24: Gustav Adolf Müller-Czerny an das Amtsgericht Frankfurt a. M., Frankfurt a. M., 18.09.1906.

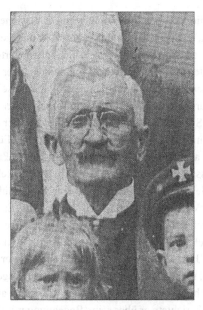

Abb. 8: Gustav Adolf Müller-Czerny
(1862-1922), umgeben von Pflegekindern

2.6.2 Müller-Czerny zum Spiritismus bekehrt

Ausschlaggebend für die spätere Heiltätigkeit Müller-Czernys muss die Begegnung mit dem Frankfurter Spiritist Karl Waßmann (1885-1941) gewesen sein. Als Herausgeber der Zeitungen „Deutscher Freigeist" und „Die Liebe", dem „Organ der Christkommunisten", prangerte Waßmann politische und soziale Missstände an. Beispielsweise beschuldigte er die Hersteller des Syphilis-Mittels „Salvarsan" und einige Krankenhausärzte, sie hätten das Mittel aus Profitgier zwangsweise an Prostituierten getestet. Diese Anschuldigung brachte ihm eine Gefängnisstrafe ein.[309] Im Jahr 1920 machte Waßmann mit Vorträgen über Spiritismus im Frankfurter Raum von sich Reden. Unter anderem hielt er in Bad Homburg mehrere gutbesuchte Vorträge, für die er von den Besuchern Eintrittsgeld kassierte. Er predigte den Spiritismus und referierte über ein „freies Menschentum, eine wahre christliche Einheitskirche, die Errettung der Prostituierten".[310] Die exotischen Themen lockten

---

[309] Frankfurter Biographie. Personengeschichtliches Lexikon, Band 2, hrsg. v. Wolfgang Klötzer. Frankfurt a. M.: Waldemar Kramer 1996, S. 534.
[310] In „Lokalnachrichten". In: Der Taunusbote, Nr. 197, 30.08.1920, S.2.

viele Interessierte in die Vorträge und lösten rege Diskussionen aus. In einem Zeitungsartikel heißt es: „Weniger Verständnis erweckten dagegen seine [Waßmanns] Ausführungen, die in das übersinnliche Gebiet hinüberwanderten. [...] Lächeln und Kopfschütteln erzeugten bei Vielen seine Mitteilungen über seinen Verkehr mit allen möglichen Geistern, die sich durch den Tisch ihm und seinen Glaubensgenossen offenbaren und durch deren Verkehr ihm angeblich hoher geistiger Gewinn zu Teil wurde. Zu seinen Seancen zu kommen, lud er alle Zweifler ein."[311] Auf die Vorträge machte Waßmann per Zeitungsanzeige aufmerksam. Für den Vortrag „Das Wunder" kündigte er an: „In diesem Vortrag wird Karl Waßmann unter anderem auch seine hochinteressanten Erlebnisse im persönlichen Verkehr mit der [...] zweifellos existierenden Geisterwelt schildern."[312] Mancherorts äußerte die Polizei Bedenken bezüglich der Vorträge und sprach ein Verbot aus. Es handle sich um groben Unfug, der lediglich auf die Dummheit der Zuhörer spekuliere und nur das Ziel verfolge, ihnen das Geld mit leichter Mühe aus der Tasche zu ziehen.[313] Waßmann verschwand Ende des Jahres 1920 nach München, nachdem er, so klagte der Autor eines Zeitungsartikels, monatelang die Taschen der Leute ausgequetscht habe.[314]

Bei Müller-Czerny hingegen stießen die Ideen Waßmanns auf reges Interesse. In „Das Deutsche Blatt" berichtete er über seine Begegnung mit dem bekannten Spiritisten. Eine spiritistische Privatsitzung bei Waßmann, schrieb Müller-Czerny euphorisch, habe ihm „jeden Zweifel an der spiritistischen Wahrheit" genommen: „Ich bin dem Herrn Schriftsteller Karl Waßmann, der es vortrefflich versteht mit den Abgeschiedenen zu verkehren, in höchstem Grade dankbar, weil er mich in die Lage versetzte, mich von dem gewaltigen Wert des Spiritismus zu überzeugen. Ich sehe heute ein, daß ein Zweifler nur der sein kann, der die Sache nicht kennt."[315] In der Folgezeit führte Müller-Czerny eigene spiritistische Experimente durch und berichtete darüber detailreich in „Das Deutsche Blatt". Es ist von Aufenthalten in dem Frankfurter Lokal „Zur blauen Glocke" die Rede, wobei es sich um ein „Lieblingslokal zahlreicher Spiritisten" gehandelt habe. Es dauerte nicht lange bis Müller-Czerny die erste erfolgreiche Kontaktaufnahme mit der Geisterwelt melden konnte.[316] Nach und nach erkannte er seine eigenen Fähigkeiten in Bezug auf den

---

[311] Ebenda.
[312] Ankündigung eines Vortrags von Karl Waßmann am 09.09.1920. In: Der Taunusbote, Nr. 205, 08.09.1920, S.4.
[313] Karl Waßmanns Vorträge verboten. In: Der Taunusbote, Nr. 249, 29.10.1920, S.2.
[314] Das Ende des Wunderdoktors und seines Schülers. In: Der Taunusbote, Nr. 251, 01.11.1920, S.2.
[315] Müller-Czerny, Gustav Adolf: Eine spiritistische Sitzung. In: Das Deutsche Blatt. Patriotische Wochenschrift zur Förderung aller Deutschen Interessen, Nr. 55, 24.11.1919, S. 2.
[316] Müller-Czerny, Gustav Adolf: Eine wunderbare spiritistische Sitzung. In: Das Deutsche Blatt. Patriotische Wochenschrift zur Förderung aller Deutschen Interessen, Nr. 57, 08.12.1919, S. 1-2.

Umgang mit Geistern. Jeder Schritt wurde haarklein in „Das Deutsche Blatt" dokumentiert. Im März 1920 artikulierte Müller-Czerny eindeutig seine übernatürlichen Fähigkeiten: „Durch meinen seit über 55 Jahren unerschütterlichen Glauben an Gott und seine wunderbare Macht und Gnade bin ich heute in der Lage zu tun, was viele andere Menschen leider nicht können. [...] Ich kann Hellsehen, Fernsuchen, Fernsehen, Fernahnen, Fernwollen. Ich kann Suggestion auf Einzelne und Massen ausüben! Ich kann Gedanken lesen. Ich kann des Menschen Vergangenheit erkennen. [...] Ich kann Menschen zwingen zu tun was ich will. [...] Ich habe in letzter Zeit viele Leute von Schmerzen befreit und chronische Leiden geheilt. [...] Aber ich darf dafür weder Geld noch Geldeswert nehmen ja noch nicht einmal ein Wort des Dankes. [...] Selbstredend benütze ich meine göttlichen Kräfte nur um dem großen Gott und den Menschen zu dienen. [...] Ich überhebe mich aber niemals über meine lieben Mitmenschen, denn ich bin nicht mehr als sie."[317] Im selben Monat veröffentlichte Müller-Czerny eine Prophezeiung, die er im Schlafzustand geschrieben haben wollte, und die ihm vom Geist des Roderich von Bern eingegeben worden sei.[318] Dieser Geist erwies Müller-Czerny im Laufe der Jahre seiner Heiltätigkeit gute Dienste. Waßmann erklärte später, die Wunderheilungen würden durch den hinter Müller-Czerny stehenden Geist des Roderich von Bern vollbracht. Die Verbindung zwischen dem real existierenden Müller-Czerny und dem durch ihn wirkenden Geist war offenbar so innig, dass der Wunderheiler sich alsbald Gustav Adolf Egmont Roderich Müller-Czerny nannte. Die Heiltätigkeit Müller-Czernys kristallisierte sich im Frühjahr des Jahres 1920 immer deutlicher heraus. Seine neu entdeckten Fähigkeiten gedachte er fortan für die Heilung seiner kranken Mitmenschen einzusetzen. Der „Doktor von Gottes Gnaden", wie Müller-Czerny sich selbst nannte, machte nunmehr in „Das Deutsche Blatt" auf seine Heiltätigkeit aufmerksam: „Meine Heilmethode ist so einfach, daß ich in einer Minute 1-2 Kranke heilen kann und zwar von jedem nur denkbaren Leiden."[319] Die zu diesem Zeitpunkt ausdrücklich kostenlosen Heilungen fanden alsdann in Frankfurt und Bad Homburg statt.[320] Mittlerweile waren alle Inhalte, die nichts mit der Person Müller-Czerny und seiner Heiltätigkeit zu tun hatten, aus „Das Deutsche Blatt"

---

[317] Müller-Czerny, Gustav Adolf: Was habe ich gelernt in letzter Zeit! In: Das Deutsche Blatt. Patriotische Wochenschrift zur Förderung aller Deutschen Interessen, Nr. 8, 22.03.1920, S. 1.
[318] Die nächste Zukunft. In: Das Deutsche Blatt. Patriotische Wochenschrift zur Förderung aller Deutschen Interessen, Nr. 9, 31.03.1920, S. 2.
[319] Müller-Czerny, Gustav Adolf: Meine lieben Mitbürger. Rettet alle Kranken. In: Das Deutsche Blatt. Patriotische Wochenschrift zur Förderung aller Deutschen Interessen, Nr. 14, 28.05.1920, S. 1.
[320] Vgl. Kostenlose Krankenheilung! In: Das Deutsche Blatt. Patriotische Wochenschrift zur Förderung aller Deutschen Interessen, Nr. 15, 09.06.1920, S. 2.

verschwunden. Die Zeitung diente Müller-Czerny nur noch als Forum für eine umfangreiche und effekthascherische Reklame in eigener Sache.

2.6.3 Müller-Czerny reagiert auf Anfeindungen

Nach gescheiterten Versuchen auch in anderen Städten seinen Heilbetrieb zu etablieren, ließ sich Müller-Czerny endgültig in Bad Homburg nieder. Unter anderem hatte er versucht, in Fulda Fuß zu fassen. Dort stieß er bei den Einwohnern aber offenbar auf Widerstand. Müller-Czerny hatte Dankschreiben von angeblich durch ihn geheilten Kranken veröffentlicht. Daraufhin erklärten mehrere Patienten öffentlich, dass die in ihrem Namen publik gemachten Heilungen nie stattgefunden hätten.[321] Der Bad Homburger Heilbetrieb wurde von der Presse zumeist äußerst kritisch kommentiert. Spöttisch heißt es in einem Artikel aus dem Jahr 1920: „Einen Wunderdoktor und Propheten stellt man sich gemeinhin anders vor, als jenen kleinen, alten Herren im Cutaway, mit gestreiften Hosen, hohem Stehkragen und breitem Ledergürtel über der Weste. Das ist Herr Müller-Czerny, der sich heute vor dem Schöffengericht wegen Beleidigung zu verantworten hatte [...] Herr Müller-Czerny ließ keinen Menschen zu Worte kommen. Er überstürzte Richter, Anwalt und Kläger mit einer wahren Flut von Phrasen".[322] Einmal mehr hatte sich Müller-Czerny mit seinen Tiraden in „Das Deutsche Blatt" zu weit aus dem Fenster gelehnt, was ihm ein weiteres Verfahren wegen Beleidigung eingebracht hatte.[323] Die Diskussion über angeblich gefälschte Dankschreiben, die Müller-Czerny zu Hunderten in „Das Deutsche Blatt" veröffentlichte, hielt an. Doch der Zustrom von Kranken nach Bad Homburg blieb davon unbeeinträchtigt. Außerdem wurde Müller-Czerny nicht müde, sich in seiner Zeitung zu erklären und Angriffe seiner Gegner zu entkräften. Zu den Vorwürfen bezüglich der Dankschreiben schrieb er: „Wer kann mir nachweisen, daß ich, wie ehrlose Zeitungsmacher veröffentlichen, ein Schwindler wäre? Glaubt man denn wirklich, daß ich Heilungen veröffentlichen dürfte, die nicht stattgefunden? Glaubt man wirklich, daß ich mir fortgesetzt Urkundenfälschungen erlauben könnte ohne Strafe zu erhalten? Oder glaubt man, das deutsche Volk würde zu mir kommen zu Hunderttausenden, wenn es nicht meine Wunder selbst gesehen? [...] Gott, der wunderbare Vater, hat mir Kräfte verliehen, die selbst Jesus Christus, Sein herziger Sohn nicht hatte. Das ist glatt zu beweisen. Trotzdem will ich nichts sein, ja das Wort ‚Mensch' beleidigt mich, denn ich will

---

[321] In „Lokalnachrichten". In: Der Taunusbote, Nr. 195, 27.08.1920, S.2.
[322] Der „Wunderdoktor" und „Prophet" vor Gericht. In: Der Taunusbote, Nr. 202, 04.09.1920, S.2.
[323] Ebenda.

mit den Lebenden dieses Planeten nichts gemein haben."[324] Kritik an seiner Person kommentierte er verärgert: „Die Tage der Qualen, welche ich in dem von Gott verfluchten Homburg leider verleben mußte, gehen ihrem Ende entgegen. Ich bin nicht gewillt länger unter einer Herde Menschen zu leben, welche für Geld Zeitungsleute in Frankfurt und Mainz kauft, um mich planlos verleumden zu lassen."[325]

Mitte des Jahres 1921 empfing Müller-Czerny nur noch an zwei Tagen in der Woche Patienten zu den Massenheilungen in seiner Bad Homburger Villa. Die Preise für eine Einzelhandlung hatte er mittlerweile auf 60 Mark erhöht. Zum gleichen Preis gehörten auch Fernheilungen per Brief zum Angebot des Wunderheilers.[326] Die Patienten sollten ihr gesundheitliches Anliegen brieflich vortragen – selbstverständlich unter Beifügung des Honorars in bar. Unverhohlen stilisierte sich Müller-Czerny weiterhin als Auserwählter Gottes. In seinen Artikeln wurde deutlich, dass er sich längst selbst als die zentrale Figur innerhalb des von ihm propagierten Spiritismus sah: „Die Hauptsache ist, daß ein Spiritist von Gottesgnaden z. B. Menschen auf Fernwunsch töten und krank machen kann. [...] Ein solcher Mensch ist für dieses Leben alsdann unrettbar verloren, so wie der Schreiber dieser Zeilen für immer von den Menschen getrennt ist, weil er als vollkommener Spiritist niemals den Menschen mehr als gleichberechtigt anschauen kann. Er verachtet bis zu einem gewissen Grade den Menschen und bemitleidet ihn aus ganzem Herzen, weil das arme menschliche Geschöpf und sei es ein Käfer oder der höchste Gelehrte wie ein Esel dasteht, wenn er Spiritismus begreifen lernen soll."[327] Und immer wieder berichtete er von den durch ihn vollbrachten Wunderheilungen: „Ich habe, so wunderbar es klingen mag, in wenigen Monaten viele tausend Blinde geheilt. Das ist sicherlich interessant. Zu mir kommen die Blinden und sehen sich nach der Heilung Homburg und Frankfurt an. Mehr kann man in einer Zehntelsekunde wohl nicht erreichen."[328] Während Müller-Czerny anfangs noch behauptet hatte, jeden Patienten, gleichgültig an welcher Krankheit er litt, in Sekundenschnelle heilen zu

---

[324] Müller-Czerny, Gustav Adolf Egmont Roderich: Die fortgesetzten maßlosen Verleumdungen meiner Person! In: Das Deutsche Blatt. Wochenschrift zur Förderung des Deutschen Volkswohles, Nr. 2, 25.01.1921, S.1.

[325] Müller-Czerny, Gustav Adolf Egmont Roderich: Mein letztes Wort an das deutsche Volk! In: Das Deutsche Blatt. Wochenschrift zur Förderung des Deutschen Volkswohles, Nr. 3, 15.02.1921, S.1-2, hier S. 1.

[326] Vgl. Winke für die Heilungsuchenden. In: Das Deutsche Blatt. Zeitschrift zur Förderung des Deutschen Volkswohles, Nr. 13, 25.09.1921, S.1.

[327] Müller-Czerny, Gustav Adolf Egmont Roderich: Die vor der Türe stehende Rettung Deutschlands! In: Das Deutsche Blatt. Wochenschrift zur Förderung des Deutschen Volkswohles, Nr. 1, 08.01.1921, S.1-2, hier S. 1.

[328] Etwas von der Blindenheilung. In: Das Deutsche Blatt. Wochenschrift zur Förderung des Deutschen Volkswohles, Nr. 2, 25.01.1921, S.2.

können, schränkte er im Verlauf seiner Tätigkeit diese Aussage ein. Offenbar galt es, stattgefundene Misserfolge zu erklären. Auch in dieser Beziehung zeigte sich der Wunderdoktor äußerst kreativ: wo eine Heilung durch ihn ausbleibe, müsse es sich um einen schlechten Menschen handeln. Gott befehle ihm, in solchen Fällen keinen Einfluss auf die Krankheit zu nehmen.[329] Kleinlaut räumte er ein: „Helfen kann ich nicht, wo es sich um schlechte Menschen, Verbrecher oder Gottlose handelt. Wer den lieben herzigen Vater im Himmel verleugnet, der brauch auch Seine Gnade nicht zu genießen und wer Ihn lästert, den strafe ich nach Gottes Wille."[330] Eine Garantie für den Heilerfolg könne er schon gar nicht übernehmen, denn seine Heilungen lägen schließlich in Gottes Hand.[331]

Schließlich fand eine weitere Einschränkung Eingang in die Texte Müller-Czernys. Er machte darauf aufmerksam, nur Kranke zu heilen, die von einem Arzt als unheilbar erkannt worden seien. Wer sich in ärztlicher Behandlung befinde, dürfe dieselbe wegen ihm nicht aufgeben. Er habe nicht die Absicht, Patienten vom Arzt fernzuhalten oder demselben zu entziehen.[332] „Die Aerztewelt würde mit Recht ungehalten sein", erklärte er, „wenn ich Krankheiten die jeder Arzt heilen kann, heilen würde."[333] Inwiefern diese Zugeständnisse an die Ärzteschaft auf gezielte Angriffe von Seiten der Ärzte zurückgingen, ist unklar. Müller-Czernys Reklame richtete sich alsdann an die von der wissenschaftlichen Medizin Enttäuschten und hoffnungslose Fälle: „Wer den Versuch unterläßt, mich zu besuchen, wenn ihn der Arzt aufgegeben oder wer unversucht läßt, bei mir eine Probe auf Fernheilung zu machen, wenn kein Mensch mehr heilen kann, dem schadet es nichts wenn er stirbt, denn ich bin der billigste Arzt, da ich für Heilung und Fernheilung nur lumpige 50 Mark erhebe. In so viel zehntausenden von Fällen erreicht man Heilung, da wo der Arzt, nachdem er viele Tausende Mark gekostet hat, nicht mehr helfen konnte für nur 50 Mark. Umsonst kann ich nicht mehr heilen, denn meine Spesen sind gewaltig und die Zahl der bei mir Hilfe Suchenden die unbemittelt, ist Legion."[334]

---

[329] Müller-Czerny, Gustav Adolf Egmont Roderich: Mein letztes Wort an das deutsche Volk! In: Das Deutsche Blatt. Wochenschrift zur Förderung des Deutschen Volkswohles, Nr. 3, 15.02.1921, S. 1-2.

[330] Ebd., S. 1.

[331] Winke für die Heilungsuchenden. In: Das Deutsche Blatt. Zeitschrift zur Förderung des Deutschen Volkswohles, Nr. 13, 25.09.1921, S.1.

[332] Ebenda.

[333] An die Leidenden. In: Das Deutsche Blatt. Wochenschrift zur Förderung des Deutschen Volkswohles, Nr. 4, 25.02.1921, S.2.

[334] [Müller-Czerny, Gustav Adolf]: Der Sieg meiner Heilkräfte! In: Das Deutsche Blatt. Zeitschrift zur Förderung des Deutschen Volkswohles, Nr. 11, 28.07.1921, S.1-2, hier S. 2.

2.6.4 Betrüger oder Wahnsinniger – Müller-Czerny unter Anklage

Bereits Ende des Jahres 1920 wurden die Behörden auf das Treiben Müller-Czernys aufmerksam. Eine Nummer von „Das Deutsche Blatt" gelangte bis ins Preußische Ministerium für Volkswohlfahrt in Berlin, wo man sich entschied, weitere Erkundigungen einzuholen. An den Preußischen Regierungspräsidenten in Wiesbaden erging der Auftrag, Nachforschungen über Müller-Czerny anzustellen. Im Detail wollte man wissen, seit wann der Heilbetrieb bestehe und wie groß der Andrang sei, ob Müller-Czerny eine Bezahlung von seinen Patienten verlange, falls ja, wie hoch selbige ausfalle und ob bereits Gesundheitsschädigungen durch die Behandlung Müller-Czernys bekannt geworden seien.[335] Daraufhin nahm der Regierungspräsident Kontakt mit dem Landrat in Bad Homburg auf. Der Fall Müller-Czerny zog immer weitere Kreise. Bis dato hatte der Landrat „davon abgesehen [...] gegen Müller-Czerny polizeilich einzuschreiten und zwar aus dem Grunde, weil es Müller-Czerny doch verstanden hätte, eine etwaige Verurteilung, die ihn doch nicht fühlbar getroffen haben würde, zu seinem Vorteil auszunutzen und bei dem leichtgläubigen, unwissenden Volke sich den Schein eines Märtyrers zu geben."[336] Wenn die Behörden nur möglichst wenig Aufheben um Müller-Czerny machten, würde sich die Angelegenheit von selbst erledigen. Die Polizei solle lediglich für Ruhe und Ordnung in der Umgebung des Hauses sorgen.[337] Mit dieser passiven Haltung wollte sich der Regierungspräsident indes nicht abfinden. Er überlegte wie Müller-Czerny auf juristischem Wege am besten beizukommen sei. Die Ergebnisse seiner Nachforschungen und seine Vorschläge bezüglich des weiteren Vorgehens meldete er postwendend zurück nach Berlin. Seiner Meinung nach sei eine Verfolgung Müller-Czernys aufgrund der „Ausübung der Heilkunde im Umherziehen", gemäß Paragraph 55 und 56a der Reichsgewerbeordnung, zu erwägen. Hier berief er sich offenbar auf Müller-Czernys Versuche, in mehreren Städten einen Heilbetrieb aufzubauen, bevor er sich letztlich in Bad Homburg niedergelassen hatte. Von Seiten der Landratsämter in Hildburghausen und Fulda, sowie von der Staatsanwaltschaft in Ingolstadt waren bei der Polizei in Gonzenheim entsprechende Erkundigungen über Müller-Czerny eingeholt worden. Offenbar hatte sich Müller-Czerny dort ebenfalls als Wunderheiler zu profilieren versucht. Außerdem zog der Regierungspräsident eine Verfolgung wegen Betruges, gemäß Paragraph

---

[335] GStA PK, I. HA Rep. 76 Kultusministerium, VIII B Nr. 1333: Der Preußische Minister für Volkswohlfahrt an den Regierungspräsidenten in Wiesbaden, Berlin, 14.01.1921.
[336] GStA PK, I. HA Rep. 76 Kultusministerium, VIII B Nr. 1333: Der Regierungspräsident in Wiesbaden an den Preußischen Minister für Volkswohlfahrt, Wiesbaden, 11.02.1921.
[337] Ebenda.

263 des Strafgesetzbuchs in Betracht. Möglicherweise sei auch „eine Bestrafung wegen Zuwiderhandlung gegen die für den Regierungsbezirk Wiesbaden geltende Polizeiverordnung betr. Ausübung der Heilkunde durch nicht approbierte Personen vom 13. September 1902 [...] zu erreichen."[338] In der Verordnung heißt es: „Oeffentliche Anzeigen von nicht approbierten Personen, welche die Heilkunde gewerbsmäßig ausüben, sind verboten, sofern sie über Vorbildung, Befähigung oder Erfolge dieser Personen zu täuschen geeignet sind oder prahlerische Versprechungen enthalten."[339] Der kritische Leser mochte bei der Lektüre der Anpreisungen Müller-Czernys in „Das Deutsche Blatt" diesen Tatbestand durchaus als erfüllt betrachten. Laut der genannten Verordnung war fernerhin die öffentliche Ankündigung einer Behandlungsmethode verboten, wenn der Methoden darin besondere, über ihren wahren Wert hinausgehende Wirkungen beigelegt, oder das Publikum durch die Art der Anpreisung irregeführt oder belästigt werde.[340] Der Regierungspräsident äußerte jedoch gleichzeitig Bedenken hinsichtlich eines Gerichtsverfahrens, und zwar insofern, als dass eine Geisteskrankheit, die er bei Müller-Czerny vermutete, einer Verurteilung wohl im Wege stehen würde. Denn schließlich war nach Paragraph 51 des Strafgesetzbuchs eine „strafbare Handlung [...] nicht vorhanden, wenn der Täter zur Zeit der Begehung der Handlung sich in einem Zustande von Bewusstlosigkeit oder krankhafter Störung der Geistestätigkeit befand, durch welchen seine freie Willensbildung ausgeschlossen war."[341] Und tatsächlich sollte sich diese Befürchtung im weiteren Verlauf noch bewahrheiten. Doch für diesen Fall hatte sich der findige Regierungspräsident schon eine Lösung einfallen lassen. Sollte bei Müller-Czerny gerichtlich tatsächlich eine Geisteskrankheit festgestellt werden, könne man sich diesen Umstand zu Nutze machen, indem man die Bevölkerung vor dem geisteskranken Müller-Czerny warne. Das heißt, sollte auf formal juristischem Wege eine Verurteilung nicht möglich sein, hielt der Regierungspräsident eine öffentliche Diskreditierung Müller-Czernys, durch Publikmachen der Geisteskrankheit, für legitim. Abschließend bat er um die Mitwirkung der Kreisärzte. Sie sollten den Heilungen Müller-Czernys beiwohnen um später als sachverständige Zeugen zur Verfügung zu stehen.[342]

---

[338] Ebenda.
[339] Polizei-Verordnung betr. gewerbsmäßige Ausübung der Heilkunde von Personen, die nicht approbiert sind. In: Amtsblatt der Königlichen Regierung zu Wiesbaden, ohne Bandnummer (1902), S. 472.
[340] Ebenda.
[341] Das Reichs-Strafgesetzbuch mit besonderer Berücksichtigung der Rechtsprechung des Reichsgerichts. Berlin: De Gruyter 1922, S. 223.
[342] GStA PK, I. HA Rep. 76 Kultusministerium, VIII B Nr. 1333: Der Regierungspräsident in Wiesbaden an den Preußischen Minister für Volkswohlfahrt, Wiesbaden, 11.02.1921.

Im Frühjahr 1921 nahm die Staatsanwaltschaft beim Landgericht Frankfurt am Main Ermittlungen gegen Müller-Czerny und seine Geliebte Luise Moritz-Ewald, die offenbar an dem Heilbetrieb beteiligt war und ihrerseits behauptete, von Müller-Czerny geheilt worden zu sein, auf. Im Zentrum der Ermittlungen standen die in „Das Deutsche Blatt" veröffentlichten Dankschreiben. Müller-Czerny wurde vorgeworfen selbige gefälscht zu haben. Patienten, von denen die Dankschreiben angeblich stammten, gaben an, von Müller-Czerny nicht geheilt worden zu sein, mit ihrem Namen sei Missbrauch getrieben worden. Die Staatsanwaltschaft sah damit den Tatbestand des Betrugs erfüllt.[343] Es folgten Strafanträge wegen Wuchers und Erregung öffentlichen Ärgernisses.[344] Im Rahmen der Voruntersuchung wurden 65 ehemalige Patienten Müller-Czernys als Zeugen vernommen.[345] Davon gaben 43 an, nach der Behandlung keine Besserung erlangt zu haben. Der andere Teil der Patienten glaubte allerdings, von Müller-Czerny geheilt worden zu sein. Dabei handelte es sich jedoch, so heißt es im Gerichtsbeschluss, um Patienten mit „nervösen Leiden".[346] Es stellte sich heraus, dass Müller-Czerny seine Patienten direkt nach der Konsultation einen Zettel unterschreiben ließ, der ihre Heilung bestätigte. Auch einige der Patienten, die später zu Protokoll gaben nicht geheilt worden zu sein, hatten den Zettel unterschrieben. Müller-Czerny benutzte diese Zettel als Danksagungen um für sich Reklame zu machen.[347]

Um endlich Klarheit über den Geisteszustand Müller-Czernys zu bekommen, wurden psychologische Gutachten in Auftrag gegeben. Die Gutachter waren sich zumindest dahingehend einig, dass bei Müller-Czerny in der Tat eine Psychopathologie vorlag.[348] Professor Julius Raecke (1872-1930), Psychiater in der Irrenanstalt in Frankfurt am Main, nannte Müller-Czerny in seinem Gutachten einen „psychopathischen Phantast", der mit seiner abnormen Reizbarkeit und Bildung überwertiger Ideen dauernd hart an der Grenze geistiger Gesundheit stehe und bei seinen abergläubischen-spiritistischen Betätigungen vorübergehend in seelische Ausnah-

---

[343] Betrugsverfahren gegen den Wunderdoktor Müller-Czerny. In: Der Taunusbote, Nr. 64, 17.03.1921, S.2.
[344] Grosche, Heinz: Die „sensationellen Krankenheilungen" des Homburger Wunderdoktors. In: Frankfurter Allgemeine Zeitung, Nr. 87, 14.04.1988, S. 40.
[345] Bedauerlicherweise konnten die einzelnen Zeugenaussagen aus dem Ermittlungsverfahren der Staatsanwaltschaft Frankfurt a. M. nicht gefunden werden. Vermutlich hätten sich daraus weitere Erkenntnisse über die Behandlung bei Müller-Czerny ergeben.
[346] GStA PK, I. HA Rep. 76 Kultusministerium, VIII B Nr. 1333: Beschluss des Landgerichts Frankfurt a. M., Strafkammer Ia in der Strafsache gegen Gustav Adolf Müller-Czerny und Luise Moritz-Ewald, 25.10.1921.
[347] Ebenda.
[348] Vom Homburger „Wunderdoktor". In: Volksstimme. Sozialdemokratisches Organ für Südwestdeutschland, Nr. 251, 26.10.1921, Beilage, S. 2.

mezuzstände geraten möge. Es sei nicht auszuschließen, dass „er in zornigem Affekt oder in der Begeisterung seiner vermeintlichen Wunderheilungen vorübergehend in geistige Störung mit Aufhebung der freien Willensbildung" verfalle. Wichtig sei jedoch die Frage, ob Müller-Czerny tatsächlich „erfundene oder auf unlautere Weise erschlichene Danksagungen für vorgebliche Heilungen wiederholt methodisch veröffentlicht" habe. In diesem Fall seien die Voraussetzungen für Straffreiheit aufgrund von Geisteskrankheit nicht mehr gegeben.[349] Eine Verurteilung wegen Betrugs war nach seiner Ansicht also nicht ausgeschlossen. Anders sah es der Psychiater Professor Kurt Goldstein (1878-1965) vom Neurologischen Institut der Universitätsklinik in Frankfurt am Main. Er attestierte Müller-Czerny Rededrang, Gedankenflucht, Kritiklosigkeit, Größenideen und eine abnorme Affektlage. Außerdem habe er eine „abnorme Einstellung gegenüber der Umwelt und ein System von krankhaft fundierten Vorstellungen ausgebildet [...], die sich in Reden wie Handeln" äußerten.[350] Die „Wirksamkeit als Wunderdoktor" begründete Goldstein folgendermaßen: „Seine [Müller-Czernys] Wirkung hierbei beruht in einer ausserordentlich grossen Suggestivkraft, die von ihm ausgeht und die sehr wesentlich, abgesehen von einer ihm angeborenen Einfühlung in die Seelenregungen anderer, aus der Sicherheit, die der eigene Glaube an den Erfolg verleiht, fliesst."[351] Zwar sei eine freie Willensbildung im Sinne des Gesetzes nicht generell ausgeschlossen, aber Müller-Czerny handle „unter dem Einfluss dieser kolossal affekt-betonten und für ihn zwingenden Ideen". Er sei von seiner Heilkraft wahrscheinlich tatsächlich überzeugt und zumindest diesbezüglich in seiner freien Willensbildung eingeschränkt.[352] Müller-Czerny reagierte auf die Versuche, ihm die geistige Gesundheit abzusprechen, in gewohnter Manier: „Man möchte, wenn es ginge, mich gar zu gerne auch zum Narren stempeln. Gut, dann bin ich ein Narr, der mehr kann als alle Gelehrten zusammen."[353] Die Angriffe durch Frankfurter Ärzte und Juristen könnten ihm nichts anhaben. Bezüglich des anstehenden Prozesses äußerte er sich optimistisch: „Ich will und muß es zum Prozeß bringen, damit ich in die Lage komme, nachzuweisen, was ich bin und was ich kann. Aber mit wenigen Zeugen ist das nicht abgetan das weiß Jedermann."[354] Als die „Homburger Zeitung" über

---

[349] GStA PK, I. HA Rep. 76 Kultusministerium, VIII B Nr. 1333: Gutachten über Gustav Adolf Müller-Czerny von Prof. Dr. Raecke, Frankfurt a. M., 07.09.1921.
[350] GStA PK, I. HA Rep. 76 Kultusministerium, VIII B Nr. 1333: Gutachten über Gustav Adolf Müller-Czerny von Prof. Dr. Goldstein, Frankfurt a. M., ohne Datum.
[351] Ebenda.
[352] Ebenda.
[353] [Müller-Czerny, Gustav Adolf]: Ein gewaltiger Sieg über meine Feinde, auch die der Justiz (§ 193). In: Das Deutsche Blatt. Zeitschrift zur Förderung des Deutschen Volkswohles, Nr. 7, 27.04.1921, S. 1-2, hier S. 1.
[354] Ebd., S. 2.

die psychologischen Gutachten berichtete, verklagte Müller-Czerny die Zeitung kurzerhand wegen verleumderischer Beleidigung und Geschäftsschädigung.[355]
Die Gutachten brachten die Staatsanwaltschaft in eine schwierige Lage. Einerseits war zu befürchten, dass Müller-Czerny, selbst wenn der Tatbestand des Betrugs erfüllt war, aufgrund seines Geisteszustandes nicht bestraft werden könnte. Andererseits war die Geisteskrankheit nicht gravierend genug, um ihn zwangsweise in einem Irrenhaus unterzubringen. Der Staatsanwaltschaft blieb deshalb nichts anderes übrig, als die Anklage wegen Betrugs gegen Müller-Czerny fallen zu lassen. Dem Angeklagten sei nicht zu widerlegen gewesen, von seiner Heilkraft überzeugt zu sei. Luise Moritz-Ewald war ebenfalls nicht nachzuweisen, dass sie nicht von der Heilkraft ihres Geliebten überzeugt war.[356] Der zuständige Staatsanwalt äußerte sich gegenüber dem Preußischen Regierungspräsidenten enttäuscht darüber, Müller-Czerny für sein betrügerisches Handeln nicht habe zur Rechenschaft ziehen können. „Es scheint dringend geboten", mahnt er in einem Schreiben, „aus sicherheitspolizeilichen Gründen mit Verwaltungsmassnahmen gegen Müller-Czerny vorzugehen und seinem in hohem Grade gemeingefährlichen Treiben einen Riegel vorzuschieben, wie dies auch in der gesamten Presse immer wieder verlangt wird."[357] Er verwies derweil auf die Zuständigkeit der Polizei.[358]

2.6.5 Letzte Prophezeiungen

Alle Versuche den Heilbetrieb Müller-Czernys zu unterbinden und den Wunderheiler zu verurteilen waren gescheitert. Durch das juristische Vorgehen hatte weder das Sendungsbewusstsein Müller-Czernys gelitten, noch hatte der Andrang Kranker abgenommen. Die öffentliche Beachtung rief aber offenbar Trittbrettfahrer auf den Plan, die vielerorts auftauchten und sich als Wunderheiler Müller-Czerny ausgaben. Der echte Wunderdoktor sah sich gezwungen, vor derlei Machenschaften zu warnen.[359] Müller-Czerny ging indes gänzlich in seiner Rolle als Prophet und Wunderheiler auf. Unbeirrt verkündete er den Spiritismus: „Wunder ganz gewalti-

---

[355] Grosche, Heinz: Die „sensationellen Krankenheilungen" des Homburger Wunderdoktors. In: Frankfurter Allgemeine Zeitung, Nr. 87, 14.04.1988, S. 40.
[356] GStA PK, I. HA Rep. 76 Kultusministerium, VIII B Nr. 1333: Beschluss des Landgerichts Frankfurt a. M., Strafkammer Ia in der Strafsache gegen Gustav Adolf Müller-Czerny und Luise Moritz-Ewald, 25.10.1921.
[357] GStA PK, I. HA Rep. 76 Kultusministerium, VIII B Nr. 1333: Oberstaatsanwalt Müller an den Regierungspräsidenten in Wiesbaden, Frankfurt a. M., 29.10.1921.
[358] Ebenda.
[359] Warnung vor Schwindlern. In: Der Taunusbote, Nr. 227, 28.09.1921, S. 2.

ger Art tue ich heute schon, das geben bereits gar viele Gelehrte und hunderttausende Geheilter zu. Aber diese Wunder werden sich auch bald in anderer Form als seither kund tun. Es werden Dinge kommen, die die Menschheit nicht für möglich gehalten hat, die das Staunen nicht allein der unklugen Deutschen, sondern der ganzen gebildeten Erde herausfordern werden. Und wenn solche Dinge geschehen, dann vergesse man niemals, daß das weiter nichts als Spiritismus ist. [...] Darum ihr Gläubigen, ihr lieben Brüder und Schwestern, schart euch um mich und helft mir durch Verbreitung der Wahrheit des Spiritismus, die arme, so tief gesunkene Menschheit wieder glücklich machen. Zeigt den Machthabern, daß sie alle nicht in der Lage sind, Gottes Wille auf den Kopf zu stellen."[360] So überzeugt Müller-Czerny von seinen übernatürlichen Fähigkeiten auch war, bei ihm selbst versagte das Wunder offenbar. Überraschend verstarb er am 28. April 1922 im Alter von 59 Jahren nach einer Operation im Allgemeinen Krankenhaus in Bad Homburg.[361] Die Erscheinung von „Das Deutsche Blatt" war bereits Ende des Jahres 1921 eingestellt worden. Was sich zwischen der Einstellung der Zeitung und dem Tod Müller-Czernys abspielte, ist nicht bekannt. Zwei Wochen nach Müller-Czernys Tod kündigte ein gewisser Professor Doktor Freytag aus Wiesbaden per Zeitungsannonce an, er habe Müller-Czernys Praxis für „Gesundbeten und Fernbehandlung" übernommen.[362] Wahrscheinlich handelte es sich dabei um einen gewieften Trittbrettfahrer, der den Tod des bekannten Wunderheilers ausnutzen wollte. Über seinen Tod hinaus sorgte Müller-Czerny für Schlagzeilen. In seinem Haus wurden 570.000 Mark in bar gefunden. 120.000 Mark trug er in einer Tasche im Krankenhaus bei sich als er starb.[363] Zu Lebzeiten hatte sich Müller-Czerny durchaus wohltätig gezeigt: er hatte Pflegekinder in seinem Haus versorgt und arme Familien finanziell unterstützt.[364] Auf dem Bad Homburger Marktplatz hatte er vor Weihnachten des Jahres 1921 Bargeld an die Passanten verschenkt, was selbstredend nicht ohne entsprechenden Tumult abgelaufen war.[365] Nach Müller-Czernys Tod entbrannte ein Erbstreit zwischen seiner Frau, von der er seit Jahren getrennt gelebt hatte, und seiner Geliebten Luise Moritz-Ewald, die im Testament als Erbin eingetragen war. Ein letztes Mal beschäftigte der Wundermann die Gerichte. Beide Par-

---

[360] Müller-Czerny, Gustav Adolf: Der Spiritismus die höchste und edelste Religion. In: Das Deutsche Blatt. Zeitschrift zur Förderung des Deutschen Volkswohles, Nr. 13, 25.09.1921, S. 2-3, hier S. 3.
[361] Stadtarchiv Bad Homburg, Sterbebücher, Jahrgang 1922, S. 88: Sterbeurkunde von Gustav Adolf Müller-Czerny, 28.04.1922.
[362] Annonce eines Prof. Dr. Freytag. In: Aschaffenburger Zeitung, Nr. 110, 12.05.1922, ohne Seite.
[363] In „Lokalnachrichten". In: Der Taunusbote, Nr. 101, 01.05.1922, S. 2.
[364] Grosche, Heinz: Die „sensationellen Krankenheilungen" des Homburger Wunderdoktors. In: Frankfurter Allgemeine Zeitung, Nr. 87, 14.04.1988, S. 40.
[365] In „Lokalnachrichten". In: Der Taunusbote, Nr. 300, 23.12.1921, S. 1.

teien ließen sich im Juni 1923 auf einen Vergleich ein.[366] Das Erbe dürfte bis zu diesem Zeitpunkt durch die Inflation allerdings wertlos geworden sein.

2.7 Beim „Meister des festen Willens" Jacob Neumann

In einer Parterrewohnung im Haus Dortmunder Straße 10 in Berlin hatte der „Moabiter Coué", der „Meister des festen Willens" seine Praxis. Der selbsternannte „Gesundheitshelfer" und „Seelenberater" Jacob Neumann sorgte in den Jahren 1927/28 in Berlin für Aufsehen.[367] In Moabit machten Zettel folgenden Inhalts die Runde: „Der feste Wille macht gesund, so lehrt der Gesundheitshelfer und Seelenberater ‚Meister des festen Willens', und das ist Wahrheit! Alle Kranken und Verzweifelten werden umsonst belehrt und gesund gemacht. Jakob M. Neumann aus Wien."[368]

Neumann, zu diesem Zeitpunkt 68 Jahre alt, behandelte seine Patienten mittels Suggestion. Er glaubte, jede Krankheit heilen zu können, indem er, durch Einreden auf den Patienten, den unbedingten Willen zur Gesundung erzeugte. Auf die Methode wollte Neumann durch eine eigene schwere Erkrankung gekommen sein, von der er glaubte, sie durch den eigenen „festen Willen" überwunden zu haben. Die kostenlose Behandlung wurde im März des Jahres 1927 angeblich etwa 60 Patienten pro Tag zuteil. In seiner Praxis verkaufte Neumann für eine Mark eine Broschüre, in der er unter anderem von seiner eigenen Krankengeschichte berichtete. Außerdem wurden verschiedene, in der Apotheke verfügbare Medikamente direkt an die Patienten verkauft oder verschrieben.[369] Ein Reporter berichtete über die Behandlung einer Frau, die angeblich seit 34 Jahren taub gewesen war und dank Neumann ihr Gehör wiedererlangte. Neumann und die Patientin seien sich gegenüber gesessen, wobei er die Frau mit einem „starren Blick" angeschaut habe. Dem Reporter erklärte Neumann: „Sehen Sie, junger Mann, ich habe hier einen Magnet. Wenn jemand einen festen Willen hat, steht der Magnet still, sonst schwankt er. Ich entfalte jetzt meine magischen Kräfte. Fest hersehen, Kindchen, und immer denken: Ich will, will, will!" Weiter heißt es: „Der ‚Meister des festen Willens' beschrieb mit den Händen magische Linien in der Luft, als ob er Aale fangen wollte.

---

[366] Das Testament des Wunderdoktors. In: Der Taunusbote, Nr. 130, 06.06.1923, S. 2.
[367] GStA PK, I. HA Rep. 76 Kultusministerium, VIII B Nr. 1335: Der Polizeipräsident Berlin an den Preußischen Minister für Volkswohlfahrt, Berlin-Schönefeld, 17.11.1927.
[368] Doege, Wilhelm: „Der Meister des festen Willens." In: Vorwärts, Nr. 136, 22.03.1927, Beilage „Unterhaltung und Wissen", ohne Seite.
[369] Ebenda.

Ich mochte durch Lachen nicht stören und biß mir auf die Lippen. ‚Der Magnet steht still!' verkündete Neumann. ‚Die Frau hat einen festen Willen!' Dann machten beide Rumpfbeugungen und holten tief Luft, die sie mit Geräusch wieder ausstießen, wie erschöpfte Möbelträger." Der skeptische Reporter kam zu dem Schluss: „Man wundert sich, daß Menschen an dieses Wunder glauben."[370] Doch offenbar nahm die Popularität Neumanns in der Folgezeit trotz seiner ungewöhnlichen Methode erheblich zu. Im Mai des Jahres 1927 soll er 600 bis 700 Patienten pro Tag behandelt haben.[371] Angehörige aller sozialen Schichten fanden sich in dem Behandlungsraum Neumanns ein, von dem ein Beobachter berichtete: „Man betritt das Zimmer, in dem er behandelt: es sieht durchaus nicht aus, als ob man bei einem Arzt wäre, sondern so wie alle gut ‚möblierten Zimmer'."[372] Zur Einstimmung der Wartenden auf die bevorstehende Beeinflussung ihrer Gedankenwelt, lagen im Wartebereich die Dankschreiben zufriedener Patienten aus, denen Neumann bei den unterschiedlichsten Krankheiten wie Asthma, Taubheit, Flechten, Schielen und Schlaflosigkeit geholfen hatte. An Sendungsbewusstsein fehlte es Neumann sicher nicht. So soll er darum gebeten haben, im Radio sprechen zu dürfen, um noch mehr Kranken durch die Übertragung seines „festen Willens" helfen zu können.[373]

Die Tätigkeit Neumanns, insbesondere die eigentümliche Behandlungsmethode, wurde von der Presse selbstredend gerne aufgegriffen. Den reißerischen, und in manchem Kranken sicher auch Hoffnung erweckenden Schilderungen in den Artikeln wiederum verdankte Neumann seine Bekanntheit, was sicher nicht ohne Auswirkung auf die Patientenzahlen blieb. Ein anderer Berichterstatter schrieb über einen Besuch bei Neumann: „Von den mir vorgeführten Patienten waren manche blind oder so gut wie blind gewesen: jetzt konnten sie wieder sehen, und ihr Sehvermögen besserte sich von Tag zu Tag. Andere waren schwerhörig oder geradezu taub gewesen und erfreuten sich jetzt eines fast normalen Gehörs; wieder andere waren stumm und hatten die Sprache wieder gewonnen."[374] Noch wundersamer mutet die Geschichte von Neumanns Frau an, „die durch vorzeitige Arterienverkalkung jahrelang an das Zimmer, zum Teil an das Bett gefesselt war, unter der Behandlung Neumanns aber mit überraschender Geschwindigkeit ihre Bewegungsfreiheit wieder erhalten hat. Zuerst mußte sie per Wagen nach dem Hause Neumanns geschafft und ins Sprechzimmer buchstäblich getragen werden: jetzt bewegt

---

[370] Ebenda.
[371] Lenz, Max: Beim „Meister des festen Willens". In: Neue Berliner Zeitung. Das 12-Uhr-Blatt, ohne Nummer, 13.05.1927, ohne Seite.
[372] Ebenda.
[373] Ebenda.
[374] Gradenwitz, Alfred: In Moabit lebt ein zweiter Coué? In: 8-Uhr-Abendblatt der National-Zeitung, Nr. 232, 04.10.1927, S. 14.

sie sich frei und hat an dem so schnell wiedergefundenen Gebrauch ihrer Glieder eine wahrhaft kindliche Freude."[375] Gerne wurde in den Artikeln auch der Mythos von der angeblich schweren Krankheit Neumanns, von der er sich selbst geheilt haben wollte, aufgegriffen, was wiederum zur Erhöhung der Person Neumann beigetragen haben dürfte. Neumann begnüge sich mit der Aufgabe, dem Seelenleben des Patienten eine derartige Einstellung zu geben, dass Selbsthilfe die Heilung körperlicher wie seelischer Krankheiten ermögliche.[376] Alle Patienten, die der Berichterstatter vor Ort traf und nach den Erfolgen der Behandlung durch Neumann befragte, hätten sich überaus positiv bezüglich ihres Krankheitsverlaufs geäußert. In der Erklärung der Methode Neumanns finden sich wiederum Begriffe aus dem Mesmerismus: „Er [Neumann] teilt dem Patienten seine eigne Willensenergie mit und übt außerdem durch Auflegen seiner Hände, von denen ein eigenartiges Fluidum auszugehen scheint, und auf das viele Patienten wie bei starker Elektrisierung reagieren, eine unmittelbare stärkende Wirkung aus."[377]

Hinweise auf eine öffentlich bekundete Ablehnung oder gar Bekämpfung der wissenschaftlichen Medizin durch Neumann existieren nicht. Die Notwendigkeit der medizinischen Wissenschaft stellte er nicht in Abrede. Gemäß den gesetzlichen Vorschriften behandelte er keine Geschlechtskrankheiten, ebenso wenig Tuberkulose und Krebsleiden.[378] Ärztliches Einschreiten sei in diesen Fällen unentbehrlich. Zumindest bekundete er diese Einsicht gegenüber offiziellen Stellen.[379] Er machte sogar den Vorschlag, mit Ärzten zusammenzuarbeiten. Da die bisherigen Räumlichkeiten dem Ansturm von Patienten mittlerweile nicht mehr gewachsen waren, plante Neumann die Einrichtung eines Sanatoriums, von ihm „Gesundheitshelferheim" genannt, in dem er seine Heilungen in größerem Umfang, jedoch unter ärztlicher Kontrolle, durchzuführen gedachte. In der Angelegenheit wandte er sich mit der Bitte um finanzielle Unterstützung an das Preußische Innenministerium. In dem Schreiben erklärte er: „Seit mehr als einem Jahr habe ich, nachdem es mir gelungen war, mich selbst von schwerer, von den Aerzten für unheilbar angesehener, Krankheit zu heilen, zahlose Heilungen von Menschen ausgeführt, die zum Teil von nervösen, zum grossen Teil aber auch von organischen Leiden behaftet und meistens

---

[375] Ebenda.
[376] Ebenda.
[377] Ebenda.
[378] Laut Paragraph 7 des Gesetzes zur Bekämpfung der Geschlechtskrankheiten, das am 1. Oktober 1927 Gültigkeit erlangte, war die Behandlung von Geschlechtskrankheiten ausschließlich approbierten Ärzten erlaubt. Vgl. Gesetz zur Bekämpfung der Geschlechtskrankheiten vom 18. Februar 1927. Ausführlicher Kommentar mit den Ausführungsbestimmungen des Reichs und der Länder und anderen die Geschlechtskrankheiten betreffenden Bestimmungen. Mannheim: J. Bensheimer 1928, S. 4.
[379] GStA PK, I. HA Rep. 76 Kultusministerium, VIII B Nr. 1335: Jacob Neumann an das Preußische Ministerium des Innern, Berlin, 28.04.1928.

von den Aerzten aufgegeben waren."[380] Und weiter: „Es handelt sich nämlich bei mir in der Tat um aussergewöhnliche Heilerfolge, die ich lediglich durch die Kraft meines Willens, bezw. dadurch erziele, dass ich den Patienten den festen Willen zur Gesundung eingebe. Hierdurch heile ich die schwersten seelischen und nervösen Störungen; ja, es ist mir in zahlreichen Fällen, (und zwar anscheinend mit keinem Misserfolg) gelungen, die schwersten Epileptiker von ihren Anfällen gänzlich zu befreien." Zu seiner Haltung gegenüber der wissenschaftlichen Medizin schreibt er: „Ich habe durch meine bisherigen Heilungen unermesslichen Segen gestiftet und erstrebe nichts anderes, als die Möglichkeit, meine Tätigkeit noch auf ungleich grössere Kreise auszudehnen, und zwar ohne irgendwelchen Konflikt mit der ärztlichen Wissenschaft, eventuell unter Zusammenarbeit mit Aerzten und unter ärztlicher Kontrolle." Seine Heilmethode erklärte er nicht. Er verwies lediglich darauf, dass es sich bei den von ihm verschriebenen Arzneien um einfache, aus Kräutern bestehende Mittel zur Blutreinigung handle, die in der Apotheke erhältlich seien. Seine Tätigkeit versuchte Neumann als gemeinnützig darzustellen. Außerdem kämen durch das „Gesundheitshelferheim" sicherlich viele Auswärtige nach Berlin, wovon die Stadt profitiere.[381] Im Preußischen Ministerium für Volkswohlfahrt machten die Ausführungen Neumanns aber scheinbar keinen Eindruck. Man ließ ihm mitteilen, dass man nicht gedenke sich an dem „Gesundheitshelferheim" in irgendeiner Weise zu beteiligen.[382]

Finanzielle Vorteile versprach sich Neumann, eigenen Angaben zufolge, von seiner Heiltätigkeit nicht. Die Behandlung war für jedermann kostenlos und der Kauf der Broschüre und der feilgebotenen Arzneien war nicht verpflichtend. Freiwillige Spenden für das „Gesundheitshelferheim" wurden allerdings durchaus angenommen und angeblich auf einem Konto gesammelt.[383] Hauptberuflich war Jacob Neumann Kaufmann und Inhaber der Firma „Wiener Feuerzeug-Centrale", die zeitweise mehrere Filialen in Berlin hatte.[384] Seine Firma warf scheinbar so viel ab, dass der als wohlhabend geltende Neumann die Heiltätigkeit nebenbei ausüben konnte. Nicht nur potenzielle Patienten, sondern auch die Polizei wurde durch die Zeitungsartikel auf Jacob Neumann aufmerksam. Seine Behandlungsräume wurden infolge dessen zweimal durchsucht, gesetzeswidrige Handlungen konnten dabei

---

[380] Ebenda.
[381] Ebenda.
[382] GStA PK, I. HA Rep. 76 Kultusministerium, VIII B Nr. 1335: Der Preußische Minister für Volkswohlfahrt an den Polizeipräsidenten Berlin, Berlin, 11.05.1928.
[383] GStA PK, I. HA Rep. 76 Kultusministerium, VIII B Nr. 1335: Jacob Neumann an das Preußische Ministerium des Innern, Berlin, 28.04.1928.
[384] Berliner Adressbuch 1927. Unter Benutzung amtlicher Quellen. Berlin: Scherl 1927, 2. Teil, S. 175.

jedoch nicht festgestellt werden. Seine Tätigkeit hatte Neumann gemäß den Bestimmungen im März 1927 beim zuständigen Kreisarzt angemeldet. Da er kostenlos behandelte bzw. nur freiwillige Spenden annahm, konnte ihm Betrug nicht vorgeworfen werden. Die ermittelnde Behörde kam zu dem Schluss: „Nach den kreisärztlichen Berichten hat sich Neumann bisher im Rahmen der ihm gesetzlich erlaubten Tätigkeiten gehalten."[385] Jacob Neumann könnte also gleichermaßen – zumindest legen die über sein Behandlungsverfahren gewonnenen Erkenntnisse diesen Schluss nahe – zur, von der „Vereinigung deutscher Magnetopathen" geächteten, Gruppe der „wilden" Heilmagnetiseure gehört haben, wenngleich er sich offenbar nicht als solcher bezeichnete. Er praktizierte den Heilmagnetismus in stark abgewandelter Form und ohne entsprechende Ausbildung. Sein Verfahren basierte weniger auf einer Kraftübertragung durch körperlichen Kontakt, als auf den vom Mesmerismus abgeleiteten Verfahren Suggestion und Hypnose.

2.8 Bruno Kiep – eine „Autorität auf dem Gebiet der Naturheilkunde"

2.8.1 Der „Zaubertrank von Ulm"

In den 1920er Jahren machte der Naturheilkundige Bruno Kiep durch reißerische Flugblätter, auf denen er seine selbst entwickelte „Kieperolkur" anpries, die er gegen Bargeld an den Mann zu bringen versuchte, und Zeitungsanzeigen in mehreren deutschen Städten von sich reden. Wo die ärztliche Kunst am Ende sei, verbringe er, selbst bei hoffnungslosen Fällen, noch wahre Wunder. Nicht zuletzt wegen der zahlreichen Auseinandersetzungen mit Polizei und Justiz, schaffte es Kiep, der sich selbst als „Autorität auf dem Gebiet der Naturheilkunde" auswies,[386] in die Tagespresse und damit in die öffentliche Wahrnehmung. Wenig bescheiden schrieb er über sich selbst: „Wohin ich meine Hand ausstrecke, teilt sich die Finsterniß, und ein neuer Hoffnungsstrahl leuchtet aus der Ferne, ein Vorbote der aufgehenden Sonne und der wiederkehrenden Gesundheit. Die Finsterniß des langen Siechtums muß weichen vor der gewaltigen Macht meines Willens und der großen Kraft meiner natürlichen Mittel. Wer rechtzeitig zu mir kommt und den Weg geht, den ich

---

[385] GStA PK, I. HA Rep. 76 Kultusministerium, VIII B Nr. 1335: Der Polizeipräsident Berlin an den Preußischen Minister für Volkswohlfahrt, Berlin-Schönefeld, 17.11.1927.
[386] Anzeige des Naturheilkundigen Kiep. In: Der Grenzbote, Nr. 18, 23.01.1928, ohne Seite.

ihm zeige, dem wird die Sonne wieder aufgehen und der wird seine Gesundheit wiedererlangen."[387]

Kiep war 1925 in Hannover tätig. Neben der Sprechstunde in seiner Praxis im Volgersweg 6, gehörten auch Fernbehandlungen zum umfangreichen Angebot des Naturheilkundigen, das laut Flugblatt, außer der Naturheilmethode auch Augendiagnose, Biochemie, Homöopathie, Höhensonne, ultraviolette Bestrahlung, Radiumbehandlung und Thure-Brandt-Massage umfasste.[388] Glaubwürdigkeit versuchte er in dieser Zeit durch das Zitieren von Dankschreiben, die mit Initialen, teilweise auch mit vollem Namen unterzeichnet waren, zu erzeugen.[389] Zwischenzeitlich musste Kiep seine Heiltätigkeit in Hannover unterbrechen. Wegen Widerstands gegen die Staatsgewalt und Beleidigung wurde er zu zwei Monaten Haft verurteilt.[390] Seine Karriere als Wunderheiler sollte damit aber noch längst nicht beendet sein. Im Herbst des Jahres 1927 weckten die Flugblätter des Naturheilkundigen Kiep dann im württembergischen Raum das Interesse einiger Ärzte. Der Inhalt der Flugblätter veranlasste sie offenbar dazu, dieselben an offizielle Stellen weiterzuleiten.[391] Mittlerweile war Kiep nach Ulm gezogen, wo er verheiratet war und in der Thränstraße 9 eine Praxis führte. Mit Flugblättern und Vorträgen in mehreren Städten Württembergs versuchte er, Patienten zu gewinnen und sie von seiner „Kieperolkur" zu überzeugen. In den Flugblättern beschränkte sich Kiep nicht darauf, seine Kur zu bewerben, er machte darüber hinaus auf hetzerische Weise Stimmung gegen die Ärzteschaft. In einem Flugblatt mit dem Titel „Die Sonne geht auf in Ihrem Leben, wenn Sie erst von Ihrem Leiden befreit sind, welches Ihnen jede Freude am Dasein nimmt",[392] das das Württembergische Innenministerium im September 1927 erreichte, versprach Kiep die „sorgfältige Behandlung jedes Leidens". Die drei- bis vierwöchige „Kieperolkur" wurde darin als „das erfolgreichste Heilverfahren bei Verkalkung, offenen Beinen, Blut-Krankheiten, Flechten, Rheuma, Wasser, Unterleibs-Leiden, Lähmungen, schweren Nervenleiden, Epilepsie usw."

---

[387] GStA PK, I. HA Rep. 76 Kultusministerium, VIII B Nr. 1334: Flugblatt: „Kiep-Bremer. Der erfolgreichste Naturheilkundige."

[388] Ebenda.

[389] Anzeige des Naturheilkundigen Kiep. In: Hannoverscher Anzeiger, Nr. 9, 11.01.1925, ohne Seite.

[390] GStA PK, I. HA Rep. 76 Kultusministerium, VIII B Nr. 1334: Der Regierungspräsident in Hannover an den Preußischen Minister für Volkswohlfahrt, Hannover, 31.07.1925.

[391] Verschiedene Ärzte aus dem württembergischen Raum übersandten die Flugblätter des Naturheilkundigen Kiep an das Württembergische Innenministerium in Stuttgart. Vgl. HStAS, E 151/53 Bü 252: Akte Kiep, Bruno, Dr. A. Vögele an die Medizinalabteilung des Württembergischen Innenministeriums, Obermarchtal, 21.09.1927; HStAS, E 151/53 Bü 252: Akte Kiep, Bruno, der Vorsitzende des Württembergischen Medizinalbeamtenvereins an das Württembergische Innenministerium, Stuttgart, 20.12.1927.

[392] HStAS, E 151/53 Bü 252: Akte Kiep, Bruno, Flugblatt: „Die Sonne geht auf in Ihrem Leben".

angepriesen. Für 75 Mark war die Behandlung mit dem heilbringenden Medikament „Kieperol" zu haben – eine zweimonatige Nachbehandlung inklusive. Auch Fernbehandlungen seien nach Einsendung einer exakten Krankheitsbeschreibung und zehn Mark Vorschuss möglich. Ansonsten wurde auf die tägliche Sprechstunde verwiesen. Es würden jedoch nur Patienten angenommen, bei denen eine ärztliche Behandlung zuvor erfolglos gewesen sei. Wie genau die Konsultation in Kieps Praxis vor sich ging, ist unklar. Das Flugblatt endet mit dem Hinweis: „Wer vor einer Operation steht, der hole erst meinen Rat ein, ehe er einen derartigen Eingriff machen läßt, der ihn vielleicht zeitlebens zum Krüppel macht."

Bruno Kiep wurde am 21. Mai 1889 in Bremen geboren. Seine Eltern waren der Kunstgärtner Ernst Kiep, der angeblich nebenberuflich ebenfalls als Heilkundiger tätig war, und Ida Kiep, geborene Hermann.[393] Was ihn dazu bewogen hatte, sich auf dem Gebiet der Heilkunde zu betätigen, ist nicht bekannt. Das gleiche gilt für die medizinische Qualifikation des gelernten Flugtechnikers. Seine Äußerungen lassen vermuten, dass es Kiep zumindest nicht an Selbstsicherheit mangelte: „Ich bin kein staatlich geprüfter Kurpfuscher, aber ein tüchtiger Naturheilkundiger und meine Erfolge sind so groß, daß sich jeder vertrauensvoll an mich wenden kann. Vorläufig geht jedenfalls der Weg zur Heilung nur über die Kieperolkur, wenn sie nicht zu spät eingesetzte wird."[394]

Ein zweites Flugblatt, das den Titel „Das Geheimnis der Verjüngung und Beseitigung jeder Verkalkung" trug, war dem Württembergischen Innenministerium im Dezember 1927 vom Vorsitzenden des Württembergischen Medizinalbeamtenvereins mit der Frage übermittelt worden, ob in der Sache die Staatsanwaltschaft zu informieren sei, weil Kiep in eben jenem Flugblatt die Amtsärzte des Meineids bezichtige. Es enthielt genauere Angaben über die „Kieperolkur" und das von Kiep propagierte naturheilkundliche Krankheitskonzept, das er in seinen Vorträgen dem heilsuchenden Publikum nahezubringen versuchte.[395] Zeitungsanzeigen kündigten den „Lichtbilder-Vortrag des Heilkundigen Kiep von Ulm" an, mit dem Kiep in dieser Zeit in mehreren Städten Württembergs auftrat.[396] Von behördlicher Seite sah man darin offenbar eine Gefahr. So ist zu erklären, dass vom Vortrag des 26. Januar 1928 in Heidenheim ein Mitschrieb angefertigt wurde, der gleichermaßen

---

[393] Die spärlichen biographischen Informationen über Bruno Kiep entstammen hauptsächlich einem Polizeiprotokoll aus dem Jahr 1928. Vgl. HStAS, E 151/53 Bü 252: Akte Kiep, Bruno, Polizeidirektion Ulm, Kriminalabteilung an Abteilung Ib, Ulm, 02.03.1928.
[394] HStAS, E 151/53 Bü 252: Akte Kiep, Bruno, Flugblatt: „Das Geheimnis der Verjüngung und Beseitigung jeder Verkalkung".
[395] Vgl. ebenda.
[396] Anzeige des Naturheilkundigen Kiep. In: Der Grenzbote, Nr. 18, 23.01.1928, ohne Seite.

den Weg ins Stuttgarter Innenministerium fand.[397] In den Vorträgen erklärte Kiep seine naturheilkundlichen Vorstellungen von Gesundheit und Krankheit und warb für seine „Kieperolkur". Für ihn war eine gesunde Lebensführung der Schlüssel zur Gesundheit. Er sprach sich für körperliche Betätigung und eine gesunde Ernährung aus. Durch Bewegung werde das Blut in Zirkulation gehalten, die Lungen reichlich mit frischer Luft versorgt, die Muskeln gestärkt und vor allen Dingen der Darm äußerst günstig beeinflusst.[398] Eine ungesunde Lebensführung hingegen mache den Körper unweigerlich krank. Außerdem erklärte er: „Im Laufe der Jahre lagern sich im Körper allerhand Schlacken ab, die in den Organen und im Blutkreislauf Störungen hervorrufen, das Blut verdicken und immer mehr verdicken, sich an den Blutgefäßwandungen und in den Gelenken ablagern und so allmählich die Verkalkung herbeiführen."[399] Eine ungesunde Ernährung, insbesondere der Verzehr von Schweinefleisch, führe zur Verschlackung des Blutes. Außerdem führe mangelhafter Stuhlgang zu Blutvergiftung. „Die Folge[n] der Verkalkung des Blutes" seien, so Kiep, „mangelhafte Tätigkeit der Organe und Drüsen, Bildung von Steinen in Galle und Niere." Jede derartige Störung zeige sich sofort durch deutliche Zeichen im Auge.[400] Zur Erkennung von Krankheiten bediente sich Kiep der „Augendiagnose" oder Iridologie. Dabei handelte es sich um eine, in verschiedenen alternativmedizinischen Gruppierungen der Zeit beliebte Diagnosemethode, welcher die Annahme zugrunde lag, dass die Iris des Auges in Regionen zu unterteilen sei, die jeweils einem Organ im Körper entsprächen. Krankheiten würden sich in Veränderungen der Iris, genauer in der, dem erkrankten Organ zugehörigen Region der Iris, abbilden und für den geschulten Augendiagnostiker zu erkennen sein. Als Mitbegründer dieser Methode gilt der ungarische Arzt und Homöopath Ignaz von Péczely (1826-1911).[401] Der heilkundige Pastor Emanuel Felke (1856-1926) war einer der ersten Anwender dieses Diagnoseverfahrens in Deutschland. Einer gerichtlich angeordneten experimentellen Überprüfung hielt die von Felke praktizierte Augen-

---

[397] HStAS, E 151/53 Bü 252: Akte Kiep, Bruno, Mitschrieb des Vortrags des Magnetopathen Bruno Kiep im Konzerthaus Heidenheim am 26.01.1928.
[398] HStAS, E 151/53 Bü 252: Akte Kiep, Bruno, Flugblatt: „Das Geheimnis der Verjüngung und Beseitigung jeder Verkalkung".
[399] Ebenda.
[400] Ebenda.
[401] Zur Augendiagnose vgl. Birch-Hirschfeld, Arthur: Die wahre und die falsche Augendiagnose. Vortrag bei der öffentlichen Sitzung der Gelehrten Gesellschaft zu Königsberg am 15. Juli 1928. In: Schriften der Königsberger Gelehrten Gesellschaft, Naturwissenschaftliche Klasse, Fünftes Jahr, 1928/1929, hrsg. v. Königsberger Gelehrte Gesellschaft. Halle (Saale): Max Niemeyer 1929, S. 45-58.

diagnostik jedoch nicht stand.[402] In einer Arbeit über die Methoden von Kurpfuschern heißt es über die Augendiagnose: „Eine blaue Iris soll ein Zeichen für Gesundheit, eine braune Iris ein Zeichen von Erkrankung sein. An der Braunfärbung
sind schuld: Krätze, Milchschorf, Schutzpockenimpfung, Medizinalvergiftung.
Einzelne distinkte Pigmentflecken dienen je nach Farbe zur Erkennung von Vergif-
tungen [...] Je dichter die Iris ist, umso besser ist die Gesundheit eines Menschen.
Die Lakunen werden bezeichnet als ‚offene und geschlossene Organschäden'. Ent-
zündungsvorgänge werden vom Augendiagnostiker als weisse Linien, Punkte und
Wolken gesehen, Katarrhschäden als dunkle Schattierungen, schwarze Flecken;
tiefschwarze Flecken bedeuten immer Substanzverlust."[403] Es seien durchaus diffe-
renzierte Konzepte zur Iridologie entstanden. Die einzelnen Autoren hätten die Iris
jedoch unterschiedlich kartographiert und sich daher widersprochen.[404] Kiep erklärte in seinen Vorträgen detailliert seine Vorstellungen zur Augendiagnose und behauptete, er könne in den Augen seiner Patienten die Beschaffenheit des Blutes und
die Ursache ihrer Leiden erkennen.[405]

Mit Hilfe der „Kieperolkur" sollte eine Befreiung des Körpers von den krankmachenden Schlacken erreicht werden. Es handelte sich um eine Entgiftungsthera-
pie „durch natürliche Mittel", die zur Verjüngung des gesamten Organismus führen
sollte. Kiep versprach: „Die Verjüngung [durch die Kieperolkur] ist eine innerli-
che, eine Erneuerung des Körpers von innen heraus, eine Reinigung des Blutes,
eine Hebung aller Störungen, die im Körper vorhanden sind."[406] Die 21-tägige Kur
wurde in sich abwechselnde „Trockentage" und „Trinktage" unterteilt. An den
„Trockentagen" durften nur Wecken gegessen werden. „Die Wecken sollen",
schreibt Kiep, „an den Trockentagen den Magen füllen, wie einen Schwamm. Dieser Schwamm saugt dann jede Krankheit aus dem Blut und je grösser der
Schwamm ist, desto mehr saugt er."[407] An den „Trinktagen" dagegen durfte gut
getrunken und gegessen werden. Insbesondere empfahl Kiep seinen Patienten den
Genuss von Wein.[408] Ergänzt wurde die Kur durch die Einnahme von „Kieperol".
Den genauen Sinn dieses Medikaments deckte Kiep in den Flugblättern und Vorträgen ebenso wenig auf, wie die Zusammensetzung desselben.

---

[402] Vgl. Heyll, Uwe: Wasser, Fasten, Luft und Licht. Die Geschichte der Naturheilkunde in
Deutschland. Frankfurt a. M.: Campus 2006, S. 168-172.
[403] Nufer: Der Kampf gegen das Kurpfuschertum, (1938), S. 8.
[404] Ebd., S. 8-9.
[405] HStAS, E 151/53 Bü 252: Akte Kiep, Bruno, Mitschrieb des Vortrags des Magnetopathen Bruno
Kiep im Konzerthaus Heidenheim am 26.01.1928.
[406] Ebenda.
[407] Ebenda.
[408] Ebenda.

Bei der „Kieperolkur" handelte es sich mehr oder weniger um eine Kopie der bekannten Schroth-Kur. Ein Vorreiter der Ernährungstherapie, der medizinische Laie und später als „Wunderdoktor" gefeierte, Johannes Schroth (1798-1856) empfing schon 1839 in Lindewiese die ersten Kurgäste. Schroths Entschlackungskur, die die Anwendung feuchter Wärme („Schroth-Packungen"), eiweiß- und salzarme Nahrung sowie einen periodischen Wechsel von Trocken- und Trinktagen umfasste, sollte eine „vollständige Reinigung der Blut- und Säftemasse des Körpers" bewirken. Als Krankheitsursache betrachtete Schroth die „Verderbnis der Körpersäfte". Sowohl die Ausführungen Schroths, als auch diejenigen Kieps, lassen an die antike Säftelehre denken. Die Schroth-Kur wurde in der zweiten Hälfte des 19. Jahrhunderts von Ärzten, häufiger jedoch von Laien, angewandt, und war Teil der sich in dieser Zeit entwickelnden Naturheilkunde.[409]

2.8.2 Kieps Hetze gegen die Ärzteschaft

Kiep vertrat lautstark eine ablehnende Haltung gegenüber der Schulmedizin, die nach seiner Auffassung nicht dem Wohl der Patienten diente, sondern ihnen schadete. Die Naturheilkunde erachtete er als überlegenes Gegenmodell. Er lehnte jedoch nicht nur die Methoden der Schulmedizin ab, er versah auch die Ärzteschaft als solche mit reichlich Kritik und Spott und provozierte damit entsprechende Reaktion. Unter anderem hetzte Kiep gegen die seit 1874 im Reichsimpfgesetz vorgeschriebene Pockenschutzimpfung. Als sein „Spezialgebiet" bezeichnete er „die Behandlung von Kindern, die infolge der Impfung erkrankt oder zurückgeblieben" waren. Der „Impfzwang" sei ein „Verbrechen, dem hoffentlich bald ein Ende gemacht" werde. Nach seiner Auffassung waren „38 000 Kinder [...] in den letzten 20 Jahren infolge der Impfung gestorben."[410] Zumal die Impfung ohnehin nicht gegen die Pocken wirksam sei, dafür aber andere Krankheiten verursache. Die Ärzte würden nur impfen, um Geld zu verdienen. Letztendlich handle es sich dabei um „vorsätzliche Körperverletzung".[411] Nach seiner Auffassung handelten die Ärzte generell nur aus „Gewinnsucht", sie seien die wahren Kurpfuscher. „Wenn ihre Opfer noch im Grabe reden könnten, so würden Millionen Tote als Ankläger auftreten", wetterte Kiep. Sich selbst bzw. die Naturheilkunde sah er als Opfer einer Kampagne seitens der Mediziner. Die Ärzte würden alles tun „jede vernünftige Aufklärung des Volkes" zu unterdrücken. Kiep schreibt: „In meinen Vorträgen hat

---

[409] Vgl. Jütte: Geschichte der Alternativen Medizin, (1996), S. 145-149.
[410] HStAS, E 151/53 Bü 252: Akte Kiep, Bruno, Flugblatt: „Die Sonne geht auf in Ihrem Leben".
[411] Ebenda.

auch noch kein Arzt gewagt, in der Diskussion das Wort zu ergreifen, sondern feige verkriechen sie sich hinter den Staatsanwalt und versuchen heimtückisch aus dem Hinterhalt die sich immer mehr verbreitende Naturheilkunde und ihre Vertreter zu bekämpfen." Die Kreis- und Amtsärzte seien „Denunzianten", die „vor Gericht als Sachverständige vernommen [würden], obgleich sie von der Sache nichts" verstünden.[412]

2.8.3 Die Erfolge des Naturheilkundigen Kiep

Es lässt sich nicht nachvollziehen, wie viele Patienten sich letztendlich von Kiep behandeln ließen und seine „Kieperolkur" kauften. Er selbst sprach von tausenden. Diese Aussage ist nicht zu verifizieren. Die Ärzteschaft war gezwungen, sich mit ihm auseinanderzusetzen und gegen ihn vorzugehen. Zahlreiche Zeitungsberichte befassten sich im Laufe der Jahre mit seinen wundersamen Heilungen und dem großen Zulauf von Patienten.[413] Diese Tatsachen könnten als Indizien dafür gewertet werden, dass der Einfluss Kieps auf bestimmte Patientenkreise nicht unerheblich war. Zweifel an seinen Fähigkeiten glaubte Kiep durch die Veröffentlichung von Dankschreiben zerstreuen zu können. Ergänzend fügte er hinzu: „Nachstehend veröffentliche ich ca. 800 von meinen 3000 Dankschreiben [...] In den meisten Fällen dieser Heilerfolge handelte es sich um Leiden, denen alle Aerzte machtlos gegenüberstanden, und die jahrelang erfolglos behandelt worden waren. Es ist ja leider Tatsache, daß die Kranken sich immer erst in letzter Minute entschließen, zu einem Naturheilkundigen zu gehen, oft sogar erst, nachdem sie sich von den Ärzten haben durch zwecklose Operationen verstümmeln lassen. [...] Die Richtigkeit der Danksagungen ist wiederholt vor Gericht durch Zeugen unter Eid bestätigt." Und weiter: „Das sind die beispiellosen Erfolge meiner Kieperolkur bzw. Gallenkur. Ich denke, daß vorstehende Danksagungen zur Genüge beweisen, daß ich selbst in ganz schweren Fällen noch große Erfolge erziele. Wenden Sie sich also vertrauensvoll an mich. Helfen Sie unglücklichen Kranken, indem Sie diese Liste weitergeben. Sie werde Ihnen dankbar sein."[414]

---

[412] Ebenda.
[413] Ein Deutscher rettet den englischen König! Ein neuer Wundermann – Der Zaubertank von Ulm. In: Seeblatt, Nr. 218, 11.09.1930, ohne Seite.
[414] HStAS, E 151/53 Bü 252: Akte Kiep, Bruno, Flugblatt: „Magnetopath Kiep, Neu-Ulm. Naturheilpraxis an der kleinen Donau 3 I".

Die folgenden Danksagungen an Bruno Kiep stammen angeblich aus dem Zeitraum zwischen 1924 und 1926.[415] Auch wenn an der Echtheit derselben zu zweifeln angebracht scheint, soll hier eine Auswahl wiedergegeben werden.

„Mein Sohn litt seit einem Jahr an Lähmung beider Beine und Rückenmarksleiden, konnte sich nicht von einer Seite nach der anderen drehen und war vom Arzt als hoffnungslos aufgegeben. Da wandte ich mich an Herrn Kiep und beschrieb ihm die Krankheit. Herr Kiep ließ mir die Heilmittel zugehen, die wie ein Wunder wirkten. [...] Heute läuft er umher und ist schon ziemlich wiederhergestellt."[416]

„Ich litt seit längerer Zeit an einer schweren Blutkrankheit, Ausschlag an Kopf, Brust und Armen, und zuletzt an einer sehr schmerzhaften Entzündung der Füße. Der behandelnde Arzt erklärte, daß er nicht mehr helfen könne. Da hörte ich zufällig von den fabelhaften Erfolgen des Herrn Magnetopathen Kiep und wandte mich an diesen Herrn. Der Erfolg war wunderbar. Schon am dritten Tage ließen die Schmerzen nach, nach acht Tagen konnte ich die Füße ansetzen, und nach drei Wochen machte ich meine Arbeit schon ohne jegliche Beschwerden und habe sechs Pfund zugenommen."[417]

„Ich war 26 Jahre sehr krank und seit 9 Jahren gelähmt. Zuerst konnte ich noch am Stock, dann nur noch an Krücken gehen, bis ich schließlich meine Hände nicht mehr gebrauchen und 9 Jahre das Haus nicht mehr verlasse konnte. [...] Da las ich zufällig von dem Magnetopathen Kiep und ließ ihn rufen, um noch einen letzten Versuch zu machen, gesund zu werden. [...] Am 9. Tag konnte ich plötzlich allein laufen. [...] Nach 5 Wochen stieg ich ohne anzufassen, 3 Treppen hinauf u. herunter und jetzt nach 6 Wochen laufe ich rund um die Stadt wie ein junges Mädchen und kann auch tanzen. Auch meine Hände sind vollständig gesund geworden."[418]

2.8.4 Kiep gerät unter Druck

Der Naturheilkundige Bruno Kiep war bei den Ärzten in Ulm und Umgebung, den offiziellen Stellen (das heißt bis ins Württembergische Innenministerium) und auch bei der Presse bekannt. Erste Prozesse gegen ihn gab es bereits kurz nach der Eröffnung seiner Ulmer Praxis im Jahr 1927. Vorgeworfen wurde ihm Betrug, fahrlässige Körperverletzung und unlauterer Wettbewerb. In diesen Punkten wurde er freigesprochen. Ein Verfahren wegen Beleidigung führte jedoch zur Verurtei-

---

[415] HStAS, E 151/53 Bü 252: Akte Kiep, Bruno, Flugblatt: „Die Sonne geht auf in Ihrem Leben".
[416] Ebenda.
[417] Ebenda.
[418] Ebenda.

lung.[419] Anfang des Jahres 1928 gab das Rezeptblatt, welches Kiep benutzte um seine Verordnungen zu machen, Anlass für neuen Wirbel.[420] Darauf waren die Ulmer Mohren- und Hirschapotheke genannt. Das führte dazu, dass sich der Vorsitzende der Württembergischen Apothekerkammer einschaltete um zu klären, ob die genannten Apotheken in den Vertrieb der ominösen „Kieperolkur" verwickelt waren. Die Kammer wandte sich an die Verantwortlichen in den beiden Apotheken und bat um Stellungnahme.[421] Die Apotheker stritten jedwede Beteiligung an Geschäften mit dem „Kieperol" ab.[422] Aufgrund dieser Angelegenheit wurde Kiep von der Polizei in Ulm vernommen. Er gab an, das „Kieperol" entweder selbst auszugeben oder es seinen Patienten von der Apotheke Schaper-Brümmer in Ringelheim im Harz zusenden zu lassen. Bei der Vernehmung offenbarte sich einmal mehr die zwielichtige Vergangenheit des Naturheilkundigen. Zu diesem Zeitpunkt war Kiep bereits mehrfach vorbestraft, und zwar wegen unerlaubten Lebensmittelhandels, Beleidigung, Beamtennötigung, Betrugsversuchs, Unterschlagung, unlauteren Wettbewerbs, Aufforderung zum Ungehorsam, unbefugten Waffenbesitzes und Diebstahls.[423] Am Ende der Nachforschungen kam die Württembergische Apothekerkammer zu folgendem Schluss: „Nur die allgemein von Kiep verordneten Mittel, wobei es sich um gewöhnliche homöopathische Verreibungen und Verdünnungen, teilweise allerdings auch um andere Spezialpräparate handelt, die im Apothekenhandverkauf abgegeben werden dürfen, werden von der Hirsch- & Mohrenapotheke in Ulm an die Patienten von Kiep abgegeben." Eine Notwendigkeit gegen die beiden Apotheker vorzugehen bestehe also nicht.[424] Der Druck auf Kiep nahm in diesen Tagen offenbar zu. Er ließ sich am 17. März 1928 auf ein Experiment im Bezirkskrankenhaus Geislingen ein, bei dem er seine angebliche Fähigkeit der Augendiagnose unter Beweis stellen sollte. Vertreter der Polizei, des Württembergischen Oberamtes, der Vereine und der Presse waren zugegen. Das Experiment geriet für Kiep zum Fiasko. Ihm wurden 14 Patienten vorgestellt, bei denen er die

---

[419] Ein Deutscher rettet den englischen König! Ein neuer Wundermann – Der Zaubertank von Ulm. In: Seeblatt, Nr. 218, 11.09.1930, ohne Seite.

[420] HStAS, E 151/53 Bü 252: Akte Kiep, Bruno, Rezeptblatt des Magnetopathen Bruno Kiep.

[421] HStAS, E 151/53 Bü 252: Akte Kiep, Bruno, der Vorsitzender der Württembergischen Apothekerkammer an Arthur Brenner, Stuttgart, 22.02.1928; HStAS, E 151/53 Bü 252: Akte Kiep, Bruno, der Vorsitzender der Württembergischen Apothekerkammer an Dr. Max Lechler, Stuttgart, 22.02.1928.

[422] HStAS, E 151/53 Bü 252: Akte Kiep, Bruno, Dr. Max Lechler an die Württembergische Apothekerkammer, Ulm, 23.02.1928; HStAS, E 151/53 Bü 252: Akte Kiep, Bruno, Arthur Brenner an die Württembergische Apothekerkammer, Ulm, 24.02.1928.

[423] HStAS, E 151/53 Bü 252: Akte Kiep, Bruno, Polizeidirektion Ulm, Kriminalabteilung an Abteilung Ib, Ulm, 02.03.1928.

[424] HStAS, E 151/53 Bü 252: Akte Kiep, Bruno, der Vorsitzender der Württembergischen Apothekerkammer an das Württembergische Innenministerium, Stuttgart, 12.03.1928.

Diagnose stellen sollte – es gelang ihm bei fast keinem.[425] Daraufhin verschwand Kiep aus Ulm. Seine Vorträge waren mittlerweile verboten worden.[426]

2.8.5 Die „Kieperolkur" in Hamburg

Doch beschränkte sich Kiep nicht nur darauf, seine „Kieperolkur" bei eigenen Patienten anzuwenden, er verkaufte das Rezept für sein Wundermittel „Kieperol" auch an Kollegen. In Hamburg fand er in dem Heilkundigen „Hermann H.", der seinerseits bereits seit 35 Jahren auf dem Gebiet der Heilkunde tätig war, einen Abnehmer. Der Preis für die geheime Rezeptur betrug 2000 Reichsmark. Ein Apotheker stellte das „Kieperol" aus Südwein, Kräuter- und Eisenzusatz für 1,50 Reichsmark für H. her, der eine Flasche für zehn Reichsmark an seine Patienten weiterverkaufte. Die eigentliche Kur kostete 50 Reichsmark. An bestimmten Tagen sollten die Patienten – wie bei Kiep – nur trockene Brötchen und das „Kieperol" zu sich nehmen. Zur angeblichen Heilkraft der Semmeln schrieb eine Hamburger Tageszeitung: „Diese Heilkraft, so spekulieren einige Heilkünstler, erstreckt sich etwa nicht nur auf einen durch starke Inanspruchnahme verdorbenen Magen; sie kommt auch alternden Menschen zugute, wo die allgemeinen Verfallserscheinungen schon recht deutlich sich vordrängen."[427] Auch in Hamburg sollte der „Kieperolkur" allerdings kein langfristiger Erfolg beschieden sein. Diesmal meldeten sich die enttäuschten Patienten direkt bei der Staatsanwaltschaft. Viele litten unter der Kur an Verstopfung. Außerdem seien Kur und Medikament viel zu teuer. H. wurde wegen Übertretung der Medizinalverordnung, Betrugs und Wuchers angeklagt. Betrug sah die Staatsanwaltschaft Hamburg insofern gegeben, als dass H. selbst von der Unwirksamkeit der abgegebenen Präparate gewusst habe. Im Prozess bestätigten ein ärztlicher und ein pharmazeutischer Sachverständiger die Sinnlosigkeit der „Kieperolkur". Trotzdem wurde H. freigesprochen, weil ihm Zweifel an der Wirksamkeit der von ihm verkauften Präparate nicht nachzuweisen waren. Die Übertretung der Medizinalverordnung war mittlerweile verjährt.[428]

---

[425] Vorführungen von Augendiagnosen im Krankenhaus. In: Geislinger Zeitung, Nr. 66, 19.03.1928, ohne Seite.
[426] HStAS, E 151/53 Bü 252: Akte Kiep, Bruno, Polizeidirektion Ulm, Kriminalabteilung an den Oberamtsarzt Medizinalrat Dr. Haaga, Ulm, 20.10.1928.
[427] Die Semmelkur. In: Hamburger Fremdenblatt, Nr. 3a, 03.01.1928, ohne Seite.
[428] Ebenda.

2.8.6 Der „Retter des Königs von England" vor Gericht

Nach dem gescheiterten Experiment am Geislinger Krankenhaus hielt sich Kiep offenbar im Ausland auf. Als er im Sommer des Jahres 1929 nach Deutschland zurückkehrte, wurde er in Saarbrücken verhaftet und in Untersuchungshaft genommen. Ihm sollte wegen Beamtenbeleidigung und Nötigung in Ulm der Prozess gemacht werden. Kiep hatte nach eigenen Aussagen eine Weltreise gemacht und sich auch im Ausland, unter anderem in England, als Heilkundiger betätigt. Er gab an, in seinen Koffern befänden sich Kulturen von Typhus- und Cholerabazillen, die zu einem wissenschaftlichen Projekt gehörten. Vor Gericht beleidigte und verwünschte er die Anwesenden. „Es wurde festgestellt daß er auf den Nerven wohl herunter sei", kommentierte ein Reporter.[429] Kiep wurde zu drei Monaten Gefängnis verurteilt.[430] Nach verbüßter Gefängnisstrafe ließ sich Kiep in Neu-Ulm nieder und eröffnete eine neue Praxis. Abermals machte er mit Flugblättern, in denen er in bekannter Weise seine Dienste anbot, auf sich aufmerksam. Darin warb er auch für ein eignes Kurbad, das einzurichten er gedenke. Um seine Patienten „selbst in den schwierigsten Fällen noch besser heilen zu können", beabsichtige er, „ein eigenes Kurbad einzurichten, in dem den Kranken jede erforderliche Behandlung, wie z. B. alle Arten von Bädern und Bestrahlungen" unter seiner persönlichen Aufsicht zuteil würden. Zu diesem Zweck sei eine Gesellschaft in Gründung – einige Geldgeber stünden schon bereit. Wärmstens empfahl er jedermann eine „weitere Beteiligung durch Zeichnung von Anteilscheinen" als Möglichkeit der guten und vor allem sicheren Geldanlage.[431] Als es im Dezember 1931 in Ulm erneut zu einem Prozess gegen Kiep kam, betrieb dieser tatsächlich ein eignes Sanatorium in Wiesbaden. Von dort aus organisierte er außerdem einen Versandhandel mit „Kieperol". Die Anklage lautete einmal mehr – mit Verweis auf die Bekanntmachungen und Flugblattveröffentlichungen – auf unlauteren Wettbewerb. Kiep ließ sich mittlerweile als „Retter des Königs von England" feiern. Er hatte den Leibärzten von König Georg V. sein „Kieperol" übermittelt und dafür aus England zwei Dankschreiben erhalten, die er nun zu Werbezwecken nutzte. Um die Zweifel der Staatsanwaltschaft an seinen Fähigkeiten zu entkräften, forderte er den König von England als Zeugen zu laden. Stattdessen traten die Zeugen des Experiments im Geislinger Krankenhaus vor Gericht auf. Kiep, der nach der Einschätzung eines Beobachters

---

[429] Die Verwünschungen des Naturheilkundigen. Gestohlene Cholerabazillen? In: Süddeutsche Zeitung, Nr. 391, 22.08.1929, ohne Seite.
[430] Ebenda.
[431] HStAS, E 151/53 Bü 252: Akte Kiep, Bruno, Flugblatt: „Magnetopath Kiep, Neu-Ulm. Naturheilpraxis an der kleinen Donau 3 I".

„an größenwahnsinniger Überschätzung seiner Persönlichkeit" litt, wurde abermals zu einem Monat Gefängnis verurteilt.[432] Aber auch dieser Rückschlag bewegte Kiep nicht dazu, seine Tätigkeit als Naturheilkundiger einzustellen. Noch im Jahr 1933 wurden in der Schweiz Sendungen, die massenhaft Reklamebroschüren für das „Kieperol" enthielten, vom Gesundheitsamt beschlagnahmt. In bekannter Weise stellte Kiep darin die Heilung aller Krankheiten, auch Krebs und Tuberkulose, gegen eine Zahlung von 85 Schweizer Franken je Fläschchen „Kieperol", in Aussicht.[433]

Bruno Kieps Geschichte fügt sich ein in den facettenreichen Konflikt zwischen naturwissenschaftlicher Medizin und Naturheilkunde. Bahnbrechende Entwicklungen in der Physik, der Chemie, der Physiologie und in anderen Grundlagenfächern hatten zum Triumph der naturwissenschaftlichen Methodik innerhalb der Medizin geführt. Die Ärzteschaft hatte sich längst, motiviert durch Autoritäten wie Rudolf Virchow (1821-1902), hinter dem „naturwissenschaftlichen Paradigma" formiert und vertrat nunmehr einen vom Lokalismus geprägten Krankheitsbegriff. Ein Gegenmodell dazu stellte die, sich im Laufe des 19. Jahrhunderts entwickelnde Naturheilkunde dar. War sie zunächst noch auf die natürlichen Wirkfaktoren Wasser, Licht, Luft, Sonne und Ernährung festgelegt und geprägt von einzelnen Gedankengebern wie Vincenz Prießnitz (1799-1851), Sebastian Kneip (1821-1897) und Johannes Schroth (1798-1856), erfreute sie sich ab der zweiten Hälfte des 19. Jahrhunderts bei einer zunehmenden Zahl von Anhängern, auch im Zuge der Lebensreform-Bewegung, großer Beliebtheit. Die Naturheilkunde hatte sich als Bewegung konsolidiert und als Gegenmodell zur wissenschaftlichen Medizin etabliert.[434] Die von Kiep geäußerten Auffassungen zu Gesundheit und Krankheit sind maßgeblich vom Gedankengut der Naturheilkunde geprägt. In diesem Kontext ist seine Ablehnung von (angeblich giftigen) Medikamenten und Impfungen, von Operationen, ist seine Aufforderung zu einer gesunden Ernährung und zum Verzicht auf Schweinefleisch zu interpretieren. Die Frage nach den Ingredienzien des „Kieperols" kann bedauerlicherweise nicht beantwortet werden. Mittel aus Heilpflanzen und Kräutern waren innerhalb einer bestimmten Patientenklientel in dieser Zeit durchaus beliebt. Durch die Zunahme der synthetischen Arzneimittelherstellung gegen Ende des 19. Jahrhunderts war das Gebiet der Kräuter- und Pflanzenheilmittel zunehmend von der Naturheilkunde vereinnahmt worden.[435] Sah sich Kiep in der Tradi-

---

[432] Naturheilkundiger Kiep vor dem Schwurgericht. In: Schwäbischer Merkur, Nr. 295, 17.12.1931, S. 6; Der Retter des Königs von England. In: NS-Kurier, Nr. 295, 16.12.1931, ohne Seite.
[433] Nufer: Der Kampf gegen das Kurpfuschertum, (1938), S. 58.
[434] Vgl. Jütte: Geschichte der Alternativen Medizin, (1996), S. 27-32.
[435] Ebd., S. 167-168.

tion eines Martin Glünicke, der seinen pflanzlichen Heilsäften eine „fäulniswidrige (antiseptische), auflösende, ausleitende und belebende und kräftigende Heilwirkung" zusprach? Oder eiferte er dem (wirtschaftlich) erfolgreichen „Kräuterpfarrer" Johann Künzle (1857-1945) nach, der seine Kräutertees und Elixiere massenhaft an seine Kunden verschickte?[436] In Anbetracht der maßlosen Überhöhung der eigenen Person und der eigenen Fähigkeiten, der marktschreierischen Bewerbung seiner „Kieperolkur", im Hinblick auf sein offensichtliches Interesse an finanziellem Profit, den wiederholten Gesetzesbrüchen und Gefängnisstrafen, war der umtriebige Naturheilkundige und selbst ernannte Wundermann Bruno Kiep eine der schillernden und gleichzeitig zweifelhaften Figuren im Gesundheitsbetrieb der Weimarer Republik.

2.9 Heinrich „Schäfer" Ast und Ernst Buchholz

2.9.1 Diagnose aus dem Nackenhaar – Schäfer Ast in Radbruch

Ende des Jahres 1922 tauchte in Hamburg der „Diagnosesteller" und Heilkundige Ernst Julius Buchholz auf. Der fünfundzwanzigjährige Buchholz behandelte in der Tradition des im norddeutschen Raum populären Heilkundigen Heinrich Ast, genannt Schäfer Ast, der in den 1890er Jahren in Radbruch, einem Dorf nahe Lüneburg, einen florierenden Heilbetrieb unterhielt. Durch seine Heiltätigkeit war der ehemalige Schäfer zu beachtlichem Wohlstand gekommen. Nach seinem Tod im Jahr 1921 traten überall in Deutschland Krankenbehandler auf, die sich auf ihn beriefen und nach seiner Methode behandelten.

Heinrich Ast wurde am 4. April 1848 in Gronau an der Leine geboren. Jahrelang zog er als Schafscherer über Land und behandelte nebenbei Vieh und Mensch.[437] Die dabei verwendeten Arzneien ließ Ast in einer Apotheke in Winsen an der Luhe nach eigener Rezeptur herstellen. Da Ast keine polizeiliche Erlaubnis für die Abgabe nicht zum Handel freigegebener Arzneimitteln vorweisen konnte, wurde er 1893 vom Schöffengericht in Bleckede zu einer Geldstrafe verurteilt. Der Prozess brachte Ast und seinen eigentümlichen Methoden etliche Zeitungsberichte und entsprechende öffentliche Aufmerksamkeit ein.[438] In der Folgezeit war es ihm möglich, in seinem eigenen Haus in Radbruch, einen Heilbetrieb einzurichten, der über

---

[436] Ebd., S. 175-177.
[437] Teske, Martin: Spurensuche in Marsch und Heide, Band 1. Lüneburg: Jansen 1997, S. 91-92.
[438] Ebd., S. 92-93.

Jahre hinweg für Aufsehen sorgen sollte. Auf dem Höhepunkt des Erfolges, Mitte der 1890er Jahre, sollen täglich bis zu 1000 Patienten zu Ast gekommen sein.[439]

Ast verstand sich auf die „Haardiagnose". Mit Hilfe einer Lupe betrachtete er ein, dem Patienten entnommenes Büschel Nackenhaare und erkannte daran die Erkrankung. Entsprechend der Diagnose wurden die Arzneien verordnet. Für jedwedes Gebrechen hatte Ast ein Mittel. Der „Lahme, der Schwindsüchtige, der Blinde, der Aussätzige", jeder erhielt seine Medizin „in Gestalt von kleinen Fläschchen, Salben, auch Pflastern".[440] Seine Dienste ließ sich Ast von seinen Patienten bezahlen.[441] Die „Haardiagnosen" und Wunderkuren Asts wurden im ganzen Reich bekannt. Das Gros der Patienten kam allerdings aus den umliegenden Städten. Das Örtchen Radbruch war dem Massenandrang kaum gewachsen und rund um das Anwesen des Wunderdoktors Ast spielten sich tumultartige Szenen ab. In einem Bericht heißt es: „Ast hält schon seit einer Zeit Sprechstunde ab, und Alles drängt, möglichst bald zu ihm hineinzukommen. Es ist ein Getöse, ein Gedränge, ein Wirrwarr von tobenden Menschen, krachenden Zäunen und klirrenden Fensterscheiben".[442] Von der „hohen Aristokratie bis zum geringsten Bäuerlein herab" seien alle Gesellschaftsschichten vertreten gewesen.[443] Verschiedene Erklärungsversuche zu den zahlreich vorhandenen Fällen „unzweifelhafter Heilung" von „jahrelang bestehenden, also chronischen Leiden" durch Ast, entstanden: „Aber nicht durch die gereichten Medicamente an und für sich kommen diese Heilungen zu Stande, sondern durch die geistige Kraft, welche dieselben erlangen, durch den Glauben, durch das Vertrauen, mit einem Wort, durch die Wirkung der Suggestion. [...] Und selbst wenn der Zauberer von Radbruch auch nicht die Wissenschaft der Haardiagnose besäße, der Segen, den er der leidenden Menschheit bringt, würde der derselbe bleiben [...] denn Ast ist durch seine unzweifelhaften psychischen (geistigen) Heilwirkungen ein leuchtendes Zeugnis für die Richtigkeit der idealen spiritualistischen Weltanschauung".[444] Der Journalist und Gerichtsreporter Hugo Friedländer (1854/55-1918) berichtete über seine Begegnung mit Ast: „Ein kleiner, überaus freundlicher Mann mit sehr geistvollem Gesicht, dem die Gutmüthigkeit [sic!] förmlich an der Stirn geschrieben steht, trat mir, mit herzlichem Gruße die Hand reichend, entgegen [...] Sein Äußeres läßt weit eher auf einen Landgeistli-

---

[439] Ebd., S. 93.
[440] Enthüllungen über den "Wunderdoctor" Schäfer Ast in Radbruch nebst einer Erklärung seiner Wunderkraft unter Mitwirkung eines Sachverständigen. Hamburg: Meyer und Kabel o. J., S. 10.
[441] Ebd., S. 10-11.
[442] Ebd., S. 7.
[443] Ebd., S. 7-8.
[444] Ebd., S. 15-16.

chen oder Landlehrer als auf einen Schäfer schließen."[445] Gegenüber Friedländer soll Ast geäußert haben, er betreibe die Heiltätigkeit keineswegs des Geldes wegen. Ohnehin würden Mittellose kostenlos behandelt.[446]

Da Ast zum Erkennen der Krankheiten lediglich die Nackenhaare, nicht aber den ganzen Patienten zu betrachten brauchte, führte er bald auch Ferndiagnosen durch. Selbsternannte „Radbruch-Boten" witterten ein gutes Geschäft. Sie boten per Zeitungsannonce all jenen ihre Dienste an, die ihre Nackenhaare nicht selbst nach Radbruch bringen konnten. Selbstredend nicht ohne einen gewissen Obolus zu verlangen.[447] Als Ast die Abgabe seiner Arzneien 1895 einmal mehr gerichtlich untersagt wurde, ging er dazu über, an seine Patienten Verordnungen auszugeben, die in der mit Ast kooperierenden Apotheke in Winsen einzulösen waren.[448] Ein beteiligter Apotheker äußerte sich verwundert über die Geheimnistuerei bezüglich der von Ast verordneten Arzneien. Es handle sich nicht um wundersam wirkende „Geheimmittel", sondern um allbekannte und viel gebrauchte natürliche Heilmittel, die in jeder Apotheke angefertigt werden könnten, von Ast bisweilen aber in gänzlich unsinniger Weise verordnet würden. Der Apotheker sprach sich gegen die Anwendung dieser Mittel als „Allheilmittel gegen alle menschlichen Leiden" aus.[449]

Am 15. August 1921 starb Heinrich Ast. Wohl auch ob des großen Wohlstands, den Ast durch seine Heiltätigkeit erlangt hatte, diente er vielen Trittbrettfahrern, die nach seinem Tod als Heiltätige in Erscheinung traten und sich dabei auf Ast beriefen, oder sich gar als dessen Nachfolger ausgaben, als Vorbild. Die Söhne Asts sahen sich zum Handeln gezwungen, wollten sie den „Mythos Schäfer Ast" nicht ausgenutzt und verunglimpft sehen. Sie kehrten die angebliche Wunderwirkung der Ast'schen Heilmittel heraus, deren Rezeptur ein Familiengeheimnis und deshalb nur ihnen bekannt sei.[450] Per Zeitungsanzeige gedachten sie der unliebsamen Konkurrenz das Wasser abzugraben: „Schäfer Ast's Heilkunde ist auf uns Söhne übergegangen. Wir setzen die Kuren im Sinne unseres Vaters in alter Weise und am alten Ort fort, und zwar zunächst brieflich. [...] Einsendung des Nackenhaars und Angabe des Alters bleibt erforderlich zur Feststellung der Krankheit. Unser Vater hat die Wissenschaft seiner Heilkunde nur uns Söhnen übermittelt, keinem Frem-

---

[445] Zitiert nach Ebel, Walter: Schäfer Ast. Der Wunderdoktor von Radbruch. Winsen (Luhe): Ravens und Maack 1973, S. 42-43.
[446] Ebenda.
[447] Ebd., S. 61.
[448] Teske: Spurensuche in Marsch und Heide, (1997), S. 155-156.
[449] StAHH, 352-3 Medizinalkollegium, Nr. IV K1: Broschüre: Die Heilmittel des Schäfers Heinr. Ast in Radbruch in lateinischer und deutscher Sprache. Hamburg: 1909, S.4.
[450] Absteigender Ast. In: Der Spiegel, Nr. 14, 02.04.1949, S. 7-8, hier S. 8.

den ist das Geheimnis anvertraut worden."[451] Von Erflog waren diese Verteidigungsversuche letztlich nicht gekrönt. Zwar führten die Söhne Asts bis in die 1940er Jahre den Betrieb ihres Vaters weiter. An die alten Erfolge anzuknüpfen war ihnen allerdings nicht vergönnt.

2.9.2 Ernst Julius Buchholz – ein Nachfolger Schäfer Asts

Nachdem Ernst Julius Buchholz von seinem Onkel in Selsingen, der seine Kunst bei Schäfer Ast gelernt haben wollte, in die Heiltätigkeit eingeführt worden, und danach bei seinem Bruder, seinerseits ebenfalls Heilkundiger, als „Heilgehilfe" tätig gewesen war, machte er sich mit einer eigenen Praxis zunächst in Maschen im Kreis Harburg und ab Dezember 1922 in Hamburg selbstständig. Damit tat er es vier seiner Brüder gleich, die allesamt Heilkundige gewesen sein sollen. Buchholz gab an, mittels „Sympathie" zu behandeln. Außerdem machte er sich die von Ast bekannte „Haardiagnose" zu Eigen.[452] Von Anfang an wurde der Buchholz'sche Heilbetrieb in der Brüderstraße von den Behörden kritisch beobachtet. Buchholz hatte es zu Beginn versäumt, seinen Heilbetrieb rechtzeitig beim Gesundheitsamt anzumelden und einen Gewerbeanmeldeschein zu lösen, was ihm eine Geldstrafe von 1000 Mark einbrachte.[453] Als man Buchholz, der am 5. Oktober 1897 in Warstade bei Neuhaus an der Oste geboren wurde und bis 1919 als Schneider in Hamburg gelebt hatte, zu seiner Heiltätigkeit befragte, gab er zu Protokoll: „Ich übe den Beruf als Krankenbehandler seit Ende Dezember [19]22 hier in Hamburg aus. Behandelt werden von mir chron. inerliche [sic!] Leiden, und zwar in der Hauptsache durch Sympathie. Meine Haupttätigkeit besteht aber darin, daß ich Krankheiten durch Untersuchung der Nackenhaare feststelle. Auch Medikamente werden von mir verschrieben, die sich die Patienten in jeder Apotheke besorgen können. Wird es aber ausdrücklich verlangt, dann gebe auch ich selbst Mittel an Kranke gegen Bezahlung ab. Für die Untersuchung der Nackenhaare [...] kann mich jeder nach Belieben vergüten. Eine bestimmte Summe fordere ich nicht."[454]

---

[451] StAHH, 352-3 Medizinalkollegium, Nr. IV K1: Abschrift einer Erklärung der Söhne von Heinrich Ast, Radbruch, 22.08.1921.
[452] StAHH, 352-3 Medizinalkollegium, Nr. IV K9: Ernst J. Buchholz an das Gesundheitsamt Hamburg, Hamburg, 30.12.1922.
[453] StAHH, 352-3 Medizinalkollegium, Nr. IV K9: Bericht der Gesundheitspolizei, Hamburg, 05.02.1923.
[454] StAHH, 352-3 Medizinalkollegium, Nr. IV K9: Bericht der Gesundheitspolizei, Hamburg, 10.03.1923.

Kurz nachdem Buchholz seine Tätigkeit in Hamburg aufgenommen hatte, gingen bei der Gesundheitsbehörde erste Beschwerden von besorgten Ärzten ein. Alarmiert durch den Bericht einer Patientin, wandte sich ein Arzt direkt an die Staatsanwaltschaft. Buchholz habe die Frau, nach Abschneiden einiger Nackenhaare und Betrachtung derselben unter Zuhilfenahme einer Lupe „in der Form behandelt […], daß er nach der Nennung einiger allgemein gehaltener Krankheitsbezeichnungen, die Haare unter Murmelung [sic!] angeblich lateinischer Brocken in einen Kessel" geworfen und ein Rezept mit einer vorgedruckten Nummer, sowie eine Gebrauchsanweisung verabfolgt habe.[455] Bei diesen Manipulationen habe sich Buchholz die Bezeichnung „Herr Doktor" gefallen lassen, ohne die Patienten auf ihren Irrtum, dass er nicht eine geprüfte und zur Führung des ärztlichen Doktortitels befugte Persönlichkeit sei, hinzuweisen. Da Buchholz keineswegs über irgendwelche ärztlichen Kenntnisse verfüge, auch nicht eine approbierte Heilperson sei, bestehe die begründete Vermutung, schlussfolgerte der Arzt, dass er das Abschneiden der Haare und die anscheinende Lupenbetrachtung lediglich zur Vorspiegelung falscher Tatsachen betreibe. In Wahrheit seien diese Manipulationen „ganz grober Schwindel".[456] Die „Kenntnisse" des Wundermannes würden „sofort versagen, wenn der klingende Lohn, den er einzig und allein" anstrebe, ihm versagt bliebe. Buchholz spekuliere als „bewußter Volksbeglücker ganz allein auf die Dummheit seiner Mitmenschen, und das nicht mit Unrecht, wie sein Zulauf" beweise. Neben dem Betrug an jedem einzelnen Patienten, erkannte der Arzt „schwere Gefahren infolge Nichterkennens von Seuchen etc. (Syphilis, Krebs, Tuberkulose, Diphtherie, Tripper etc.) für die Allgemeinheit durch dies staatliche Gewährenlassen derartiger Elemente".[457] Ein anderer Kollege berichtete von einer Mutter und ihren zwei Kindern. Bei allen dreien hatte er Botulismus diagnostiziert. Die vorgeschlagene Einweisung ins Krankenhaus wurde von der Familie ebenso abgelehnt, wie die eingeleitete Behandlung. Stattdessen hätte die Mutter sich, durch Vermittlung einer Nachbarin, an den „Wunderdoktor" Buchholz gewandt, der sich Haare der Erkrankten vorlegen ließ und „gegen Entgelt von 4-5000 M[ark] allerlei Medizin" verordnet habe. Im weiteren Verlauf sei eines der Kinder verstorben. Der behandelnde Arzt bat zu erwägen, ob der Tatbestand eine Handhabe biete, „um gegen Herrn Buchholz gerichtlich vorzugehen."[458]

---

[455] StAHH, 352-3 Medizinalkollegium, Nr. IV K9: Dr. W. Kühl an die Staatsanwaltschaft Hamburg, Hamburg, 26.01.1924.
[456] Ebenda.
[457] Ebenda.
[458] StAHH, 352-3 Medizinalkollegium, Nr. IV K9: Dr. med. Walter Suchier an das Medizinalamt Hamburg, Wilhelmsburg, 20.01.1923.

2.9.3 Die Buchholz'schen Arzneimittel

Als der Heilbetrieb Buchholz' im Frühjahr 1923 von der Gesundheitsbehörde überprüft wurde, stießen die Beamten auf einen umfangreichen Bestand von Arzneimitteln. Proben wurden konfisziert und untersucht. Ein Teil davon entsprach, sowohl den Inhalt, als auch die Aufmachung betreffend, denen von Schäfer Ast. Obwohl die Zusammensetzung dieser Mittel bekannt war, handelte es sich um „Geheimmittel", die dem freien Verkauf entzogen waren.[459] Außerdem gehörten diverse Salben und Pflaster zum Angebot des „Wunderdoktors". Der Handel damit war ebenfalls verboten. Gleiches galt für die Mittel „Nephrisan" und „Magenpulver". Lediglich die angebotenen Tees, namentlich „Blasentee" und „Siliciumtee", waren freiverkäuflich.[460] Der Gutachter kam zu dem Schluss, es handle sich bei dem Betrieb Buchholz' um einen „großen unerlaubten Arzneimittelhandel".[461] Buchholz blieb von den behördlichen Maßnahmen offenbar unbeeindruckt. Bei einer erneuten Überprüfung seiner Wohn- und Geschäftsräume in der Brüderstraße, im Sommer desselben Jahres, wurden abermals massenhaft Arzneimittel vorgefunden. In der Vernehmung gab sich Buchholz kleinlaut. Er habe die verbotenen Arzneimittel lediglich gelagert, aber nicht an Patienten abgegeben. Die von ihm verordneten Ast'schen Mittel, holten sich seine Patienten aus der Apotheke. Buchholz wurde daraufhin gezwungen, seine Arzneimittelbestände gänzlich abzugeben.[462] In der Folgezeit ging er dazu über, den Patienten nur noch Rezepte auszustellen, selbst aber keine Mittel mehr abzugeben. Im März des Jahres 1924 verlegte Buchholz seine Praxis in die Danziger Straße 58.[463] Sein Heilbetrieb hatte sich mittlerweile etabliert. Den ganzen Tag drängten sich die Patienten, mitunter stundenlang auf die Konsultation wartend, in den beengten Räumlichkeiten des „Wunderdoktors", dessen Name nun in Hamburg allgemein bekannt war. Ärzte sahen „bei einer übermässigen Anhäufung kranker Menschen in einem so beschränkten Raum", eine erhöhte „Ansteckungsgefahr" gegeben.[464] Pro Tag kamen etwa 400 Kranke in die Praxis. Für eine Konsultation, die in den meisten Fällen nur einige Sekunden bis Minuten dauerte, und bei der sich mehrere Patienten gleichzeitig im Konsultati-

---

[459] StAHH, 352-3 Medizinalkollegium, Nr. IV K9: Gutachten über die bei Buchholz vorgefundenen Arzneimittel, Hamburg, 03.04.1923.
[460] Ebenda.
[461] Ebenda.
[462] StAHH, 352-3 Medizinalkollegium, Nr. IV K9: Bericht der Gesundheitspolizei, Hamburg, 11.08.1923.
[463] StAHH, 352-3 Medizinalkollegium, Nr. IV K9: Ernst J. Buchholz an das Gesundheitsamt Hamburg, Hamburg, 27.02.1924.
[464] StAHH, 352-3 Medizinalkollegium, Nr. IV K9: Fritz E. Heller an die Medzinalbehörde Hamburg, Hamburg, 24.06.1924.

onszimmer befanden, wurden zwei Mark verlangt. Ein Sekretär stellte den Patienten das Rezept aus und sorgte für den reibungslosen Ablauf. Die verordneten Arzneimittel konnten dann in den Apotheken gekauft werden.[465]

2.9.4 Hamburger Ärzte gegen Buchholz

„Die Begeisterung des Publikums über die angeblichen hervorragenden diagnostischen Fähigkeiten und Heilerfolge des Herrn E. Buchholz in der Danziger Straße" wurde manchem Hamburger Arzt offenbar unheimlich. Ende des Jahres 1924 hielt es Dr. Edgar Reye (1882-1945), Oberarzt am Eppendorfer Krankenhaus und Mitglied der Hamburger Ärztekammer, zu deren Aufgaben erklärtermaßen auch die Bekämpfung der Kurpfuscherei gehörte, für geboten, im Norddeutschen Ärzteblatt Stellung zu der Angelegenheit Buchholz zu nehmen, solle nicht „dem Ansehen des ärztlichen Standes schwerer Schaden erwachsen".[466] Er berichtete über ein von ihm durchgeführtes Experiment, zur Überprüfung der Fähigkeiten Buchholz'. Er hatte mehrere Mitarbeiter mit den Haaren einer, an Tuberkulose gestorbenen Frau zu dem „Wunderdoktor" geschickt, um anhand der Haare die Diagnose stellen zu lassen. Buchholz war mit seiner „Haardiagnose" in allen Fällen auf die falsche Diagnose gekommen. Er hatte sogar ausdrücklich behauptet, die Patientin leide nicht an Tuberkulose. Ganz davon abgesehen, dass er offenbar nicht im Stande gewesen war, zu erkennen, die Haare einer Toten in Händen zu halten. Wie gewöhnlich hatte er ein Rezept verordnet. Wenngleich die Ergebnisse des Experiments eindeutig ausgefallen waren, zweifelte Reye daran, dass sich die Patienten dadurch von ihrer Konsultation bei Buchholz würden abhalten lassen: „Das irregeführte Publikum wird natürlich nicht so leicht zu überzeugen sein. Erlebe ich es doch fast täglich, daß Patienten mit von Herrn Buchholz gestellten unsinnigen Diagnosen ins Krankenhaus kommen, von deren Unrichtigkeit die Kranken nur mit Mühe zu überzeugen sind."[467] Die Kritik Reyes richtete sich nicht ausschließlich gegen Buchholz, sondern auch gegen die eigenen Kollegen: „Für ganz besonders bedenklich halte ich es, wenn selbst Aerzte untereinander und ihren Patienten gegenüber mit ihrem Erstaunen über die ‚fabelhaften' Diagnosen des Herrn Buchholz nicht hinter dem Berge halten. Zu denken gibt es auch, daß Herr Buchholz in gar nicht wenigen Fällen, vielleicht weil sie etwas knifflich [sic!] zu liegen scheinen, Kranke bestimmten

---

[465] Reye, [Edgar]: Der ‚Buchholz'-Rummel! In: Norddeutsches Ärzteblatt, Nr. 32, 05.10.1924, ohne Seite.
[466] Ebenda.
[467] Ebenda.

Aerzten zur Behandlung überweist; und für standesunwürdig würde ich es halten, wenn Aerzte mit Herrn Buchholz direkt Geschäftsverbindungen unterhielten."[468] Von diesem Zeitpunkt an ließ Reye nicht mehr von Buchholz ab. Hartnäckig agitierte er gegen den unliebsamen Konkurrenten. Sein Engagement im Kampf gegen Laienbehandler brachte Reye ab 1927 in den, von der Ärztekammer konstituierten „Arbeitsausschuss zur Bekämpfung des Kurpfuschertums in Hamburg", ein.[469]

Tatsächlich sagte Buchholz bei einer Befragung aus, Kranke an Spezialärzte zu überweisen, wenn er ein Leiden feststelle, das er nicht heilen könne. Die Rede war von Geschlechtskrankheiten, Tuberkulose, Krebserscheinungen und Polypen. Die genannten Ärzte benannte er als Zeugen für die Unfehlbarkeit seiner Diagnosen.[470] Verflechtungen (auch finanzieller Art) zwischen Buchholz und einigen Ärzten zu vermuten, war also in der Tat nicht abwegig. Infolge des Artikels von Reye wandte sich auch die Hamburger Ärztekammer mit einer Beschwerde über den Wunderheiler an das Gesundheitsamt.[471] Nach dem von Reye initiierten Experiment, begann auch die Presse, der selbiger sein Material über Buchholz zugespielt hatte, sich für den Fall zu interessieren. In Zeitungsartikeln wurde über Buchholz und das missglückte Experiment berichtet. Um die „masslosen tendenziösen Angriffe aus der Arzteschaft [sic!]" zu entkräften und um den sich anbahnenden Skandal abzuwenden, veröffentlichte Buchholz infolgedessen seinerseits in Hamburger Zeitungen.[472] Per Annonce bat er solche Patienten, die mit seiner Diagnose und Behandlung zufrieden waren, ihm ihre Dankesbezeugungen schriftlich und mit voller Adresse, schnellstmöglich zukommen zu lassen.[473] In einer weiteren Anzeige nahm Buchholz Stellung zu den angeblich falschen Diagnosen. Darin behauptete er, er habe angeboten, die strittigen Fälle aufzuklären. Auf dieses Angebot sei von Seiten der Ärzteschaft aber nicht reagiert worden.[474] Einmal mehr stellte Buchholz seine angebliche Zusammenarbeit mit den Ärzten heraus: „Im Interesse der großen Anzahl namhafter Ärzte in ganz Norddeutschland, denen ich regelmäßig Patienten zur Be-

---

[468] Ebenda.

[469] Vgl. Pieper, Christine: Die Sozialstruktur der Chefärzte des Allgemeinen Krankenhauses Hamburg-Barmbek 1913 bis 1945. Ein Beitrag zur kollektivbiographischen Forschung. Münster: LIT Verlag 2003, S. 141-152.

[470] StAHH, 352-3 Medizinalkollegium, Nr. IV K9: Bericht der Gesundheitspolizei, Hamburg, 07.03.1924.

[471] StAHH, 352-3 Medizinalkollegium, Nr. IV K9: Hamburgische Ärztekammer an das Gesundheitsamt Hamburg, Hamburg, 16.10.1924.

[472] StAHH, 352-3 Medizinalkollegium, Nr. IV K9: Abschrift einer Anzeige aus „Hamburger neueste Nachrichten", 28.10.1924.

[473] Ebenda.

[474] Buchholz, [Ernst Julius]: Zur Aufklärung. In: Hamburger Anzeiger, Nr. 263, 08.11.1924, ohne Seite.

handlung oder Operation zuweise, stelle ich weiter fest, daß die aufgestellte Behauptung, daß Ärzte mit mir ‚Geschäftsverbindungen' unterhielten, oder gar, daß ich von jeder Operation eine feste Rückvergütung erhielte, gröblich unwahr ist.“[475] Darauf entgegnete die Hamburger Ärztekammer: „Sollte eine regelmäßige gegenseitige Verbindung zwischen Aerzten und Herrn Buchholz in einzelnen Fällen wirklich bestehen, so würden diese Herren damit in gröblicher Weise gegen ihre Standespflichten verstoßen.“[476] Zu einer weiteren Auseinandersetzung mit Buchholz wollte sich die Ärztekammer, außer vor Gericht, nicht mehr herablassen.[477]

Die Verordnungszettel Buchholz' enthielten lediglich Nummern, die in den Apotheken bestimmten Arzneimitteln zugeordnet wurden.[478] Die Beteiligung der Apotheken an dem Buchholz'schen Heilbetrieb löste einen Streit zwischen Hamburger Ärzten und Apothekern aus. Aus den Reihen der Ärzte kam der Vorwurf, die Apotheker machten sich durch den Verkauf der überteuerten Buchholz'schen Mittel zu dessen Helfershelfern. Bei den Apothekern stieß die Kritik jedoch auf Unverständnis; schließlich handle es sich um freiverkäufliche Mittel, die überall erhältlich seien. Finanzielle Verflechtungen bestünden nicht. Für die Patienten entstünden nur deshalb so hohe Kosten, weil Buchholz meist mehrere Mittel verschreibe. Mit dem Kampf der Ärzte gegen Laienbehandler habe man nichts zu tun.[479] Dieser Argumentation wollten die Ärzte nicht folgen. Sich, in welcher Weise auch immer, an der Buchholz'schen Praxis zu beteiligen, stelle eine Verletzung der Standesregeln dar: „Daß aber B. die Torheit des Publikums in gewissenloser Weise ausgepreßt hat, indem er sie veranlaßt, für eine einzige, nur in seiner Phantasie bestehende Anomalie ihrer Haare einen solchen Kostenaufwand zu treiben, liegt auf der Hand und kann kein Einsichtiger leugnen. […] Wer die eigenen Schiebereien damit entschuldigen will, daß, wenn er nicht selbst schiebt, zehn andere die von ihm versäumte Gelegenheit ohne Bedenken ausnützen, findet für diese Form der Entschuldigung glücklicherweise heute keine Gegenliebe mehr.“[480] Bei der Gesundheitsbehörde interessierte man sich abermals für Zusammensetzung und Preis der von Buchholz verordneten Mittel. Von den beteiligten Apothekern wurden die entsprechenden Angaben eingefordert. Die Listen enthielten unter anderem

---

[475] Ebenda.
[476] Die Aerztekammer gegen Buchholz. In: Hamburger Anzeiger, Nr. 266, 12.11.1924, ohne Seite.
[477] Ebenda.
[478] StAHH, 352-3 Medizinalkollegium, Nr. IV K9: Verordnungsblatt des Laienheilkundigen Ernst Julius Buchholz.
[479] Buchholz und die Apotheker. In: Norddeutsches Ärzteblatt, Nr. 5, 01.02.1925, S. 38-40, hier S. 38-39.
[480] Ebd., S. 39-40.

die Mittel „E. Buchholz's Stromachicum" zu 3,50 Euro, „Pectorans", „Nervinum", „Tonicum", sowie diverse Öle, Salben und Einreibungen.[481]

2.9.5 Buchholz vor Gericht

Tatsächlich wirkte sich der von Reye forcierte Skandal negativ auf Buchholz aus. Durch den Rummel um seine Person, sanken die Patientenzahlen Ende des Jahres 1924 deutlich.[482] Buchholz selbst gab zu diesem Zeitpunkt an, täglich 150 bis 300 Patienten zu behandeln.[483] Außerdem gingen nunmehr Anzeigen gegen Buchholz von ehemaligen Patienten bei der Staatsanwaltschaft ein. Der Fall einer Patientin mit einem krebsartigen Geschwür am Oberschenkel wurde ihm zum Verhängnis. Die Schwiegertochter der Patientin war mit Haaren derselben zu dem „Wunderdoktor" gekommen. Dieser hatte nach Betrachtung der Haare von einer Behandlung im Krankenhaus abgeraten und stattdessen eine Salbe verschrieben. Selbst als sich der Zustand der Patientin verschlechtert hatte, war Buchholz bei seiner Empfehlung geblieben. Schließlich war die Frau doch ins Krankenhaus gebracht worden, wo eine Amputation des betroffenen Beines durchgeführt worden war. Die Patientin war jedoch infolge der Operation gestorben. Die Staatsanwaltschaft schrieb Buchholz eine Mitschuld am Tod der Frau zu und klagte ihn wegen fahrlässiger Körperverletzung an. In dem Prozess vor der siebten Strafkammer des Amtsgerichts Hamburg sagten die behandelnden Ärzte als Sachverständige aus. Selbstredend wandten sie sich gegen die „Haardiagnose". Durch die Behandlung bei Buchholz sei wertvolle Zeit verstrichen. Es sei zu vermuten, dass durch eine frühere Operation der Tod der Frau hätte verhindert werden können. Wenngleich das Gericht die Hauptschuld der Verstorbenen selbst zusprach, habe doch ein fahrlässiges Handeln von Seiten Buchholz' bestanden. Wegen fahrlässiger Körperverletzung wurde er im Januar 1925 zu 2000 Mark Geldstrafe verurteilt.[484] Sowohl die Staatsanwaltschaft, die in diesem Fall eine Gefängnisstrafe für angebracht hielt, als auch Buchholz selbst, legten gegen das Urteil Berufung ein. Das nunmehr zuständige Schöffengericht bezeichnete das Treiben Buchholz' in der Urteilsbegründung

---

[481] StAHH, 352-3 Medizinalkollegium, Nr. IV K9: Adolf B. Cronemeyer an das Gesundheitsamt Hamburg, Hamburg, 07.01.1925; StAHH, 352-3 Medizinalkollegium, Nr. IV K9: W. Hesse an das Gesundheitsamt Hamburg, Hamburg, 20.02.1925.

[482] Gebrüder Buchholz. In: Hamburger Nachrichten, ohne Nummer, 19.12.1924, ohne Seite.

[483] Wunderdoktor Buchholz auf der Anklagebank. In: Hamburgischer Correspondent, Nr. 49, 30.01.1925, 1. Beilage, S. 2.

[484] Haardiagnosen. In: Hamburger Fremdenblatt, Nr. 30a, 30.01.1925, ohne Seite.

als „fahrlässig und gemeingefährlich". Das Urteil aus erster Instanz wurde im März 1925 aufgehoben und die Geldstrafe auf 6000 Mark erhöht.[485] Auch der emsige Dr. Reye blieb in der Sache aktiv. Er wurde ebenfalls bei der Staatsanwaltschaft vorstellig und übergab dort sein zu Buchholz gesammeltes Material. Diese erhob daraufhin im Oktober 1926 wegen fortgesetzten Betrugs Anklage, woraufhin es vor dem Hamburger Amtsgericht zum Prozess kam. Den Betrug sah die Anklagebehörde insofern gegeben, als dass Buchholz bei seinen Patienten bewusst den Irrtum erzeugt habe, er könne per „Haardiagnose" auf ihre Krankheiten schließen, und außerdem das Vermögen seiner Patienten geschädigt habe. Buchholz widersprach dieser Anschuldigung, indem er beteuerte, an die propagierten Fähigkeiten zu glauben. Aber selbst von der Verteidigung Buchholz' wurde das von Reye vorgelegte Material anerkannt. Ärzte, die Buchholz-Patienten behandelt hatten, wurden als Zeugen vernommen. Sie bestätigten die Widersprüchlichkeit zwischen ihren, und den Diagnosen des Wunderheilers. Dem Angeklagten blieb im Laufe des Prozesses nichts anderes übrig, als die Existenz von Fehldiagnosen einzuräumen. Überdies förderte die Verhandlung weitere Details über die Praxis Buchholz' ans Tageslicht. So soll er seine Patienten häufig gefragt haben, ob sie vorher bereits bei einem Arzte gewesen waren und was selbiger gesagt habe. Buchholz habe seine eigene Diagnose dann an der des Arztes ausgerichtet, oder, vielleicht um die Trefferquote zu erhöhen, bei einem Patienten gleich mehrere Diagnosen gestellt. Die Aussage Buchholz', er habe seine Patienten in den meisten Fällen nach gestellter Diagnose, an Ärzte überwiesen, wurde von Zeugen bestätigt. Es habe sich bei der Praxis um eine regelrechte „Ärzteverteilungsstelle" gehandelt.[486] Das Honorar für die „Haardiagnose" war natürlich trotz sofortiger Überweisung fällig. Allerdings traten auch Patienten als Zeugen auf, die die Fähigkeiten Buchholz' bestätigten und angaben, von ihm geheilt worden zu sein.[487] Letztlich wollte sich das Gericht jedoch nicht auf die Diskussion, ob die „Haardiagnose" möglich sei oder nicht, einlassen. Vielmehr kam man zu der Erkenntnis, Buchholz habe durch den großen Zulauf tatsächlich zu dem Glauben kommen können, er besitze die behaupteten Fähigkeiten. Eine bewusste Böswilligkeit konnte ihm nicht nachgewiesen werden. Ohnehin handle es sich um ein Problem, das nicht strafrechtlich zu lösen sei. Dieser Argumentation folgend, wurde Buchholz am 1. November 1926 freigesprochen. In der Urteilsbegründung heißt es: „Wie ist es mög-

---

[485] Haardiagnosen. In: Hamburger Fremdenblatt, Nr. 79a, 20.03.1925, S. 3.
[486] Der ‚Wunderdoktor' Buchholz unter Anklage. In: Hamburger Fremdenblatt, Nr. 300, 30.10.1926, ohne Seite.
[487] Der Wunderdoktor Buchholz unter Betrugsanklage. In: Hamburger Fremdenblatt, Nr. 300a, 30.10.1926, ohne Seite.

lich, daß heute eine große Anzahl sich krank fühlender Menschen, besonders in den unteren Schichten des Volkes, solche Personen wie Buchholz aufsucht, obwohl dieser nach seiner eigenen Angabe gar nicht in der Lage ist, konkret das Krankheitsbild zeichnende Diagnosen zu geben oder selbst irgendwie kompliziert liegende Sachen zu behandeln, so daß er in sehr vielen Fällen die Leute zu Ärzten weitergeschickt hat. Der Grund dieser Tatsache liegt in einer weitverbreiteten Vertrauenskrise zur ärztlichen Wissenschaft. Diese wird nicht behoben werden können, wenn sich nicht die herrschende Schulmedizin entschließen sollte, mit derselben Exaktheit der Methode, mit der sie zu forschen gewohnt ist, sich auch Phänomenen zuzuwenden, die bisher als ‚übersinnlich' und demgemäß nichtexistent abgelehnt worden sind. Im Volke unten lebt dumpf der Glaube an solche Möglichkeiten; Leute wie Buchholz verdanken diesem Glauben ihren Erfolg."[488]

Die Staatsanwaltschaft legte gegen dieses Urteil Revision ein. Im November 1927 kam es zum Berufungsprozess, der nunmehr in weit größerem Umfang durchgeführt wurde. Über 70 Zeugen waren geladen, um die „Haardiagnose" zu überprüfen.[489] Das öffentliche Interesse an dem Prozess war enorm. Täglich wurde von den verschiedenen Hamburger Blättern über den Fortgang berichtet. Als Zeugen wurden Reye und seine Kollegen, weitere Ärzte, die bei Buchholz gewesen waren, und etliche ehemalige Patienten vernommen. Ein Zeuge berichtete über seine Konsultation bei Buchholz: „Außer mir befanden sich noch vier oder fünf Personen im Zimmer. Buchholz sprach mit auffälligem Pathos. […] Untersuchung und Bescheid gingen äußerst schnell vonstatten. Ich habe zwei oder drei Mark bezahlt."[490] Auf der Grundlage von Zeugenaussagen konnte vor Gericht eine Vielzahl von Fehldiagnosen aufgedeckt werden. Wie sich bereits im ersten Verfahren herausgestellt hatte, stellte Buchholz „Sammeldiagnosen", die mehrere Deutungen zuließen.[491] Hartnäckig weigerte er sich, seine Methode einer wissenschaftlichen Prüfung zu unterziehen. Weder in einem Krankenhaus, noch im Gerichtssaal, wollte er die „Haardiagnose" vorführen.[492] Als der Druck auf Buchholz im Laufe des Prozesses jedoch wuchs, blieb ihm nichts anderes übrig, als sich der Prüfung zu unterziehen. Bei keinem der ihm vorgeführten Patienten stellte er die korrekte Di-

---

[488] Zitiert nach Ebeling, Helmut: Schwarze Chronik einer Weltstadt. Hamburger Kriminalgeschichte 1919 bis 1945. Hamburg: Ernst Kabel 1980, S. 199-200.

[489] Der Prozeß gegen den Wunderdoktor Buchholz. In: Hamburger Fremdenblatt, Nr. 315, 14.11.1927, ohne Seite.

[490] Der Wunderdoktor Buchholz unter Anklage. Eine ärztliche Enquete über Buchholz' Diagnosen. In: Hamburger Fremden-blatt, Nr. 317, 16.11.1927, ohne Seite.

[491] Ebenda.

[492] Nackenhaardiagnose unter Betrugsanklage. In: Hamburger Anzeiger, Nr. 266, 15.11.1927, ohne Seite.

agnose. Mit diesem Fiasko war die Glaubwürdigkeit des angeblichen „Wunderdoktors" endgültig dahin. Die Zeitungen berichteten von dem gescheiterten Experiment. Das Gericht sah es, im Gegensatz zur Vorinstanz, als erwiesen an, dass Buchholz seine Patienten, die überwiegend aus dem „einfachen Volk" kamen und oft vergeblich in ärztlicher Behandlung gewesen waren, bewusst betrogen habe und selbst an die propagierte „Haardiagnose" nicht glaube. Zwar sei Buchholz kein gebildeter Mann, aber doch ein „gewitzter Kopf und guter Beobachter, wie das sein Lebensgang, sein Erfolg und die Art seiner Verteidigung" dartue.[493] Auch sei er nicht so naiv, durch den Zuspruch der Patienten in den Glauben versetzt worden zu sein, tatsächlich über die Fähigkeiten zu verfügen. Im Gegenteil, er sei sich darüber im Klaren, dass die „Haardiagnose" Unsinn sei. Wegen fortgesetzten, teils vollendeten, teils versuchten Betrugs wurde Buchholz zu fünf Monaten Gefängnis und 15.000 Mark Geldstrafe verurteilt. Das Gericht sah in der Tätigkeit Buchholz' insofern eine „Gefährdung der Volksgesundheit", als dass ernsthaft kranke Patienten durch ihn von dem Hinzuziehen eines Arztes bisweilen abgehalten wurden.[494] Im Kommentar einer Zeitung heißt es pathetisch: „Die Hamburger Strafkammer I hat mit diesem Urteil und mit der zielbewußten Führung des Buchholzprozesses Epoche gemacht. Sie hat die Geschichte unserer Zeit vor einer großen Blamage bewahrt; denn der traumhaft dunkle Drang nach Geheimnis und Wunder, der nun einmal im Einzelwesen wie im ganzen Volke schlummert, ist nunmehr endgültig davor behütet, seine Groschen, seine Gesundheit und seinen tastenden und forschenden Glauben an einen smart und dreist betriebenen Humbug loszuwerden."[495] Hier bezieht sich der Verfasser nicht ausschließlich auf Buchholz. Vielmehr erhofft er sich von dem Urteil Auswirkungen auf andere Laienbehandler in Hamburg und Umgebung. Versöhnlich wirbt er für die Ärzte: „Und vertrauen wir unsere Krankheiten und Gebrechen vorerst wieder bei Bedarf unseren Kassenärzten [an], die in Wahrheit viel besser sind als der Ruf, den man ihn[en] verschiedentlich in diesem Buchholzprozeß anzuhängen suchte."[496] Buchholz legte zwar Berufung gegen das Urteil ein, scheiterte damit jedoch vor dem Reichsgericht in Leipzig.[497]

Der Heilbetrieb Buchholz' in Hamburg war nach dem Prozess erledigt. Die Gefängnisstrafe wurde in eine Geldstrafe umgewandelt und der Wunderheiler verschwand im November des Jahres 1927 nach Berlin. Dort etablierte er, in bekann-

---

[493] Urteil, Begründung und Nachruf zum Buchholz-Prozeß. In: Hamburger Anzeiger, Nr. 278, 28.11.1927, ohne Seite.
[494] Ebenda.
[495] Ebenda.
[496] Ebenda.
[497] Die Revision im Prozeß Buchholz verworfen. In: Hamburger Nachrichten, ohne Nummer, 26.06.1928, ohne Seite.

ter Weise, eine neue Praxis in der Potsdamer Straße. Auch in Berlin kam er jedoch bald in Kontakt mit den Behörden. Ende der 1920er Jahre tauchten abermals zwielichtige Zeitungsanzeigen Buchholz' in verschiedenen Zeitungen auf, in denen er um Patienten warb.[498] 1931 beschäftigte er erneut die Hamburger Justiz. Nach fünf Jahren zeigte er eine Zeugin aus dem Betrugsverfahren gegen ihn, wegen Meineids an. Er beschuldigte sie, vor Gericht, unter Eid, falsche Aussagen gemacht zu haben. Dieser offensichtliche Versuch einer nachträglichen Rehabilitierung zahlte sich für Buchholz nicht aus. Im Gegenzug wurde er wegen wissentlich falscher Anschuldigung zu drei Monaten Gefängnis verurteilt.[499] Die nachfolgenden Instanzen bestätigten das Urteil.[500]

2.10 Martin Olpe und das „Olpenapneu-Inhalationsverfahren"

Martin Olpe (1887/1888-1928) entwickelte mit dem „Olpenapneu-Inhalationsverfahren" eine angeblich revolutionäre Asthma-Therapie. Ein neuartiges Medikament sollte die Heilung bringen. Der umtriebige Olpe – mehr Geschäftsmann als Heilkundiger – baute zusammen mit seiner Ehefrau ein, für die beiden sehr einbringliches Unternehmen auf. Per Zeitungsannonce warb das Ehepaar für das Verfahren. Jedoch sollten Ärzteschaft und Justiz bald auf die marktschreierische Propaganda der Olpes aufmerksam werden und deren Methoden hinterfragen.

Beim „Olpenapneu-Inhalationsverfahren" handelte es sich um eine neuartige Asthmatherapie. Entwickelt und angeboten wurde sie Anfang der 1920er Jahre von Martin Olpe und seiner Ehefrau Elisabeth. Zum Einsatz kam ein selbst entwickeltes Medikament geheimer Rezeptur, das laut Olpe ausschließlich aus Naturprodukten wie Seealgen, Perlmoos, Ruhwurzel und freiem Jod bestand, und ausdrücklich kein Kokain, Atropin oder Morphin enthielt.[501] Der ausgebildete Pharmakologe Dr. August Clever überwachte die Produktion des Medikaments und bestätigte in einer eidesstattlichen Erklärung die Aussagen Olpes bezüglich der Zusammensetzung.[502]

---

[498] StAHH, 352-3 Medizinalkollegium, Nr. IV K9: Bericht der Polizeibehörde, Hamburg, 04.07.1928.

[499] StAHH, 213-11 Staatsanwaltschaft Landgericht – Strafsachen, Nr. A08231/33: Urteil des Amtsgerichts Hamburg im Verfahren gegen Ernst J. Buchholz wegen wissentlich falscher Anschuldigung, 31.10.1931.

[500] StAHH, 213-11 Staatsanwaltschaft Landgericht – Strafsachen, Nr. A08231/33: Urteil des Landgerichts Hamburg im Verfahren gegen Ernst J. Buchholz wegen wissentlich falscher Anschuldigung, 12.04.1932; StAHH, 213-11 Staatsanwaltschaft Landgericht – Strafsachen, Nr. A08231/33: Beschluss des Reichsgerichts im Fall Ernst J. Buchholz wegen wissentlich falscher Anschuldigung, Leipzig, 30.05.1932.

[501] Timmermann: Wer darf heilen?, (2000), S. 134-135.

[502] Timmermann, Carsten: Weimar medical culture. Doctors, Healers, and the crisis of medicine in interwar Germany, 1918 - 1933. Diss. med., Masch-Ms., Univ. of Manchester 1999, S. 136.

Olpe und seine Frau hatten selbst keinen Kontakt zu Patienten, sondern verkauften lediglich die Lizenz für die Anwendung ihres Verfahrens – und zwar zum stolzen Preis von 18.000 Mark. Lizenznehmer wurden per Zeitungsannonce gesucht:

„Dame oder Ehepaar findet Lebensexistenz durch selbständiges Arbeiten in absolut konkurrenzlosem Heilverfahren. Angenehme Tätigkeit, keine Reisen, Ausbildung kostenlos. Fachkenntnisse nicht erforderlich. Jahreseinkommen 40-60 000 Mark. Kapitalanlage von 18 000 Mark erforderlich. Nur ernstgemeinte Angebote an Frau Dr. med. Olpe, Hansahotel, Düsseldorf."[503]

Mit ähnlich marktschreierischen Anzeigen versuchte das Ehepaar Olpe auch ärztliche Mitarbeiter und andere Geschäftspartner für die eigene Firma „Olpenapneu", später „Olpena AG", in Düsseldorf zu gewinnen. Und tatsächlich kamen die Olpes immer wieder mit Ärzten und hochrangigen Militärangehörigen ins Geschäft, was dem Unternehmen die nötige Glaubwürdigkeit verlieh.[504] Und auch der Versuch, das „Olpenapneu-Inhalationsverfahren" von angesehenen Autoritäten der Medizin verifizieren zu lassen, gelang. Professor Gustav von Bergmann (1878-1955) aus Frankfurt am Main und Professor Paul Morawitz (1879-1936) aus Würzburg überprüften die Methode in Untersuchungen und stellen ihr ein gutes Zeugnis in der Behandlung von bestimmten Erkrankungen der Bronchien aus. Die Art der Vermarktung der Methode, die sich an Laienpublikum richtete, die Geheimhaltung der Zusammensetzung und die Tatsache, dass die Anwendung nicht bei jedem Patienten ärztlich überwacht wurde, bemängelten die Experten jedoch.[505] Von Seiten der Patienten wurde eine (wenn auch nur kurz anhaltende) Wirksamkeit ebenfalls bestätigt. Laut Olpe wandten im Jahr 1922 deutschlandweit 65 Ambulatorien das „Olpenapneu-Inhalationsverfahren" an. Die Ambulatorien wurden angeblich von 20 Ärzten kontrolliert. Das Preußische Wohlfahrtsministerium zählte im Frühjahr 1923 jedoch lediglich 20 Ambulatorien, von denen die wenigsten unter ärztlicher Kontrolle standen.[506]

Die medizinische Tätigkeit von Martin Olpe und seiner Frau waren ebenso zwielichtig wie beider Vergangenheit. Olpe war der einzige Sohn einer Düsseldorfer Beamtenfamilie. Zwischen 1907 und 1918 befand er sich wegen psychischer Probleme in Behandlung. Er studierte Theologie, Philosophie und Medizin, brach aber jedes Studium vorzeitig ab. Trotzdem führte Olpe zeitweise einen Doktortitel, den er angeblich von der Oriental University of Washington verliehen bekommen hatte. Später brachte er einen Münchner Fürsorgeempfänger mit aristokratischem

[503] Zitiert nach Timmermann: Wer darf heilen?, (2000), S. 134.
[504] Timmermann: Weimar medical culture, (1999), S. 134-135.
[505] Ebd., S. 136.
[506] Ebd., S. 133-134.

Hintergrund dazu, ihn zu adoptiere, was ihm den Titel Fürst von Cantacuzene einbrachte. Er arbeitete als Bauer, Privatlehrer, Büroangestellter und Pastor. In seiner Funktion als Wanderprediger traf er seine spätere Frau. Elisabeth Rinneberg (geboren 1894) studierte tatsächlich Medizin an der Universität Marburg, schloss das Studium aber ebenfalls nicht ab. Das hinderte sie jedoch nicht daran, sich (unter anderem in den Zeitungsanzeigen) als Doktor der Medizin auszugeben. Martin Olpe war insgesamt drei Mal verheiratet und hatte von verschiedenen Frauen mehrere Kinder. Von seinem ausufernden Sexualleben wird ebenso berichtet wie von dem luxuriösen Lebenswandel, den er pflegte und der angeblichen Abhängigkeit von Morphium und Kokain. Er soll über ein besonderes Charisma verfügt haben, das es ihm ermöglichte, an mehreren Orten, selbst gebildete und gesellschaftlich höher stehende Geschäftspartner, von sich zu überzeugen und ihr Vertrauen zu gewinnen. Seine eigene Asthmaerkrankung soll ihn erst auf das „Olpenapneu-Inhalationsverfahren" gebracht haben. Er selbst sei dadurch geheilt worden.

Der Düsseldorfer Kreisarzt Medizinalrat Dr. Ernst Fürth machte es sich zur Aufgabe, den Machenschaften der Olpes einen Riegel vorzuschieben. Im Sommer 1922 wurden die Büroräume und die Privatwohnung des Ehepaars durchsucht und Proben der Medikamente konfisziert. Bei der Analyse durch die staatliche Nahrungsmitteluntersuchungsanstalt stellte sich heraus, dass die Proben nicht die angegebenen Inhaltsstoffe enthielten, dafür jedoch Kokain, Morphin, Novocain, Suprarenin und Adrenalin. Dabei handelte es sich um, in der Asthmatherapie gängige Medikamente. Die von den Patienten beschriebene Wirkung dürfte wohl darauf zurückzuführen gewesen sein. Aufgrund der Beimischung dieser Stoffe waren die Medikamente Olpes außerdem apothekenpflichtig.[507]

Fürth unternahm mehrere Versuche Olpe, bei seinen Geschäftspartnern zu diskreditieren. Darauf reagierte Olpe im Februar 1923 mit einer Verleumdungsklage gegen Fürth. Diesem gelang es, im Verlaufe des Prozesses die umtriebige Vergangenheit und die psychischen Probleme Olpes aufzudecken. Es tauchten Unterlagen auf, die bestätigten, dass Olpe mehrfach in psychiatrischen Einrichtungen untergebracht und zwischenzeitlich sogar entmündigt worden war. Überdies hatte es bereits mehrere Verhaftungen wegen Betrugs und Heiratsschwindels gegeben. Olpe verlor den Prozess. Auch die Sekretärin des Ehepaars sagte nun gegen ihre Arbeitgeber aus. Die Promotionsurkunde Martin Olpes sei gefälscht. Außerdem gab die Sekretärin an, sie sei für die Beimischung von Kokain in die Medikamente verant-

---

[507] Ebd., S. 138-139.

wortlich gewesen. Bei den Proben für die wissenschaftlichen Untersuchungen habe man die umstrittenen Inhaltsstoffe einfach weggelassen.[508]

Infolgedessen wandten sich seine Geschäftspartner von Olpe ab und die Firma „Olpenapneu" brach zusammen. Die Staatsanwaltschaft klagte das Ehepaar Olpe, das Düsseldorf mittlerweile verlassen hatte, wegen Betrugs an. Es gelang jedoch zweiweise nicht, die beiden ausfindig zu machen. Wenn doch, konnte Martin Olpe medizinische Atteste vorlegen, die seine Verhandlungsunfähigkeit bestätigten. Es folgte eine Odyssee durch mehrere Städte, in denen die Olpes abermals versuchten das „Olpenapneu-Inhalationsverfahren" per Zeitungsannonce an den Mann zu bringen. Nunmehr produzierte eine Berliner Firma die Medikamente. Bei einer Durchsuchung derselben im Januar 1924 flogen die Machenschaften des Ehepaars auf. Letztlich versuchten sie in einem Hotel im Schwarzwald Martin Olpe mit reichen alleinstehenden Frauen zu verkuppeln. Erst 1928 konnte das Ehepaar verhaftet werden. Martin Olpe starb kurz darauf, am 2. Mai 1928 im Alter von 40 Jahren in der Provinzial-Heil- und Pflegeanstalt in Bonn. Elisabeth Olpe blieb in Haft.[509]

Der Fall Olpe zeigt eindrücklich, dass der Gesundheitsmarkt in den Jahren der Weimarer Republik auch dubiosen Erscheinungen eine Möglichkeit zur Betätigung bot. Im weiten Spektrum der Heilerpersönlichkeiten dieser Zeit ist das Ehepaar Olpe recht eindeutig zu verorten. Ihre Absichten waren betrügerisch und am eigenen finanziellen Profit orientiert. Erkenntnisbringend ist auch die Tatsache, dass für das zwielichtige „Olpenapneu-Inhalationsverfahren" überhaupt Lizenznehmer gefunden werden konnten. Dem Lockruf des Geldes unterlagen wohl auch die zahlreichen Geschäftspartner der Olpes, die für ein entsprechendes Honorar ihren guten Namen offenbar gerne gaben. Durch ihre Reputation verliehen sie dem Verfahren die nötige Seriosität und trugen zu dessen (wenn auch zeitlich beschränktem) Erfolg bei. Die organisierte Ärzteschaft nahm in diesem Fall ihre Schutzfunktion gegenüber den Patienten wahr, indem sie in Zusammenarbeit mit der Staatsanwaltschaft die objektive Prüfung der Medikamente durchsetzte. Wenngleich auch hier das Bedürfnis zum Schutz der eigenen Standesinteressen motivierend gewirkt haben dürfte. Dank der Initiative des Kreisarztes Dr. Fürth, in dessen Zuständigkeitsbereich die Bekämpfung der Kurpfuscherei ja fiel, wurden die Machenschaften der Olpes aufgedeckt. Die angewandten Methoden betreffend, heilte bei der Bekämpfung der Kurpfuscherie im Allgemeinen der Zweck die Mittel. Vor Anzeigen wurde ebenso wenig zurückgeschreckt, wie vor öffentlicher Diskreditierung der angeblichen Kurpfuscher.

---

[508] Ebd., S. 138.
[509] Timmermann: Wer darf heilen?, (2000), S. 133.

3 Diskussion

3.1 Parallelen zwischen den Wunderheilern

Wenngleich sich auf den ersten Blick hinsichtlich der Methoden der Wunderheiler ein buntes Bild bietet, so erscheint eine Einteilung in Gruppen doch möglich und sinnvoll. Zunächst ist in diesem Zusammenhang der Heilmagnetismus zu nennen, aus dessen Anwenderkreis wohl die Mehrheit der Wunderheiler der Weimarer Republik stammte, wenngleich die einzelnen Wunderheiler die Methode mitunter in abgewandelter Form praktizierten und mit anderen Methoden, Konzepten und Vorstellungen kombinierten. Von der erwähnten Gruppe der „seriösen" Heilmagnetiseure, deren erklärtes Ziel darin bestand, aus dem Heilmagnetismus eine anerkannte, durch Laien praktizierte Disziplin zu formen, sind die Wunderheiler jedoch abzugrenzen. Darüber hinaus wiesen sich einzelne Wunderheiler als Naturheilkundige aus und agierten damit im Kontext der, in der Weimarer Republik populären Naturheilbewegung. Bei nicht wenigen Wunderheilern stellte überdies der Verkehr mit Geheimmitteln einen Bestandteil der Heiltätigkeit dar. Daneben stehen, eher als Einzelphänomene, die Anwendung bestimmter Apparaturen wie bei Zeileis, oder die „Haardiagnose" bei Ast und Buchholz. So unterschiedlich die Methoden der Wunderheiler auch anmuten mögen, es lassen sich doch einheitliche Charakteristika erkennen. Die jeweilige Methode, und in letzter Konsequenz auch ihre Wirksamkeit, waren fast ausnahmslos unmittelbar an die Person des Wunderheilers gebunden. Nicht die Methode stand im Mittelpunkt der Aufmerksamkeit, sondern der Wunderheiler selbst. Dieser bisweilen exzessiv betriebene Personenkult, der in manchen Fällen, wie beispielsweise bei Weißenberg, bis zur spirituellen Überhöhung der Person durch seine Patienten bzw. Anhänger führen konnte, stellt ein hervorstechendes Merkmal in der Gesamtschau der Wunderheiler der Weimarer Republik dar. Auffallend häufig machten die Diagnose- oder Behandlungsmethoden der Wunderheiler außerdem eine Manipulation direkt am Patienten erforderlich – sei es durch das Übertragen von Hochfrequenzstrahlen, durch Handauflegen oder das Abschneiden von Nackenhaaren. Den Methoden der Wunderheiler lag nicht selten eine ganzheitliche Sicht auf den Patienten zugrunde. Insofern ließ sich auch die Durchführung von Einheitsbehandlungen, häufig im Sinne einer allgemeinen Stärkung des Patienten, erklären. Auffallend häufig griffen die Wunderheiler zudem auf Massenbehandlungen, soll heißen das Diagnostizieren und Therapieren einer großen Patientenzahl in kurzer Zeit, zurück. Selbstredend handelte es sich bei den Methoden der Wunderheiler ausnahmslos um solche, die der zeitgenössischen Lehrmeinung der Schulmedizin widersprachen.

Das Vorhandensein übernatürlicher Fähigkeiten, die sich beispielsweise im Erkennen von Krankheiten durch bloßes Betrachten des Patienten, in der Stärkung des kranken Organismus bzw. in dem Herausziehen von krankmachenden Elementen durch Handauflegen, im Verständnis natürlicher Gegebenheiten, in der Herstellung wundertätiger Arzneien oder in der Kontaktaufnahme mit der Geisterwelt ausdrückten, bildeten die Grundlage für die Tätigkeit der Wunderheiler. Lediglich die Herkunft dieser Fähigkeiten wurde im Einzelfall unterschiedlich erklärt. Häufig war in diesem Zusammenhang von einer göttlichen Begabung, von göttlicher Gnade, von Weisheit, die ein Vordringen in höhere spirituellen Sphären erlaubte, also einer „religiösen Heilkunde" (wie Äskulap, Christus medicus), die Rede, die der Wunderheiler entweder selbst bei sich entdeckt hatte oder auf die er von Dritten aufmerksam gemacht worden war. Bei der Propagierung übernatürlicher Fähigkeiten handelte es sich zum einen um Behauptungen der Wunderheiler selbst – nicht selten jedoch auch um Zuweisungen von Patienten bzw. Anhängern derselben. Die Tätigkeit der Wunderheiler ist insofern dem Bereich der „magischen Heilkunde" zuzuordnen. Damit sind nach Jütte solche Heilmethoden gemeint, die sich auf geheimnisvolle Naturkräfte im Kosmos berufen, welche zum Zwecke der Heilung mit Hilfe bestimmter Techniken oder Medien auf den kranken menschlichen Körper übertragen werden. Finde die Kraftübertragung durch Berühren statt (Handauflegen), handle es sich um „Sympathiezauber". Als „Analogiezauber" seien Verfahren zu bezeichnen, die auf einer Fernwirkung (Zaubersprüche) beruhten.[510]

Der Großteil der Wunderheiler warb mit der Behauptung, durch ihre Behandlung könnten grundsätzlich alle Krankheiten gebessert, wenn nicht sogar geheilt werden. Hierin drückte sich einmal mehr ein ganzheitlicher Ansatz aus, der darüber hinaus eine, mehr oder weniger eindeutig formulierte, Verquickung von Physis und Psyche voraussetzte. Die unterschiedlichsten Krankheitssymptome bei den verschiedenen Patienten wurden dabei auf eine einzige Ursache, beispielsweise ein, wie auch immer geartetes, Ungleichgewicht, zurückgeführt. Wenn man so will, legten viele Wunderheiler der Weimarer Republik, ob bewusst oder unbewusst, ihrer Behandlungsmethode ein psychosomatisches Konzept zugrunde. Die vollmundigen Besserungs- und Heilungsversprechungen der Wunderheiler erfuhren im Verlauf jedoch Einschränkungen. Mit der Einführung gesetzlicher Verbote zur Behandlung bestimmter Krankheiten durch medizinische Laien, namentlich Infekti-

---

[510] Jütte: Geschichte der Alternativen Medizin, (1996), S. 66-67.

ons- und Geschlechtskrankheiten, schlossen viele Wunderheiler Patienten mit derlei Krankheiten aus ihrer Praxis aus. Schließlich drohten bei Zuwiderhandlung empfindliche Strafen. Zahlreiche Wunderheiler schränkten ihr eigenes Tätigkeitsfeld außerdem, zumindest augenscheinlich, dahingehend ein, dass nur Patienten zur Behandlung zugelassen wurden, die vorher bereits erfolglos von einem Arzt behandelt worden waren. Zumindest findet sich diese Voraussetzung in den entsprechenden Veröffentlichungen der Wunderheiler. Allerdings wandte sich die Mehrzahl der Patienten ohnehin erst an einen Laienheilkundigen, wenn die vorangegangenen Konsultationen bei einem Arzt nicht zufriedenstellend verlaufen waren.[511] Ob eine gezielte Auswahl der Patienten durch die Wunderheiler tatsächlich stattfand, erscheint indes fraglich. Vielmehr dürfte darin der Versuch zum Ausdruck gekommen sein, den Ärzten gegenüber nicht offen als Konkurrenz aufzutreten. Durch die Auswahl des Patientenkollektivs, ob durch das grundsätzliche Verhalten der Patienten, sprich das Aufsuchen eines Wunderheilers erst nach erfolgloser ärztlicher Behandlung, oder die bewusste Auswahl der Patienten bedingt, wurden den Wunderheilern de facto gerade diejenigen Patienten zugeführt, die von der Schulmedizin enttäuscht, und damit für das Wunder eher empfänglich waren.

Um den einzelnen, erfolgreichen Wunderheiler scharte sich ein, das Sendungsbewusstsein desselben noch bestärkendes Umfeld aus geheilten Patienten, Anhängern und Profiteuren. Dadurch wurden Bekanntheit und Erfolg des einzelnen Wunderheils häufig noch gesteigert. Der florierende Zeileis-Betrieb beispielsweise bot zahlreichen Randfiguren die Möglichkeit zum Broterwerb. Um den Meister Weißenberg bildete sich sogar eine ganze Glaubensgemeinschaft. Das Umfeld der Wunderheiler profitierte häufig nicht nur gesundheitlich und spirituell, sondern auch materiell. Hinsichtlich der Verdienstmöglichkeiten der Wunderheiler selbst ist noch einmal darauf hinzuweisen, dass hier nur von solchen Wunderheilern die Rede ist, die, letztlich ob der erwähnenswerten Patientenzahlen, ein bestimmtes Maß an Bekanntheit erreichten. Zwar betonten die Wunderheiler stets ihre wohltätigen Absichten im Sinne der Kranken – trotzdem verlangten sie für die Behandlung Geld. Allerdings unterschieden sie sich in diesem Punkt nicht von den Ärzten, die sich ihre Leistungen gleichermaßen von den Patienten oder im Rahmen der Kassenpraxis bezahlen ließen. Augenscheinlich ist bei der Betrachtung der Höhe der Honorare der Wunderheiler jedoch die große Streubreite. In diesem Zusammenhang drängt sich abermals die Frage nach der Motivation der Wunderheiler auf.

---

[511] In ihrer Darstellung der „Kurpfuscher-Prozesse" bestätigt Regin diesen typischen Ablauf. Vgl. Regin: Selbsthilfe und Gesundheitspolitik, (1995), S. 349. Aus zahlreichen Dankschreiben von Patienten geht ebenfalls hervor, dass erst nach unbefriedigender ärztlicher Behandlung der Wunderheiler aufgesucht wurde.

Stellte das Geschäft mit der Heilkunde, wenn ein gewisser Erfolg sich erst einmal eingestellt hatte, doch eine lukrative Tätigkeit dar. Sicher führten bei den einzelnen Wunderheilern die unterschiedlichsten Gründe zum Ergreifen des Berufs des Laienheilkundigen. Und es steht außer Frage, dass ein großer Teil von der eigenen Methode überzeugt war und in dem Glauben handelte, den Patienten zu helfen. Auf der anderen Seite des Spektrums bewegten sich jedoch auch solche Protagonisten, die im Status des Wunderheils primär die erheblichen Verdienstmöglichkeiten erblickten und deren Handeln sich jenseits der Grenze zwischen Legalität und Illegalität abspielte. Ein weiterer Aspekt in Bezug auf die Honorare, stellt die Wertigkeit, die sich durch ein vom Patienten in finanzieller Form zu leistendes Opfer ausdrückte, der Behandlung dar.

Bei der juristischen Verfolgung von Laienheilkundigen ergaben sich stets dieselben Muster. Die Prozesse gegen Wunderheiler fanden im Kontext der Kurpfuscherdebatte, die sich wie erwähnt an der Frage nach dem generellen Existenzrecht der Laienheilkunde entzündete, statt und wurden in diesem Sinne auch als „Kurpfuscherprozesse" bezeichnet. Nicht selten hatten die Ermittlungen gegen Laien in der Denunzierung durch einzelne Ärzte ihren Ursprung. Bei den hier vorgestellten Fällen findet sich häufig der Aspekt, dass ein einzelner Arzt über einen längeren Zeitraum als Gegenspieler eines bestimmten Wunderheilers fungierte, indem er belastendes Material sammelte und bei den zuständigen Stellen Stimmung gegen den Wunderheiler machte. Die DGBK hatte es sich ohnehin zur Aufgabe gemacht, Gerichtsverfahren gegen Laienheilkundige anzuregen und zu beeinflussen. Zur Verurteilung von Laienheilkundigen kam es aufgrund unterschiedlichster Delikte. Timmermann weist, mit Blick auf die Gerichtsverfahren gegen Kurpfuscher in Preußen zwischen 1923 und 1924, allerdings darauf hin, dass nur ein Teil dieser Delikte für den Bereich Laienheilkunde spezifisch war.[512] Es handelte sich dabei um folgende Tatbestände: Gesetzwidriger Verkehr mit Arzneimitteln, Nichtanmeldung beim Kreisarzt, Ausüben der Heilkunde im Umherziehen und Verwendung arztähnlicher Bezeichnungen. Darüber hinaus kam es im genannten Zeitraum in Preußen zu Verurteilungen von Laienheilkundigen wegen Abtreibung, fahrlässiger Körperverletzung, fahrlässiger Tötung, marktschreierischer Reklame, unlauteren Wettbewerbs, Leistungswuchers, Beleidigung von Ärzten und Sittlichkeitsverbrechen.[513] Laut Timmermann lassen sich vier der genannten Delikte der Kategorie „Betrug" zuordnen: Verwendung arztähnlicher Bezeichnungen, marktschreierische Reklame, unlauterer Wettbewerb und Leistungswucher. Bei den Verfahren wegen

---

[512] Timmermann: Wer darf heilen?, (2000), S. 146-147. Den von Timmermann zitierten Zahlen liegt die Kurpfuscher-Definition der DGBK zugrunde.
[513] Ebenda.

Betrugs sei ein zentrales Problem der Kurpfuschereibekämpfung zu Tage getreten. Denn Betrug setzte Schädigung voraus. Da sich die Patienten von Laienheilkundigen in den meisten Fällen jedoch nicht als Geschädigte gesehen hätten, seien nur selten Klagen von Patienten angestrengt worden. Darüber hinaus seien sich die Laienheilkundigen, sprich die Täter, eines Betrugs überhaupt nicht bewusst gewesen. Timmermann stellt die Frage, ob überhaupt noch von Betrug die Rede sein könne, wo doch weder die Täter sich des Betrugs bewusst waren, noch die vermeintlichen Opfer sich betrogen fühlten. In der Tat lässt sich dieses Phänomen auch bei den hier vorgestellten Fällen nachvollziehen. Die Verfahren gegen Wunderheiler liefen letztlich immer auf die Frage hinaus, ob der Wunderheiler selbst von seiner Methode überzeugt gewesen war oder nicht, ob er also bewusst getäuscht hatte. In der Bewertung der Bedeutung dieser Frage bestanden zwischen den verschiedenen Gerichten jedoch erhebliche Unterschiede. Nicht selten wurden Urteile von der jeweiligen Folgeinstanz aufgehoben und Fälle gänzlich gegenteilig bewertet. Nichts desto weniger kam vor Gericht doch in den meisten Fällen eine deutlich differenziertere Betrachtung zum Tragen, als sie von der DGBK und von ärztlichen Standesorganisationen propagiert wurde. Die DGBK setzte nicht nur Laienheilkunde und Kurpfuschertum gleich, sondern behauptete darüber hinaus, dass es sich bei den Kurpfuschern fast ausnahmslos um Betrüger handle. Eine derartige Vereinfachung griff allerdings zu kurz. Sicher handelte ein Teil der Wunderheiler in betrügerischer Absicht – entsprechende Verurteilungen gab es. Dagegen steht ein nicht unerheblicher Teil, bei dem rein formal der Tatbestand des Betrugs zwar gegeben gewesen sein mag, der aber nicht bewusst betrügerisch handelte. Folgten die Gerichte in einzelnen Fällen dieser Argumentation, gingen DGBK und Vertreter der Ärzteschaft daraufhin zur öffentlichen Diskreditierung des Wunderheilers über. Dass vor Gericht Ärzte als Sachverständige fungierten und die Methoden der Wunderheiler beurteilten, stellte für selbige logischerweise ein Problem dar. Setzte diese Praxis doch die Annahme, die wissenschaftliche Medizin besäße Allgemeingültigkeit und sei daher zur objektiven Beurteilung von medizinischen Methoden berechtigt, fälschlicherweise voraus. Das Gegenteil war der Fall, denn die Allgemeingültigkeit der wissenschaftlichen Medizin stellte ja gerade den Kernpunkt des Konflikts dar. Anders ausgedrückt: durch die Tätigkeit von Ärzten als Sachverständige in Prozessen gegen Wunderheiler saß eine Konfliktpartei über die andere zu Gericht. Auf diese Weise kam man der Forderung der Ärzteschaft bzw. der Schulmedizin, nach der alleinigen Deutungsmacht in Sachen Krankheit und Gesundheit, nach.

Die Wunderheiler sparten ihrerseits in den meisten Fällen nicht mit Kritik an der wissenschaftlichen Medizin. Bewusst versuchten sie, sich als Gegenmodell zu stilisieren. Beeinflusst von den medizinkritischen Bewegungen der Zeit, gehörte die Ablehnung der Schulmedizin sozusagen zum Programm der Laienheilkunde. In diesem Punkt unterschieden sich die Wunderheiler nicht von den übrigen Laienheilkundigen. Nicht zuletzt aufgrund dieser Haltung, war den Wunderheilern das Interesse einer bestimmten, von der Schulmedizin enttäuschten, Patientenklientel sicher. Auf Flugblättern und Handzetteln, in Zeitungsanzeigen und veröffentlichten Dankschreiben wurde diese Gegenposition artikuliert und in die Legitimation der eigenen Heiltätigkeit integriert. Nichts desto trotz gab es vereinzelt Versuche, den Methoden der Wunderheiler wissenschaftliche Konzepte zugrunde zu legen. Beispielsweise gingen die Aktivitäten von Fritz Zeileis, dem Sohn Valentin Zeileis, in diese Richtung. Von Seiten der Schulmedizin wurden derartige Versuche, mit dem Verweis auf mangelnde Wissenschaftlichkeit, jedoch mehrheitlich abgelehnt. Hinweise auf Kontakte zu den „seriösen" Laienheilkundigen oder zu laienheilkundlichen Berufsorganisationen finden sich bei den hier vorgestellten Wunderheilern nicht.

Eine Schlüsselrolle in der Erfolgsgeschichte der Wunderheiler der Weimarer Republik spielten die Medien, insbesondere die Presse. Ausführliche Reportagen über die mysteriösen Methoden der Wunderheiler und Artikel über wundersame Heilungen in der Tagespresse, steigerten, trotz zumeist kritischer Akzentuierung, deren Bekanntheit. Zumal sich das Thema als skurriler Unterhaltungsstoff anbot. Mancher Laienheilkundige mochte seinen Aufstieg zum Wunderheiler nicht zuletzt der Präsenz in der Presse, und der damit verbundenen öffentlichen Aufmerksamkeit verdankt haben. Der Erfolg der Wunderheiler blieb in den meisten Fällen jedoch zeitlich begrenzt. Über Gerichtverfahren gegen Wunderheiler, in deren Verlauf selbigen mitunter jedweder Zauber abhandenkam, wurde gleichermaßen ausführlich berichtet. Die damit einhergehende Entzauberung des Wundertäters markierte nicht selten den Schlusspunkt einer bis dato erfolgreichen Karriere.

3.2 Zur Auseinandersetzung mit dem Wunder

Der Erfolg der Wunderheiler der Weimarer Republik musste zwangsläufig zu einer Auseinandersetzung über das Wunder, bzw. seine Bedeutung in der Heilkunde selbst, führen. Auch kritische Beobachter bestritten den Umstand, dass Patienten angaben, durch die Behandlung bei diesem oder jenem Wunderheiler habe sich ihr Zustand gebessert oder sie seien gar geheilt worden, nicht. Selbst die Möglichkeit einer tatsächlichen Verbesserung des gesundheitlichen Zustandes durch die Behandlung bei einem Wunderheiler wurde von vielen Skeptikern nicht ausgeschlossen. In Bezug auf die angebotenen Bewertungen und Erklärungsversuche zeigten sich jedoch gravierende Unterschiede. In der Diskussion um das Wunder in der Heilkunde tat sich einmal mehr Erwin Liek (1878-1935) hervor. Die Existenz von Heilwundern interpretierte er als das Ergebnis einer seelischen Beeinflussung des Patienten durch den Wunderheiler und dessen Behandlung. Da jede Krankheit eine psychische Komponente aufweise, seien, so Liek, auch organische Krankheiten durch seelische Einflussnahme zu bessern oder zu heilen. Es gebe „keine Betriebsstörung im lebenden Organismus, keine Krankheit, mögen wir sie funktionell oder organisch nennen, die nicht der seelischen Beeinflussung mehr oder weniger zugänglich" sei.[514] Den eigentlichen Behandlungsmethoden der Wunderheiler schenkte Liek ausdrücklich keinen Glauben. Es handle sich um „primitive Abarten uralten Zaubers".[515] Der Wunderheiler selbst sei der eigentliche „Kraftspender". Für das Zustandekommen der Wechselbeziehung zwischen Seele und Körper machte Liek eine Kraft, einen „inneren Ingenieur" verantwortlich, der selbst bei, von der Schulmedizin für unheilbar befundenen Patienten, eine Verbesserung bewirken könne.[516] Derartige Prozesse spielten sich unter anderem über das vegetative Nervensystem ab, würden aber nicht bewusst wahrgenommen, weil die Großhirnrinde nicht beteiligt sei.[517] Liek suchte selbst die Wunderheiler seiner Zeit auf und arbeitete die charakteristischen Merkmale des Wunders in der Heilkunde heraus: die Behandlung bei einem Wunderheiler führe zu schneller, schlagartiger Heilung, selbst bei schweren Krankheiten; die Mittel der Wunderheiler hätten nichts Spezifisches; das Wunder entfalte seine Wirkung nur oder hauptsächlich in den Händen des Entdeckers; vom schulmedizinischen Standpunkt aus sei das Wunder nur schwer verständlich; bei der gleichen Krankheit hätten entgegengesetzte, von Wunderheilern angewandte Methoden die gleiche Wirkung; das Wundermittel bleibe nur selten Dauerbesitz der Heilkunde und der Wundertäter sei fanatisch von der Wirksamkeit seines Mittels überzeugt.[518] Zu jeder ärztlichen Tätigkeit, ob von einem Laienheilkundigen, Wunderheiler oder Arzt ausgeführt, gehöre das Wunder, im Sinne einer seelischen Beeinflussung. Liek forderte gewissermaßen das Wunder als Instrument der ärztlichen Behandlung. Die Schulmedizin habe sich durch die Verwissenschaftlichung fälschlicherweise des Wunders entledigt. Dabei bedeute das „ärztliche Künstlertum" in erster Linie „Menschenkenntnis, Menschenbeurteilung, unbefangenes, naturgebundenes Einfühlen in den Kranken und seine Umge-

---

[514] Liek: Das Wunder in der Heilkunde, (1930), S. 178.
[515] Ebd., S. 115.
[516] Ebd., S. 143.
[517] Ebd., S. 183.
[518] Ebd., S. 160-161.

bung, Brückenschlagen von Seele zu Seele."[519] Selbstredend gehörte Liek mit diesem Standpunkt zu einer Minderheit innerhalb der Ärzteschaft.

Bei einem Wunder handelt es sich definitionsgemäß um einen Vorgang, der dem naturgesetzlichen Lauf der Dinge widerspricht.[520] In Bezug auf den Umgang mit dem Heilwunder in der Weimarer Republik verhielten sich die beteiligten Gruppen höchst unterschiedlich. Der Erfolg der Wunderheiler der Weimarer Republik ist ein Beweis dafür, dass, zumindest innerhalb eines bestimmten Patientenkollektivs, unter Umständen zeitlich begrenzt, die Bereitschaft, an das Wunder zu glauben, vorhanden war. Besagte Patienten zogen die Möglichkeit in Betracht, dass die Wunderheiler tatsächlich über übernatürliche Fähigkeiten verfügten. Das heißt, sie glaubten an die Existenz „magischer Menschen" im Sinne Sonnets, der darunter „Menschen besonderer Mächtigkeit" versteht, die über übernatürliche Kräfte mehr wüssten als andere, über ein Geheimwissen verfügten und in der Lage seien, die Kräfte des Bösen durch die Mittel der Magie zu bannen und zu beherrschen.[521] Die Patienten vollzogen also eine Hinwendung zum Irrationalen und akzeptierten, sich die Behandlung nicht erklären, sie nicht verstehen zu können. Durch ihren Glauben an den Wunderheiler und seine Methode, lieferten sie sich selbigem aus. Selbstredend ergab sich aus diesem einseitigen Behandler-Patienten-Verhältnis ein beträchtliches Potenzial für die Ausbeutung kranker Menschen. Dem Glauben der Patienten an das Wunder stand der Glauben der Wunderheiler an die eigenen übernatürlichen Fähigkeiten gegenüber. Dabei handelte es sich, bezüglich der Frage der Wirksamkeit, um zwei Seiten derselben Medaille. Auf die Tatsache, dass die Wunderheiler der Weimarer Republik hinsichtlich ihrer Motivation eine ausgesprochen inhomogene Gruppe darstellten, wurde bereits hingewiesen. Es ist durchaus davon auszugehen, dass viele der Wunderheiler (beispielsweise Weißenberg, Müller-Czerny), aus welchen Gründen auch immer, sich eigener übernatürlicher Kräfte sicher waren. Laut Sonnet komme es bei allen Wunderheilern nicht allein darauf an, wodurch das Wunder eintrete und was der Wunderheiler wirklich tue, sondern im Wesentlichen darauf, was von ihm geglaubt werde.[522] Da auf dem Gebiet der Heilkunde in den Jahren der Weimarer Republik eine nicht unerhebliche Nachfrage nach dem Wunder bestand und die entsprechenden Patienten durchaus bereit waren, den Wundertäter finanziell zu entlohnen, traten selbstredend zwielichtige Gestalten auf den Plan, denen der Glaube an eine übermenschliche Macht ebenso ab-

---

[519] Ebd., S. 192.
[520] Der Brockhaus in einem Band. Leipzig: F.A. Brockhaus 8. Auflage 1998, S. 998.
[521] Sonnet, André: Wunderheiler und Heilwunder. Vom Geheimnis in uns. Heidenheim: Erich Hoffmann 1960, S. 22.
[522] Ebd., S. 136.

ging wie fundierte Kenntnisse auf dem Gebiet der Heilkunde, die dafür jedoch über außergewöhnliche Fähigkeiten im Umgang mit Menschen verfügten und daraus Profit zu ziehen vermochten. So müssten die Scharlatane unter den Wunderheilern „Meister der Menschenkenntnis und der Menschenbehandlung" sein. Kennzeichnend für den Scharlatan seien die „betrügerische Absicht und das Halbwissen".[523] Es gehört nun allerdings zu den Eigentümlichkeiten des Heilwunders, dass auch zwielichtige Akteure nachweislich Heilerfolge zu verzeichnen hatten. Die Kritiker führten diesen Umstand auf die Wirkung von Suggestion zurück. Beide Erscheinungsformen, einmal der Wunderheiler, der tatsächlich an seine Fähigkeiten glaubte, andererseits der Scharlatan, der zwar bewusst betrügerisch handelte, zuweilen aber trotzdem Erfolge zu verzeichnen hatte, stellen jeweils die Endpunkte eines breiten Spektrums dar.

Durch die Hinwendung zum Heilwunder drückten die Hilfesuchenden indirekt ihre Unzufriedenheit gegenüber der Schulmedizin aus. Anders formuliert: die Schulmedizin war nicht in der Lage, ein vorhandenes Bedürfnis, in diesem konkreten Fall die Nachfrage nach dem Wunder, zu befriedigen. Autoren wie Liek sahen in diesem Umstand einen von vielen Gründen für die vermeintliche „Krise der Medizin". Das Auftreten der Wunderheiler monokausal auf ein Versagen der Schulmedizin zurückzuführen, würde der Komplexität der Zusammenhänge aber sicher nicht gerecht. Zumal für einen Großteil der Patienten der Wunderheiler der Arzt der erste Ansprechpartner gewesen war. Über die Motive der Patienten, sowie über ihr Verhältnis zur Schulmedizin, Aussagen zu treffen, ist ob der Quellenlage schwierig. Viel wurde über die Patienten und ihre mutmaßlichen Bedürfnisse geschrieben, sie selbst artikulierten selbige nicht. Deshalb lässt sich der vermeintliche Zusammenhang zwischen einem Versagen der Schulmedizin und einem Erstarken der Wunderheiler nicht aus der Perspektive derer betrachten, um die es eigentlich ging. Sicher ist, dass das Wunder im Zuge der Verwissenschaftlichung aus der etablierten Medizin zunehmend verschwunden war. Es gehörte ja gerade zu den Errungenschaften der wissenschaftlichen Medizin, Phänomene nicht als gegeben hinnehmen zu müssen, sondern nach Erklärungen zu suchen. Sobald jedoch ein Wunder erklärt werden konnte, handelte es sich per definitionem nicht mehr um ein solches. Auch aufgrund der zunehmenden Technisierung der Heilkunde und der daraus resultierenden Komplexität, war die ärztliche Behandlung für die Patienten kaum noch verständlich. Über das zunehmende Spezialistentum innerhalb der Medizin und die Trennung zwischen Körper und Seele, geriet ein ganzheitlicher Blick auf den Patienten in den Hintergrund. Die existentiellen Fragen des menschlichen

---

[523] Ebd., S. 120.

Daseins klammerte die wissenschaftliche Medizin gänzlich aus. Und trotz unbe-streitbarer Fortschritte, war die Schulmedizin doch nicht in der Lage, jedem Patien-ten zu helfen. Dass sich diese Patienten nach einer Alternative umsahen, verwun-dert nicht. Insofern fanden sich die „Unheilbaren" häufig im Mittelpunkt der Dis-kussion um die Wunderheiler wider.

Von Seiten der ärztlichen Autoren schenkte man dem Heilwunder selbstredend keinen Glauben. Das Wunder konnte nicht wahr sein, weil es, wollte man bei der wissenschaftlichen Rationalität bleiben, schlichtweg nicht wahr sein durfte. Statt das Wunder anzuerkennen, versuchten die Ärzte, beispielsweise in Kommentaren zu publik gewordenen Heilungen, es zu widerlegen. Die Erfolge der Wunderheiler erklärte man sich in den meisten Fällen über die Beeinflussung der Patienten durch Suggestion oder Hypnose. Ein gewisses Geschick im Umgang mit Menschen sprach man den Wunderheilern indes nicht ab. Durch findiges agieren im Umgang mit den Patienten, durch geheimnisvolle Behandlungsmethoden und ein mystisches Umfeld, gelinge es den vermeintlichen Wunderheilern, in den Patienten die Vor-stellung, geheilt oder zumindest im Gesundheitszustand gebessert worden zu sein, im Sinne einer Heterosuggestion, zu erzeugen. Das Patientenkollektiv der Wunder-heiler stelle eine Auswahl dar, die per se in hohem Maße suggestibel sei. Nicht selten verwies man auf einen überproportional hohen Anteil an psychisch labilen Patienten. Indem sie alle Erfolge reflexartig auf Suggestion zurückführten, machten es sich die Ärzte leicht. Ein häufig vorgebrachtes Argument besagte, dass etliche der vermeintlich Geheilten auch von selbst gesund geworden wären. Die Wunder-heiler verstünden es lediglich, solche positiven Verläufe für ihre Propaganda zu nutzen und durch diese Einseitigkeit einen falschen Eindruck von den eigenen Er-gebnissen zu erzeugen. In Bezug auf die Einschätzung der Wunderheiler selbst herrschte unter den Ärzten ein weitgehend undifferenzierter Blick vor. Im Sinne des Kampfes gegen die unliebsame Konkurrenz tat man die Wunderheiler, ebenso wie alle anderen Laienheilkundigen, als Kurpfuscher ab und denunzierte sie als raffinierte Betrüger. Dass zwischen den einzelnen Wunderheilern große Unter-schiede bestanden, wurde meist ignoriert. Allerdings lieferten die tatsächlich und eindeutig betrügerisch handelnden Laienheilkundigen und Wunderheiler den Ärz-ten die Legitimation dafür, die Gruppe der Wunderheiler unisono der Scharlatane-rie zu bezichtigen.

Krankheit, insbesondere wenn sie schwer, chronisch oder unheilbar ist, stellt ei-nen seelischen Ausnahmezustand dar. Wenn insofern eine Hinwendung der Kran-ken zum Irrationalen, gar zum offen deklarierten Wunder stattfand, handelte es sich dabei primär um ein Charakteristikum von Krankheit selbst. Die Wunderheiler drängten sich hier als Projektionsfläche für die eigenen Hoffnungen gewissermaßen auf, zumal sie für komplizierte Probleme verhältnismäßig einfache Lösungen boten. Soll heißen: der Erfolg der Wunderheiler der Weimarer Republik muss nicht zwangsläufig ein zeittypisches Phänomen gewesen sein. Wir haben es vielmehr mit allgemeinen Eigenheiten von Krankheit und Gesundheit zu tun, die sowohl vorher, als auch nachher gültig waren, sich in den Jahren der Weimarer Republik nur auf bestimmte Weise ausdrückten. Zweifelsohne trugen jedoch bestimmte zeitspezifische Faktoren, beispielsweise die existenziellen Probleme vieler Menschen in schwieriger Zeit (das heißt die Folgen des Krieges, Armut, Arbeitslosigkeit), politische und soziale Unsicherheit, der Bedeutungsverlust von Religiosität als Sinnstifter, die Unübersichtlichkeit einer zunehmend komplexer werdenden Welt und die Unfähigkeit der zeitgenössischen Schulmedizin, die Bedürfnisse bestimmter Patienten zu befriedigen, zum Erfolg der Wunderheiler der Weimarer Republik bei. Insofern ist die Hinwendung zum Irrationalen als eine Art Flucht vor der Realität zu interpretieren. Bei den Erfolgen der Wunderheiler handelte es sich fast ausnahmslos um Massenphänomene. Nicht zu unterschätzen ist also das erhebliche massenwirksame Potenzial der Wunderheiler, das in der Weimarer Republik auf ein öffentliches Bedürfnis nach dem Spektakel traf, womit ein selbstverstärkender Mechanismus in Gang kam, der durch die lebhafte Berichterstattung aufrechterhalten oder noch verstärkt wurde.

4 Zusammenfassung

In den Jahren der Weimarer Republik traten, an verschiedenen Orten und meist zeitlich begrenzt, einzelne Wunderheiler in Erscheinung. Die Zahl der bei ihnen Heilung suchenden Patienten war, ebenso wie die Resonanz in der Öffentlichkeit, zum Teil erheblich. Bei den Wunderheilern handelte es sich ausnahmslos um medizinische Laien. Ihre Heilmethoden entsprangen dem Gebiet der „alternativen Medizin" und waren mit der Lehrmeinung der etablierten Medizin in den meisten Fällen nicht übereinzubringen.

Die Tätigkeit medizinischer Laien auf dem Gebiet der Heilkunde war durch die Kurierfreiheit gesetzlich gesichert. Auf dem Gesundheitsmarkt der Weimarer Republik stellte die Laienheilkunde einen bedeutenden, wenn auch ausgesprochen inhomogenen, Sektor dar. Alternative Heilverfahren wie die Naturheilkunde, die Homöopathie und der Heilmagnetismus wurden in dieser Zeit zu einem erheblichen Teil von Laienheilkundigen praktiziert. Die Nachfrage nach diesen Verfahren war eng mit den, ob der gewaltigen Mitgliederzahlen einflussreichen, medizinkritischen Bewegungen der Weimarer Republik assoziiert, die den Hoheitsanspruch der Schulmedizin nicht akzeptierten und neue, konträre Ansätze in Sachen Gesundheit und Krankheit artikulierten. In der Zeit der Weimarer Republik waren die Professionalisierung der Ärzteschaft und der Prozess der Medikalisierung abgeschlossen. Den ärztlichen Standesorganisationen war daran gelegen, die Vormachtstellung der Schulmedizin gegen andere Akteure auf dem Gesundheitsmarkt zu verteidigen. Im Rahmen ihres „Kampfes gegen das Kurpfuschertum" versuchten die Ärzte, die Laien vom Markt zu verdrängen.

In diesem Kontext stiegen einzelne Laienheilkundige in der Wahrnehmung ihrer Patienten und der Öffentlichkeit zu Wunderheilern auf. Im Zuge der Diskussion um eine „Krise der Medizin" formulierten einige Ärzte, beispielsweise den Danziger Chirurg Erwin Liek (1878-1935), fundamentale Kritik an der wissenschaftlichen Ausrichtung der zeitgenössischen Schulmedizin. Übertriebenes Spezialistentum, Übertechnisierung und das Ausklammern seelischer Befindlichkeiten aus der ärztlichen Praxis, hätten zur Entfremdung der Patienten von der Schulmedizin und zum Erstarken der Laienheilkunde bzw. zum Erfolg der Wunderheiler beigetragen.

In Gallspach in Oberösterreich behandelte der Wunderheiler Valentin Zeileis (1873-1939) gegen Ende der 1920er Jahre mittels Hochfrequenzbestrahlung zum Teil mehrere Tausend Patienten, die aus Deutschland, Österreich, Europa und

Übersee eigens anreisten, pro Tag. Obwohl die Methode unter dem Begriff d'Arsonvalisation bereits im letzten Drittel des 19. Jahrhunderts angewandt worden war, wurde sie in seinen Händen zum Wundermittel. Die Methoden vieler Wunderheiler ließen sich mehr oder weniger deutlich dem Heilmagnetismus zuordnen. Das Verfahren ging auf Franz Anton Mesmer (1734-1815) zurück, der die Existenz einer omnipräsenten Naturkraft („Magnetismus animalis") postuliert hatte, die von Mensch zu Mensch übertragbar sei und mit deren Hilfe Kranke behandelt werden könnten. Im Laufe der Zeit hatte der Mesmerismus etliche Weiterentwicklungen und Abwandlungen erfahren, war zwischenzeitlich von der etablierten Medizin aufgegriffen und wieder verworfen worden. In der Weimarer Republik wurde die Methode unter dem Begriff Heilmagnetismus fast ausschließlich von Laienheilkundigen praktiziert. Der Heilmagnetiseur Joseph Weißenberg (1855-1941) war im ersten Drittel des zwanzigsten Jahrhunderts eine Berliner Berühmtheit. Das Magnetisieren, das heißt die Übertragung einer ominösen Kraft auf den Patienten durch Handauflegen, kombinierte er mit der Verordnung von Hausmitteln. Im Laufe seiner Tätigkeit scharte sich um Weißenberg eine beträchtliche Zahl von Anhängern, die ihn als religiösen Führer verehrten. Die von ihm gegründete Kirche wurde zu einer der größten Sekten Deutschlands. Auf die Kraftübertragung per Handauflegen verstanden sich auch Frieda Jaaks-Müncheberg, deren Tätigkeit von theosophischen Vorstellungen geprägt war, und Ferdinand Steinmeyer, der seine magnetischen Kuren in einem kleinen Dorf im Harz anbot. Der Spiritist Gustav Adolf Müller-Czerny (1862-1922) heilte mit der Hilfe Gottes von seinem Balkon aus die unten wartende Menschenmenge. Jacob Neumann behandelte die Patienten in seiner Berliner Praxis, indem er ihnen den festen Willen zur Genesung per Suggestion eingab. Bruno Kiep (geboren 1889) gab sich in verschiedenen Städten des Reiches als Naturheilkundiger aus und versuchte seine Wunderkur, von ihm „Kieperolkur" genannt, an den Mann zu bringen. In der Tradition von Heinrich Ast (1848-1921), genannt Schäfer Ast, betrieb Ernst Julius Buchholz (geboren 1897) eine florierende Praxis In Hamburg. Durch Betrachten der Nackenhaare seiner Patienten unter einem Vergrößerungsglas erkannte er ihre Krankheit. Anschließend verschrieb er, selbstredend nicht ohne einen gewissen Obolus zu verlangen, diverse Arzneien. Martin Olpe (1887/1888-1928) machte durch den Vertrieb des von ihm entwickelten „Olpenapneu-Inhalationsverfahrens", einem Wundermittel gegen Asthma, von sich reden, ehe er als Betrüger entlarvt wurde.

Eine Einteilung der Wunderheiler nach der verwendeten Heilmethode ist möglich, wenngleich die Methoden jeweils in abgewandelter Form und in Verbindung mit bestimmten medizinischen, religiösen, spirituellen oder philosophischen Konzepten praktiziert wurden. Hinsichtlich der Motivation der Wunderheiler bot sich ein uneinheitliches Bild. Es gab sowohl Wunderheiler, die an ihre Methode glaubten und in der Gewissheit handelten, ihren Patienten zu helfen. Andere waren eher an den beträchtlichen Verdienstmöglichkeiten interessiert und handelten nachweislich betrügerisch.

Durch das Aufsuchen von Parallelen zwischen den einzelnen Wunderheilern lassen sich allgemeine Charakteristika des Phänomens der Wunderheiler der Weimarer Republik herausarbeiten. Folgende hervorstechenden Merkmale fanden sich bei fast allen untersuchten Fällen: der Heilerfolg war stets unmittelbar an die Person des Wunderheilers gebunden; das Vorhandensein übersinnlicher Fähigkeiten, die sich beispielsweise im Lenken einer gesundmachenden Kraft äußerten, wurde entweder vom Wunderheiler selbst oder von Seiten des Umfelds propagiert; die Methoden der Wunderheiler machten häufig eine Manipulation direkt am Patienten notwendig; es handelte sich meist um Massen- und Einheitsbehandlungen; in den Heilmethoden drückte sich eine ganzheitliche Sicht auf den Patienten aus; außerdem zeigten sich im Zuge der juristischen Verfolgung von Wunderheilern häufig die gleichen Muster – in den sogenannten „Kurpfuscherprozessen" gelang es selten, die Wunderheiler des Betrugs zu überführen, weil sie entweder nicht in betrügerischer Absicht handelten oder sich ihre Patienten nicht betrogen fühlten.

Das Phänomen der Wunderheiler ist insofern zeittypisch, als dass die Weimarer Republik einen günstigen Nährboden für die Tätigkeit der Wunderheiler bot und ein bestimmter Teil der Patienten empfänglich für Mystik und Spektakel war. Andererseits ist die Hoffnung auf das Heilwunder ein Charakteristikum von Krankheit selbst, gerade wenn sie schwer, chronisch oder gar (im Sinne der Schulmedizin) unheilbar ist.

5 Bibliographischer Nachweis der Abbildungen

Abb. 1: Holter, Alfred: Dreissig Jahre Gallspach. Wels: Leitner 1956, zweites Bild nach S. 96.

Abb. 2: Karwald, Friedrich Adolf: Das enthüllte Geheimnis von Gallspach. Mit 600.000 Volt gegen den Tod. Unparteiische Darstellung der Falles Zeileis. Wien: Amonesta 1930, S. 21.

Abb. 3: Holter, Alfred: Dreissig Jahre Gallspach. Wels: Leitner 1956, neben S. 80.

Abb. 4: Kramer, Philipp Walburg: Der Heilmagnetismus. Seine Theorie, seine praktische Anwendung und seine Erfolge. Mit einem Vorwort von Gottfried Buchner. Mit Bildern, gestellt von Magnetopath Fr. J. Wetterer. Und mit einem Anhang: Der magnetische Schlaf als Mittel zur Entwicklung der Gabe des Hellsehens von Andrew Jackson Davis. Lorch: Renatus 1931, ohne Seite.

Abb. 5: Grenzgänger, Wunderheiler, Pflastersteine. Die Geschichte der Gleimstraße in Berlin, hrsg. v. Kulturamt Prenzlauer Berg, Prenzlauer-Berg-Museum für Heimatgeschichte und Stadtkultur. Berlin: Basisdruck 1998, S. 195.

Abb. 6: Ebd., S. 180.

Abb. 7: Linse, Ulrich: Geisterseher und Wunderwirker. Heilsuche im Industriezeitalter. Frankfurt a. M.: Fischer 1996, S. 142-143.

Abb. 8: Grosche, Heinz: Die „sensationellen Krankenheilungen" des Homburger Wunderdoktors. In: Frankfurter Allgemeine Zeitung, Nr. 87, 14.04.1988, S. 40.

6 Quellen- und Literaturverzeichnis

6.1 Ungedruckte Quellen

Bundesarchiv Berlin-Lichterfelde

BArch R 86/1502.

Geheimes Staatsarchiv Preußischer Kulturbesitz

GStA PK, I. HA Rep. 76 Kultusministerium, VIII B Nr. 1333.
GStA PK, I. HA Rep. 76 Kultusministerium, VIII B Nr. 1334.
GStA PK, I. HA Rep. 76 Kultusministerium, VIII B Nr. 1335.
GStA PK, I. HA Rep. 76 Kultusministerium, VIII B Nr. 1336.

Hauptstaatsarchiv Stuttgart

HStAS, E 151/53 Bü 252.

Hessisches Hauptstaatsarchiv Wiesbaden

HHStAW Abt. 469/6 Nr. 24.

Staatsarchiv Hamburg

StAHH, 352-3 Medizinalkollegium, Nr. IV K1.
StAHH, 352-3 Medizinalkollegium, Nr. IV K9.
StAHH, 213-11 Staatsanwaltschaft Landgericht – Strafsachen, Nr. A08231/33.

Stadtarchiv Bad Homburg

Sterbebücher, Jahrgang 1922.

6.2 Primärliteratur

6.2.1 Monographien und Sammelbandbeiträge

Barthel, Helene/Manner, Alexia von: Zeileis. Vom Wirken zweier Männer in Gallspach. Graz: Styria 6. Auflage 1970.

Berliner Adressbuch 1904. Unter Benutzung amtlicher Quellen. Berlin: Scherl 1904.

Berliner Adressbuch 1920. Unter Benutzung amtlicher Quellen. Berlin: Scherl 1920.

Berliner Adressbuch 1927. Unter Benutzung amtlicher Quellen. Berlin: Scherl 1927.

Birch-Hirschfeld, Arthur: Die wahre und die falsche Augendiagnose. Vortrag bei der öffentlichen Sitzung der Gelehrten Gesellschaft zu Königsberg am 15. Juli 1928. In: Schriften der Königsberger Gelehrten Gesellschaft, Naturwissenschaftliche Klasse, Fünftes Jahr, 1928/1929, hrsg. v. Königsberger Gelehrte Gesellschaft. Halle (Saale): Max Niemeyer 1929.

Blümler, Ludwig: Das Ende eines suggestiven Massenheilerfolges. Zeileis-Gallspach. Diss. med., Masch-Ms., Univ. Heidelberg 1934.

Corti, Alexander de: Das Kurpfuschertum als Problem. In: Schriften über Wesen und Bedeutung der Kurierfreiheit, hrsg. v. Zentralverband für Parität der Heilmethoden e. V., erste Reihe, Heft I-VI, Medizinalpolitische Untersuchungen (Soziologische, juristische und nationalökonomische Untersuchungen über die Kurierfreiheit, das sogen. Kurpfuschertum und die damit zusammenhängenden Fragen). Wien: Verlag für Fachliteratur 1913, S. 9-72.

Enthüllungen über den "Wunderdoctor" Schäfer Ast in Radbruch nebst einer Erklärung seiner Wunderkraft unter Mitwirkung eines Sachverständigen. Hamburg: Meyer und Kabel o. J.

Gesetz zur Bekämpfung der Geschlechtskrankheiten vom 18. Februar 1927. Ausführlicher Kommentar mit den Ausführungsbestimmungen des Reichs und der Länder und anderen die Geschlechtskrankheiten betreffenden Bestimmungen. Mannheim: J. Bensheimer 1928.

Holter, Alfred: Dreissig Jahre Gallspach. Wels: Leitner 1956.

Hualla, Rafael: Zeileis. Die Hochfrequenztherapie von Gallspach. In: Propheten in Deutscher Krise. Das Wunderbare oder die Verzauberten, hrsg. v. Rudolf Olden. Berlin: Rowohlt 1932, S. 65-83.

Hübner, Hans: Heilstrahlen oder Heilschwindel? Wie kann Zeileis überwunden werden? München: Verlag der ärztlichen Rundschau Otto Gmelin 1930.

Jaaks-Müncheberg, Frieda: Das Kraftzentrum Mensch. Eine Beleuchtung über das Zusammenwirken spiritueller und kosmischer elektro-magnetischer Od-Lebenskräfte. Hamburg: Christiansdruck 1930.

Karwald, Friedrich Adolf: Das enthüllte Geheimnis von Gallspach. Mit 600.000 Volt gegen den Tod. Unparteiische Darstellung der Falles Zeileis. Wien: Amonesta 1930.

Kramer, Philipp Walburg: Der Heilmagnetismus. Seine Theorie, seine praktische Anwendung und seine Erfolge. Mit einem Vorwort von Gottfried Buchner. Mit Bildern, gestellt von Magnetopath Fr. J. Wetterer. Und mit einem Anhang: Der magnetische Schlaf als Mittel zur Entwicklung der Gabe des Hellsehens von Andrew Jackson Davis. Lorch: Renatus 1931.

Kramer, Rudolf: Das Kurpfuschertum. In: Ärztliches Hilfspersonal, hrsg. v. Otto Solbrig, Gustav Bundt, Kurt Zoeppritz, Rudolf Kramer. Berlin: Carl Heymanns 1928, S. 340-394.

Leissner, Adolf: Die Zeileis-Therapie. Grieskirchen: G. Priller 1930.

Liek, Erwin: Das Wunder in der Heilkunde. München: J.F. Lehmanns 1930.

Nufer, Ellen: Der Kampf gegen das Kurpfuschertum unter besonderer Berücksichtigung der Verhältnisse in Basel-Stadt. Diss. med. dent., Masch-Ms., Univ. Basel 1938.

Obermüller, Hanswolf: Beim Wunderdoktor in Gallspach. Unterredung mit Dr. Fritz Zeileis. Nürnberg: U.E. Sebald 1930.

Olden, Rudolf: Märkische Reinkarnation. Weissenberg, der Göttliche Meister. In: Propheten in Deutscher Krise. Das Wunderbare oder die Verzauberten, hrsg. v. Rudolf Olden. Berlin: Rowohlt 1932, S. 21-36.

Olden, Rudolf: Über das Wunderbare. In: Propheten in Deutscher Krise. Das Wunderbare oder die Verzauberten, hrsg. v. Rudolf Olden. Berlin: Rowohlt 1932, S. 7-20.

Reichs-Strafgesetzbuch, Das [...] mit besonderer Berücksichtigung der Rechtsprechung des Reichsgerichts. Berlin: De Gruyter 1922.

Schweninger, Ernst: Der Arzt. Dresden: Paul Rohrmoser 1926.

Simonis, Werner Christian: Die Hochfrequenz-Therapie von Arsonval bis Zeileis. München: Verlag der ärztlichen Rundschau Otto Gmelin 1930.

Sperner, Wolfgang: Valentin Zeileis. Interessante Heilungsmethoden in Gallspach. In: Oberösterreicher. Lebensbilder zur Geschichte Oberösterreichs, Band 2, hrsg. v. Alois Zauner, Harry Slapnicka. Linz: Oberösterreichisches Landesarchiv 1982, S. 118-127.

Stieger, Anton: Zeileis. Wien: Steffel 1946.

Stranik, Erwin: Das Gallspacher Heilverfahren. Populäre Darstellung der Zeileis'-schen Bestrahlungsmethode. Wien: Josef Müller 1929.

Weißenberg, Joseph [...], Berlin N. 58, Gleimstraße 42I. Jubiläumsfeier seiner 25jährigen gewerblichen Tätigkeit als Magnetopath. 30. März 1903-1928. Forst i. L.: A. Stahn 1928.

Weissenberg, Joseph: Das Fortleben nach dem Tode und geistige Inspiration von medialer Seite unter der Leitung des Heilmagnetiseurs J. Weissenberg. Verfasser mit den Werkzeugen. Berlin: Selbstverlag 8. Auflage o. J.

Wendt, Georg von/Zeileis, Fritz Gustav: Beobachtungen über die physiologische Einwirkung unipolarer hochfrequenter elektrischer Entladungen in Verbindung mit Radiumstrahlen. München: Süddeutsches Verlags-Institut Julius Müller 1927.

6.2.2 Zeitungsartikel und Zeitschriftenbeiträge

Aerztekammer, Die [...] gegen Buchholz. In: Hamburger Anzeiger, Nr. 266, 12.11.1924, ohne Seite.

Ärztlichen Vereins München, Bericht über die Sitzung des [...] am 18.02.1931. In: Münchener Medizinische Wochenschrift 78 (1931), S. 466.

Baer, [N.N.]: Besuch in Gallspach. In: Münchener Medizinische Wochenschrift 78 (1931), S. 1268-1269.

„Berliner Briefe". In: Münchener Medizinische Wochenschrift 77 (1930), S. 874-875.

Berliner Medizinischen Gesellschaft, Bericht über die Sitzung der [...] am 15.01.1930. In: Deutsche Medizinische Wochenschrift 56 (1930), S. 293.

Berliner Medizinischen Gesellschaft, Bericht über die Sitzung der [...] am 12.02.1930. In: Deutsche Medizinische Wochenschrift 56 (1930), S. 551.

Berliner Medizinischen Gesellschaft, Bericht über die Sitzung der [...] am 12.02.1930. In: Münchener Medizinische Wochenschrift 77 (1930), S. 422.

Betrugsverfahren gegen den Wunderdoktor Müller-Czerny. In: Der Taunusbote, Nr. 64, 17.03.1921, S.2.

Blindenheilung, Etwas von der [...]. In: Das Deutsche Blatt. Wochenschrift zur Förderung des Deutschen Volkswohles, Nr. 2, 25.01.1921, S.2.

Brief über Gallspach. In: Deutsche Medizinische Wochenschrift 55 (1929), S. 1933-1935.

Buchholz und die Apotheker. In: Norddeutsches Ärzteblatt, Nr. 5, 01.02.1925, S. 38-40.

Buchholz, [Ernst Julius]: Zur Aufklärung. In: Hamburger Anzeiger, Nr. 263, 08.11.1924, ohne Seite.

Deutscher, Ein [...] rettet den englischen König! Ein neuer Wundermann – Der Zaubertank von Ulm. In: Seeblatt, Nr. 218, 11.09.1930, ohne Seite.

Deutsch-Tiroler Ärztekammer, Bericht über die Kammervorstandssitzung der [...] am 07.11.1929. In: Wiener Medizinische Wochenschrift 80 (1930), S. 191-192.

Diepgen, Paul: Die Grundlagen der Medizin im 19. Jahrhundert und ihre gegenwaertige Krise. In: Deutsche medizinische Wochenschrift 54 (1928), S. 2171-2175.

Doege, Wilhelm: „Der Meister des festen Willens." In: Vorwärts, Nr. 136, 22.03.1927, Beilage „Unterhaltung und Wissen", ohne Seite.

Ende, Das [...] des Wunderdoktors und seines Schülers. In: Der Taunusbote, Nr. 251, 01.11.1920, S.2.

Fall, Der [...] Zeileis. In: Berliner Tageblatt, Nr. 96, 26.02.1930, ohne Seite.

Freytag, Annonce eines Prof. Dr. [...]. In: Aschaffenburger Zeitung, Nr. 110, 12.05.1922, ohne Seite.

Gebrüder Buchholz. In: Hamburger Nachrichten, ohne Nummer, 19.12.1924, ohne Seite.

Gradenwitz, Alfred: In Moabit lebt ein zweiter Coué? In: 8-Uhr-Abendblatt der National-Zeitung, Nr. 232, 04.10.1927, S. 14.

Haardiagnosen. In: Hamburger Fremdenblatt, Nr. 30a, 30.01.1925, ohne Seite.

Haardiagnosen. In: Hamburger Fremdenblatt, Nr. 79a, 20.03.1925, S. 3.

Heilmethode Zeileis Gallspach. In: Anzeiger vom Oberland, Nr. 44, 20.02.1930, ohne Seite.

Homburger, Vom [...] „Wunderdoktor". In: Volksstimme. Sozialdemokratisches Organ für Südwestdeutschland, Nr. 251, 26.10.1921, Beilage, S. 2.

Indische Heilpraxis in Hamburg. In: Hamburger Fremdenblatt, Nr. 153a, 04.06.1927, S. 3-4.

Kostenlose Krankenheilung! In: Das Deutsche Blatt. Patriotische Wochenschrift zur Förderung aller Deutschen Interessen, Nr. 15, 09.06.1920, S. 2.

Krankenkassen, Die [...] gegen Zeileis. In: Badischer Beobachter, Nr. 63, 05.03.1930, ohne Seite.

Kurpfuscherprozeß, Ein bemerkenswerter [...]. In: Kölnische Zeitung, Nr. 413, 08.06.1927, ohne Seite.

Leidenden, An die [...]. In: Das Deutsche Blatt. Wochenschrift zur Förderung des Deutschen Volkswohles, Nr. 4, 25.02.1921, S.2.

Lenz, Max: Beim „Meister des festen Willens". In: Neue Berliner Zeitung. Das 12-Uhr-Blatt, ohne Nummer, 13.05.1927, ohne Seite.

Liek, [Erwin]: Die Entseelung der Heilkunde. In: Münchener Medizinische Wochenschrift 72 (1925), S. 1520-1521.

Liek, Erwin: Das Wunder in der Heilkunde. Nachdenkliche Erinnerungen an Gallspach. In: Münchener Medizinische Wochenschrift 76 (1929), S. 1051-1053.

Lokalnachrichten. In: Der Taunusbote, Nr. 101, 01.05.1922, S. 2.

Lokalnachrichten. In: Der Taunusbote, Nr. 195, 27.08.1920, S.2.

Lokalnachrichten. In: Der Taunusbote, Nr. 197, 30.08.1920, S.2.

Lokalnachrichten. In: Der Taunusbote, Nr. 300, 23.12.1921, S. 1.

Mac Cormac, John: Austria aroused by ‚Wonder Doctor'. In: The New York Times, ohne Nummer, 24.02.1930, S. 9.

Müller-Czerny, Gustav Adolf Egmont Roderich: Die fortgesetzten maßlosen Verleumdungen meiner Person! In: Das Deutsche Blatt. Wochenschrift zur Förderung des Deutschen Volkswohles, Nr. 2, 25.01.1921, S.1.

Müller-Czerny, Gustav Adolf Egmont Roderich: Die vor der Türe stehende Rettung Deutschlands! In: Das Deutsche Blatt. Wochenschrift zur Förderung des Deutschen Volkswohles, Nr. 1, 08.01.1921, S.1-2.

Müller-Czerny, Gustav Adolf Egmont Roderich: Mein letztes Wort an das deutsche Volk! In: Das Deutsche Blatt. Wochenschrift zur Förderung des Deutschen Volkswohles, Nr. 3, 15.02.1921, S.1-2.

[Müller-Czerny, Gustav Adolf]: Der Sieg meiner Heilkräfte! In: Das Deutsche Blatt. Zeitschrift zur Förderung des Deutschen Volkswohles, Nr. 11, 28.07.1921, S.1-2.

Müller-Czerny, Gustav Adolf: Der Spiritismus die höchste und edelste Religion. In: Das Deutsche Blatt. Zeitschrift zur Förderung des Deutschen Volkswohles, Nr. 13, 25.09.1921, S. 2-3.

[Müller-Czerny, Gustav Adolf]: Ein gewaltiger Sieg über meine Feinde, auch die der Justiz (§ 193). In: Das Deutsche Blatt. Zeitschrift zur Förderung des Deutschen Volkswohles, Nr. 7, 27.04.1921, S. 1-2.

Müller-Czerny, Gustav Adolf: Eine spiritistische Sitzung. In: Das Deutsche Blatt. Patriotische Wochenschrift zur Förderung aller Deutschen Interessen, Nr. 55, 24.11.1919, S. 2.

Müller-Czerny, Gustav Adolf: Eine wunderbare spiritistische Sitzung. In: Das Deutsche Blatt. Patriotische Wochenschrift zur Förderung aller Deutschen Interessen, Nr. 57, 08.12.1919, S. 1-2.

Müller-Czerny, Gustav Adolf: Meine lieben Mitbürger. Rettet alle Kranken. In: Das Deutsche Blatt. Patriotische Wochenschrift zur Förderung aller Deutschen Interessen, Nr. 14, 28.05.1920, S. 1.

Müller-Czerny, Gustav Adolf: Was habe ich gelernt in letzter Zeit! In: Das Deutsche Blatt. Patriotische Wochenschrift zur Förderung aller Deutschen Interessen, Nr. 8, 22.03.1920, S. 1.

Nackenhaardiagnose unter Betrugsanklage. In: Hamburger Anzeiger, Nr. 266, 15.11.1927, ohne Seite.

Naturheilkundigen, Anzeige des [...] Kiep. In: Der Grenzbote, Nr. 18, 23.01.1928, ohne Seite.

Naturheilkundigen, Anzeige des [...] Kiep. In: Hannoverscher Anzeiger, Nr. 9, 11.01.1925, ohne Seite.

Naturheilkundiger Kiep vor dem Schwurgericht. In: Schwäbischer Merkur, Nr. 295, 17.12.1931, S. 6.

Polizei-Verordnung betr. gewerbsmäßige Ausübung der Heilkunde von Personen, die nicht approbiert sind. In: Amtsblatt der Königlichen Regierung zu Wiesbaden, ohne Bandnummer (1902), S. 472.

Prozeß, Der [...] gegen den Wunderdoktor Buchholz. In: Hamburger Fremdenblatt, Nr. 315, 14.11.1927, ohne Seite.

Retter, Der [...] des Königs von England. In: NS-Kurier, Nr. 295, 16.12.1931, ohne Seite.

Revision, Die [...] im Prozeß Buchholz verworfen. In: Hamburger Nachrichten, ohne Nummer, 26.06.1928, ohne Seite.

Reye, [Edgar]: Der ‚Buchholz‘-Rummel! In: Norddeutsches Ärzteblatt, Nr. 32, 05.10.1924, ohne Seite.

Semmelkur, Die [...]. In: Hamburger Fremdenblatt, Nr. 3a, 03.01.1928, ohne Seite.

Streit, Der [...] um Gallspach. In: Frankfurter Zeitung, Nr. 118, 13.02.1930, ohne Seite.

Tagesgeschichtliche Notizen. In: Münchener Medizinische Wochenschrift 75 (1928), S. 1989-1990.

Tagesgeschichtliche Notizen. In: Münchener Medizinische Wochenschrift 77 (1930), S. 170-172.

Tagesgeschichtliche Notizen. In: Münchener Medizinische Wochenschrift 77 (1930), S. 386-387.

Tagesgeschichtliche Notizen. In: Münchener Medizinische Wochenschrift 77 (1930), S. 1004-1006.

Tagesgeschichtliche Notizen. In: Münchener Medizinische Wochenschrift 77 (1930), S. 1087-1088.

Tagesgeschichtliche Notizen. In: Münchener Medizinische Wochenschrift 77 (1930), S. 1393-1394.

Tagesgeschichtliche Notizen. In: Münchener Medizinische Wochenschrift 77 (1930), S. 1874-1876.

Testament, Das […] des Wunderdoktors. In: Der Taunusbote, Nr. 130, 06.06.1923, S. 2.

Urteil, Begründung und Nachruf zum Buchholz-Prozeß. In: Hamburger Anzeiger, Nr. 278, 28.11.1927, ohne Seite.

Valentin Zeileis erklärt. In: Augsburger Postzeitung, Nr. 49, 28.02.1930, ohne Seite.

Verleumdungsfeldzug, Der […] gegen Zeileis. In: Schwäbischer Merkur, Nr. 42, 21.02.1930, ohne Seite.

Verwünschungen, Die […] des Naturheilkundigen. Gestohlene Cholerabazillen? In: Süddeutsche Zeitung, Nr. 391, 22.08.1929, ohne Seite.

Vorführungen von Augendiagnosen im Krankenhaus. In: Geislinger Zeitung, Nr. 66, 19.03.1928, ohne Seite.

Warnung vor Schwindlern. In: Der Taunusbote, Nr. 227, 28.09.1921, S. 2.

Waßmann, Ankündigung eines Vortrags von Karl […] am 09.09.1920. In: Der Taunusbote, Nr. 205, 08.09.1920, S.4.

Waßmanns, Karl […] Vorträge verboten. In: Der Taunusbote, Nr. 249, 29.10.1920, S.2.

Winke für die Heilungsuchenden. In: Das Deutsche Blatt. Zeitschrift zur Förderung des Deutschen Volkswohles, Nr. 13, 25.09.1921, S.1.

Wittmann, Eduard: Das Phänomen von Gallspach. In: Münchener Medizinische Wochenschrift 75 (1928), S. 2181-2183.

Wunderdoktor Buchholz auf der Anklagebank. In: Hamburgischer Correspondent, Nr. 49, 30.01.1925, 1. Beilage, S. 2.

Wunderdoktor, Der [...] Buchholz unter Anklage. Eine ärztliche Enquete über Buchholz' Diagnosen. In: Hamburger Fremdenblatt, Nr. 317, 16.11.1927, ohne Seite.

,Wunderdoktor', Der [...] Buchholz unter Anklage. In: Hamburger Fremdenblatt, Nr. 300, 30.10.1926, ohne Seite.

Wunderdoktor, Der [...] Buchholz unter Betrugsanklage. In: Hamburger Fremdenblatt, Nr. 300a, 30.10.1926, ohne Seite.

„Wunderdoktor", Der [...] und „Prophet" vor Gericht. In: Der Taunusbote, Nr. 202, 04.09.1920, S.2.

„Wunderdoktor", Der [...] von Gallspach. In: Frankfurter Zeitung, Nr. 143, 22.02.1930, S. 3.

Zeileis klagt. In: Seeblatt, Nr. 44, 20.02.1930, ohne Seite.

Zeileis. In: Vossische Zeitung, Nr. 47, 23.02.1930, ohne Seite.

Zukunft, Die nächste [...]. In: Das Deutsche Blatt. Patriotische Wochenschrift zur Förderung aller Deutschen Interessen, Nr. 9, 31.03.1920, S. 2.

6.3 Sekundärliteratur

Absteigender Ast. In: Der Spiegel, Nr. 14, 02.04.1949, S. 7-8.

Brockhaus Enzyklopädie, Band 27. Leipzig: F.A. Brockhaus 2006.

Brockhaus, Der [...] in einem Band. Leipzig: F.A. Brockhaus 8. Auflage 1998.

Deutsche Biographische Enzyklopädie (DBE), Band 10, hrsg. v. Walther Killy, Rudolf Vierhaus. München: K.G. Saur 1999.

Dinges, Martin: Medizinkritische Bewegungen zwischen „Lebenswelt" und „Wissenschaft". In: Medizinkritische Bewegungen im Deutschen Reich (ca. 1870-ca. 1933), hrsg. v. Martin Dinges. Stuttgart: Franz Steiner 1996, S. 7-38.

Ebel, Walter: Schäfer Ast. Der Wunderdoktor von Radbruch. Winsen (Luhe): Ravens und Maack 1973.

Ebeling, Helmut: Schwarze Chronik einer Weltstadt. Hamburger Kriminalgeschichte 1919 bis 1945. Hamburg: Ernst Kabel 1980.

Eckart, Wolfgang Uwe/Jütte, Robert: Medizingeschichte. Eine Einführung. Köln: Böhlau 2007.

Eckart, Wolfgang Uwe: Geschichte der Medizin. Heidelberg: Springer 5. Auflage 2005.

Eckart, Wolfgang Uwe: Kranke, Ströme, Strahlenfelder. Medizin und Elektrizität um 1900. In: Unbedingt modern sein. Elektrizität und Zeitgeist um 1900. Eine Ausstellung des Museums Industriekultur Osnabrück, hrsg. v. Rolf Spilker. Bramsche: Rasch 2001, S. 126-135, S. 198-201.

Faltin, Thomas: Heil und Heilung. Geschichte der Laienheilkunde und Struktur antimodernistischer Weltanschauungen in Kaiserreich und Weimarer Republik am Beispiel von Eugen Wenz (1856-1945). Stuttgart: Franz Steiner 2000.

Fischer, Hermann Rudolf: 100 Jahre „Theosophische Gesellschaft". Ein geschichtlicher Überblick. Calw (Württ.): Schatzkammerverlag Hans Fändrich o. J.

Frankfurter Biographie. Personengeschichtliches Lexikon, Band 2, hrsg. v. Wolfgang Klötzer. Frankfurt a. M.: Waldemar Kramer 1996.

Grosche, Heinz: Die „sensationellen Krankenheilungen" des Homburger Wunderdoktors. In: Frankfurter Allgemeine Zeitung, Nr. 87, 14.04.1988, S. 40.

Heyll, Uwe: Wasser, Fasten, Luft und Licht. Die Geschichte der Naturheilkunde in Deutschland. Frankfurt a. M.: Campus 2006.

Jütte, Robert: Geschichte der Alternativen Medizin. Von der Volksmedizin zu den Therapien von heute. München: C.H. Beck 1996.

Kaech, René: Die Lehre des tierischen Magnetismus in der Zeit nach Mesmer. In: Ciba Zeitschrift 9 (1947), S. 3839-3846.

Linse, Ulrich: Geisterseher und Wunderwirker. Heilsuche im Industriezeitalter. Frankfurt a. M.: Fischer 1996.

Lippke, Olaf: Gott in der Gleimstraße. Oder vom sozialen Nutzen religiöser Empfindungen. In: Grenzgänger, Wunderheiler, Pflastersteine. Die Geschichte der Gleimstraße in Berlin, hrsg. v. Kulturamt Prenzlauer Berg, Prenzlauer-Berg-Museum für Heimatgeschichte und Stadtkultur. Berlin: Basisdruck 1998, S. 181-207.

Moll, Gerhard: Joseph Weißenberg. Zeugnisse seines Wirkens, Band 1. Berlin: Weg und Ziel 1969.

Moll, Gerhard: Joseph Weißenberg. Zeugnisse seines Wirkens, Band 2. Berlin: Weg und Ziel 1977.

Mühlek, Karl: Weissenberg, Joseph. In: Biographisch-Bibliographisches Kirchenlexikon, Band 13, hrsg. v. Friedrich-Wilhelm Bautz, Traugott Bautz. Herzberg: Traugott Bautz 1998.

Obst, Helmut: Apostel und Propheten der Neuzeit. Gründer christlicher Religionsgemeinschaften des 19. und 20. Jahrhunderts. Göttingen: Vandenhoeck und Ruprecht 4. Auflage 2000.

Pieper, Christine: Die Sozialstruktur der Chefärzte des Allgemeinen Krankenhauses Hamburg-Barmbek 1913 bis 1945. Ein Beitrag zur kollektivbiographischen Forschung. Münster: LIT Verlag 2003.

Regin, Cornelia: Selbsthilfe und Gesundheitspolitik. Die Naturheilbewegung im Kaiserreich (1889 bis 1914). Stuttgart: Franz Steiner 1995.

Religion, Die [...] in Geschichte und Gegenwart. Handwörterbuch für Theologie und Religionswissenschaft, Band 6, hrsg. v. Kurt Galling. Tübingen: J.C.B. Mohr (Paul Siebeck) 3. Auflage 1962.

Reuland, Andreas Jens: Menschenversuche in der Weimarer Republik. Norderstedt: Books on Demand 2004.

Reupke, Hansjörg: Zur Geschichte der Ausübung der Heilkunde durch nichtapprobierte Personen in Hamburg von den Anfängen bis zum Erlass des „Heilpraktikergesetzes" im Jahre 1939. Herzogenrath: Murken-Altrogge 1987.

Schmetzstorff, Andreas: Joseph Weißenberg (1855-1941). Leben und Werk. Hohengehren: Schneider 3. Auflage 2006.

Schott, Heinz: Mesmers Heilungskonzept und seine Nachwirkungen in der Medizin. In: Franz Anton Mesmer und die Geschichte des Mesmerismus. Beiträge zum internationalen wissenschaftlichen Symposium anlässlich des 250. Geburtstages von Mesmer, 10. bis 13. Mai 1984 in Meersburg. Im Auftrag des Instituts für Geschichte der Medizin der Universität Freiburg und der Stadt Meersburg, hrsg. v. Heinz Schott. Stuttgart: Franz Steiner 1985, S. 233-252.

Sonnet, André: Wunderheiler und Heilwunder. Vom Geheimnis in uns. Heidenheim: Erich Hoffmann 1960.

Spree, Reinhard: Kurpfuscherei-Bekämpfung und ihre soziale Funktion während des 19. und Beginn des 20. Jahrhunderts. In: Medizinische Deutungsmacht im sozialen Wandel des 19. und frühen 20. Jahrhunderts, hrsg. v. Alfons Labisch, Reinhard Spree. Bonn: Psychiatrie-Verlag 1989, S. 103-121.

Teichler, Jens-Uwe: „Der Charlatan strebt nicht nach der Wahrheit, er verlangt nur nach Geld". Zur Auseinandersetzung zwischen naturwissenschaftlicher Medizin und Laienmedizin im deutschen Kaiserreich am Beispiel von Hypnotismus und Heilmagnetismus. Stuttgart: Franz Steiner 2002.

Teske, Martin: Spurensuche in Marsch und Heide, Band 1. Lüneburg: Jansen 1997.

Timmermann, Carsten: Weimar medical culture. Doctors, Healers, and the crisis of medicine in interwar Germany, 1918 - 1933. Diss. med., Masch-Ms., Univ. of Manchester 1999.

Timmermann, Carsten: Wer darf heilen und wer nicht? 'Kurpfuscherei' und die Krise der Medizin in der Weimarer Republik. In: Lügen und Betrügen. Das

Falsche in der Geschichte von der Antike bis zur Moderne, hrsg. v. Oliver Hochadel, Ursula Kocher. Köln: Böhlau 2000, S. 133-149.

Tischner, Rudolf/Bittel, Karl: Mesmer und sein Problem. Magnetismus, Suggestion, Hypnose. Stuttgart: Hippokrates 1941.

Centaurus Buchtipp

Philipp Osten, Wolfgang U. Eckart (Hg.)

Schlachtschrecken – Konventionen

Das Rote Kreuz und die Erfindung der
Menschlichkeit im Kriege

Neuere Medizin- und Wissenschaftsgeschichte
Bd. 20, 2011, 230 S., 17 Farbabb., br.,
ISBN 978-3-86226-045-4
€ 21,80

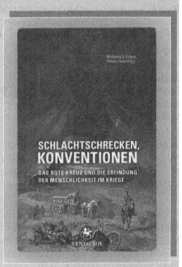

Die „Menschlichkeit im Kriege" folgt detaillierten Regeln und Riten.
Wem sie unter welchen Bedingungen zugestanden wird, ist das Ergebnis historischer Prozesse. Die Beiträge dieses Bandes reichen vom juristischen Ringen um die Genfer Konvention über die Organisation weiblicher Krankenpflege bis hin zu der Rezeption militärischer Rituale in deutschen Irrenhäusern. Sie zeichnen exemplarisch die 150-jährige Geschichte des Roten Kreuzes und seiner Organisationen aus sozialhistorischer Perspektive nach und lenken den Blick auf das facettenreiche historische Konstrukt einer „Menschlichkeit im Kriege".

Aus dem Inhalt:

Geschlechterhierarchien in der konfessionellen Kriegskrankenpflege des 19. Jahrhunderts

Solferino. Zur literarischen Rezeption der Schlacht im 19. Jahrhundert

„Die Stimme von Solferino" – Telegrafie und Militärberichterstattung

Uniform und Eigensinn. Reflexe des Militarismus in psychiatrischen Anstalten des deutschen Kaiserreichs

---

Neuere Medizin- und Wissenschaftsgeschichte

Kathrin Sander
Organismus als Zellenstaat
Rudolf Virchows Körper-Staat-Metapher zwischen Medizin und Politik
Neuere Medizin- und Wissenschaftsgeschichte, Bd. 28, 2011, ca. 150 S.,
ISBN 978-3-86226-098-0, € **23,80**

Sophie Roggendorf
Indirekte Sterbehilfe
Medizinische, rechtliche und ethische Perspektiven
Neuere Medizin- und Wissenschaftsgeschichte, Bd. 27, 2011, 202 S.,
ISBN 978-3-86226-095-9, € **21,80**

Hans-Georg Hofer, Cay-Rüdiger Prüll, Wolfgang U. Eckart (Hg.)
War, Trauma and Medicine in Germany and Central Europe (1914-1939)
Neuere Medizin- und Wissenschaftsgeschichte, Bd. 26, 2011, 180 S.,
ISBN 978-3-86226-076-8, € **24,80**

Claudia Kotter
Entdeckungsgeschichte der frühkindlichen Reflexe
Unter Betrachtung der historischen Entwicklung der Reflexlehre
Neuere Medizin- und Wissenschaftsgeschichte, Bd. 25, 2011, 265 S.,
ISBN 978-3-86226-073-7, € **24,80**

Claudia Bignion
Der Papst und der menschliche Körper
Vatikanische Verlautbarungen des 19. und 20. Jahrhunderts
Neuere Medizin- und Wissenschaftsgeschichte, Bd. 24, 2011, 306 S.,
ISBN 978-3-86226-064-5, € **24,80**

Natalie Bachour
Oswaldus Crollius und Daniel Sennert im frühneuzeitlichen Istanbul
Studien zur Rezeption des Paracelsismus im Werk des osmanischen Arztes Şālih b.
Naṣrullāh Ibn Sallūm al-Halabī
Neuere Medizin- und Wissenschaftsgeschichte, Bd. 23, 2011, 320 S.,
ISBN 978-3-86226-052-2, € **27,80**

Gabriele Moser, Sigrid Stöckel, Joseph Kuhn (Hg.)
Die statistische Transformation der Erfahrung
Beiträge zur Geschichte des Evidenzdenkens in der Medizin
Neuere Medizin- und Wissenschaftsgeschichte, Bd. 22, 2012, 230 S.,
ISBN 978-3-86226-041-6, € **24,80**

Gabriele Moser
Ärzte, Gesundheitswesen und Wohlfahrtsstaat
Zur Sozialgeschichte des ärztlichen Berufsstandes in Kaiserreich und Weimarer Republik
Neuere Medizin- und Wissenschaftsgeschichte, Bd. 21, 2011, 110 S.,
ISBN 978-3-86226-042-3, € **22,80**

Informationen und weitere Titel unter **www.centaurus-verlag.de**

Printed in the United States
By Bookmasters

Printed in the United States
By Bookmasters